El libro del sistema linfático

LISA LEVITT GAINSLEY

El libro del sistema linfático

Optimiza tu salud con el poder del drenaje

Ilustraciones de Emma Lyddon

Traducción de Noemi Risco Mateo

Grijalbo

Papel certificado por el Forest Stewardship Council®

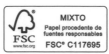

MIXTO
Papel procedente de
fuentes responsables
FSC
www.fsc.org   FSC® C117695

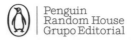

Penguin
Random House
Grupo Editorial

Título original: *The Book of Lymph*

Primera edición: abril de 2022

© 2021, Lisa Levitt Gainsley
Publicado por acuerdo con Folio Literary Management, LLC,
y International Editors' Co
© 2022, Penguin Random House Grupo Editorial, S. A. U.
Travessera de Gràcia, 47-49. 08021 Barcelona
© 2022, Noemi Risco Mateo, por la traducción
© 2021, Emma Lyddon, por las ilustraciones

Printed in Spain — Impreso en España

ISBN: 978-84-253-6100-5
Depósito legal: B-3.154-2022

Compuesto en Pleca Digital, S. L. U.

Impreso en Gómez Aparicio, S. L.
Casarrubuelos, Madrid

GR 6 1 0 0 A

A mi madre, Edie

Índice

SEGUNDA PARTE
Automasaje para el fluido interno
y el resplandor externo

TERCERA PARTE

Remedios holísticos linfáticos

Introducción

Una flor florece gracias al entorno rico en nutrientes en el que nace. Disfrutamos de su olor y su belleza aun cuando su auténtica gloria pertenece al entramado de sus raíces.

En el interior de todas nosotras existe un sistema invisible similar que está trabajando continuamente bajo la superficie y está conectado con cada centímetro de nuestro cuerpo, organizando y enviando vitalidad y apoyo para asegurar que seamos la versión más radiante y sana de nosotras mismas. Se trata del sistema linfático.

La linfa fluye por nosotras sin cesar. Cada célula de tu cuerpo está literalmente bañada por este líquido, y a menudo se subestima este eslabón perdido para una salud de hierro. Tu sistema linfático limpia y nutre cualquier otro sistema de tu cuerpo. Actúa como un recogedor de basura, barriendo las células inmunitarias del organismo para eliminar cualquier cosa que amenace tu bienestar, lo que convierte a la linfa en tu primera línea de defensa contra las enfermedades. El sistema linfático es el responsable de mantener el equilibrio de tus fluidos, lo que ayuda a tener a raya la inflamación, un factor subyacente en muchas afecciones. Te permite una digestión adecuada y la eliminación de la comida, y es lo que da a la piel ese brillo saludable.

Aprovechar el poder del sistema linfático para la autocuración ha sido mi misión en la vida. He dedicado toda mi carrera a trabajar con el sistema linfático de la gente, porque los resultados son ni más ni menos que un cambio de vida. He trabajado con miles de personas que venían para que les ayudara con prácticamente cualquier enfermedad, desde cáncer hasta fatiga crónica, desde desórdenes gastrointestinales hasta la enfermedad de Lyme, pasando por eczemas, acné, migrañas crónicas y síndrome premenstrual (SPM). También he tratado a muchas personas jóvenes sanas, interesadas en experimentar una desintoxicación y los efectos sobre la belleza que tiene el drenaje linfático mientras buscan evitar las enfermedades crónicas a las que se enfrentan sus padres.

A menudo a mis clientes les ha costado encontrar a alguien que les ofrezca los tratamientos que yo hago. No es fácil dar con un terapeuta linfático cualificado. No existen en todas las poblaciones o comunidades. Algunos profesionales tienen solo formación en los beneficios estéticos del masaje linfático, mientras que otros tienen acreditaciones para trabajar cuestiones de salud más serias y mejorar el sistema inmunitario de sus clientes. Ojalá fuera más factible para todos acceder a un experto linfático, pero lo que he aprendido durante estas décadas es que, aunque un profesional cualificado y con experiencia es un recurso maravilloso, todo el mundo puede aprender las herramientas necesarias para estimular y fortalecer su sistema linfático. Puedes desempeñar un papel activo en la autocuración con tus propias manos.

Tal vez hayas oído que puedes estimular tu sistema linfático saltando en un trampolín, exfoliándote en seco o haciendo posturas inversas en yoga y, de hecho, todo eso te ayuda a que fluya la linfa. Pero los métodos que compartiré contigo en este libro son incluso más efectivos que cualquiera de estas actividades, porque son específicos para las zonas donde tus células inmunitarias realizan su trabajo más productivo: en los ganglios linfáticos. Aprenderás secuencias de automasaje sencillas, de tres a cinco minutos, que responderán a tus preocupaciones más urgentes, desde centrarte en la salud inmunológica hasta facilitar la digestión, pasando por reducir la hinchazón y lograr que la piel resplandezca. A diferencia del trabajo con el tejido profundo del cuerpo —en lo que la mayoría de la gente piensa cuando oye la palabra «masaje»—, la terapia linfática es mucho más suave. Los movimientos del masaje linfático se concentran en el líquido que se encuentra justo debajo de la piel y por eso el roce es más ligero y suave.

¿Cómo se obtienen tantos beneficios manipulando la linfa? Cuando la linfa fluye, todo lo demás fluye también. El automasaje linfático ayuda a eliminar las sustancias tóxicas y, si lo practicas con regularidad, evitas que se acumulen las toxinas y dañen los sistemas del cuerpo. Las rutinas que propongo en este libro se basan en la ciencia, se han probado y perfeccionado durante décadas de trabajo clínico, y son casi tan relajantes como un día en un balneario. En cuanto las apliques de manera constante, se convertirán en un hábito como lavarte los dientes. No solo te encantará cómo te sientes, sino que aprovecharás la capacidad innata de tu organismo para limpiarse de dentro hacia fuera. Comprobarás que la práctica del automasaje puede mejorar tu humor y levantarte el ánimo, así como mitigar el malestar físico provocado por un dolor de cabeza, un dolor de oídos y la retención de líquidos. El automasaje linfático pronto se convertirá en tu herramienta favorita de la caja de herramientas holística. Haré que puedas eliminar cualquier congestión en tu cuerpo, reconectar con el flujo de la vida y disfrutar de una salud luminosa.

MI VIAJE HACIA LA SALUD LINFÁTICA

He pasado toda mi vida adulta aprendiendo y practicando la tradición curativa del masaje linfático. Empecé mi camino a finales de los años setenta, cuando mis padres nos sentaron a mi hermano y a mí en el sofá de cuadros marrones del salón y nos dijeron que nuestra madre tenía cáncer. Yo aún no había cumplido los once años.

Antes de darme cuenta, estaba inmersa en todos los aspectos de su enfermedad. Primero fueron los hospitales esterilizados y las salas de espera de los neurocirujanos, asimilar palabras como «radioterapia» y «quimioterapia» y sus consecuencias en mi vocabulario de colegiala. Luego vinieron las prácticas de medicina alternativa, que para mi familia tenía la misma importancia, e incluían el método Silva, cuyo objetivo es curarse a uno mismo entrando en un profundo estado de conciencia a través de la meditación. A diferencia de otros tipos de meditación que estudiaría más tarde, el método Silva usa técnicas de visualización guiadas para mejorar el bienestar. Mi hermano y yo creábamos fortalezas, lugares cómodos para nosotros en el suelo, y meditábamos, imaginando laboratorios y santuarios curativos inspirados en el mar, la luna, las laderas cubiertas de hierba, deseando que nuestra madre mejorara. Y fue en esas visiones donde llevé a cabo mis primeras incursiones hacia la idea de la sanación.

Solía tumbarme con mi madre mientras escuchaba en una cinta de casete aguas tranquilas, en cuyos estanques florecían nenúfares, y meditaba con la mano encima de su cuerpo. Comíamos algarrobas y kéfir, probióticos y macrobióticos, verduras fermentadas y espirulina, opciones todas muy raras en esa época. El reconfortante aroma de las infusiones de hierbas y las plantas en maceta de nuestra casa proporcionaba una antítesis acogedora a los duros y dolorosos procedimientos que soportaba mi madre, así que este tipo de curación parecía tan normal y lógica que jamás la consideré algo extraño.

Sabía que aquellos momentos con mi madre eran sagrados. Eran tiernos y especiales. No temía su enfermedad. Para alguien tan joven, me sentía increíblemente tranquila y estable. Al echar la vista atrás, me doy cuenta de que estaba desarrollando la sensibilidad. Durante aquellos años aprendí cómo tocar a alguien que estaba delicado. Disfrutaba siendo útil y viendo cómo mi madre se encontraba mucho mejor cuando yo la tocaba.

Cuando la autocuración es un acto de amor incondicional, la bendición fluye de buen grado. No tenía ni idea de lo mucho que aquella época configuraría la trayectoria de mi vida. Tras la muerte de mi madre, cuando yo tenía trece años, traté de encontrar sentido a su pérdida. Lo busqué en la librería metafísica Bodhi Tree en Los Ángeles. Me sentí atraída por libros sobre la reencarnación, el hinduismo, el budismo y el existencialismo en las estanterías de madera. Pasé horas vagando por los pasillos, aferrándome a citas de puntos de vista de distintas culturas acerca de la muerte y el significado de la vida. Empecé a practicar yoga. El vacío dentro de mí me impulsó a experimentar cómo me sentía en mi cuerpo y me dejé llevar por el deseo de buscar lo que las prácticas sanitarias preventivas podrían significar y cómo realizarlas.

Cuando empecé a estudiar en la Universidad estatal de San Francisco, ya era consciente de cómo se sentía mi cuerpo en varios ambientes, cómo cambiaba de humor cuando estaba rodeaba de ciertas amistades y bajo estrés, y del efecto de la comida que llenaba mi barriga. Asistí a cursos de salud holística y yoga, y me obsesioné con la antropología, la conexión del cuerpo y la mente y, en particular, con la manera en que distintas culturas se acercan a la curación. Fue a finales de los ochenta y principios de los noventa, cuando los métodos de sanación alternativos no estaban todavía ampliamente aceptados por la medicina occidental. La acupuntura, por ejemplo, se veía como algo esotérico por aquel entonces, mientras que ahora se usa en la mayoría de las clínicas del dolor y los hospitales del país.

Me gradué en antropología cultural y me especialicé en estudios religiosos con la intención de estudiar tradiciones antiguas de curación e integrarlas para ayudar a las personas a ponerse bien. Pero me di cuenta de que quería una carrera más práctica y menos académica.

Cuando me matriculé en el Institute of Conscious Body-Work, una escuela de masajes situada entre secuoyas en el norte de California, de inmediato me sentí atraída por la práctica del masaje manual de drenaje linfático. Durante los cinco años siguientes, completé mis estudios para convertirme en una masajista certificada con énfasis en el sistema linfático. Me encantaba la sensación del masaje linfático. Nunca antes había experimentado nada igual. El ritmo y la cadencia de los movimientos eran tan relajantes y ondulantes como las olas del mar. Una y otra vez me transportaba a cómo me había sentido en mi cuerpo antes de la muerte de mi madre, esa sensación de «hogar dentro de mí» sin la existencia del trauma. Después de múltiples sesiones, mis problemas digestivos crónicos mejoraron, se me redujo la hinchazón y desapareció el acné. Cuanto más estudiaba los intrincados patrones del sistema linfático y cómo la serie de movimientos particulares del masaje linfático están basados en la ciencia y la fisiología, más me apasionaba. Descubrí la conexión directa entre el sistema linfático, el sistema inmunitario y el sistema digestivo, y también que el masaje linfático tiene un efecto calmante en el sistema nervioso. Uno de mis profesores nos enseñó taichí y qigong, que eran una especie de meditación en movimiento. Finalmente, cuando me di cuenta de que el masaje linfático podía beneficiar a los enfermos de cáncer, supe que había encontrado el trabajo de mi vida. Mi carrera es una historia de amor en recuerdo a mi madre. Su recuerdo es lo que guía mi devoción a ayudar a los demás.

Hace dos décadas, cuando trabajaba como terapeuta certificada de linfedema en el Centro Médico de la Universidad de California en Los Ángeles (UCLA), la mayoría de mis clientes eran pacientes con cáncer cuyos tratamientos les habían provocado una enfermedad de su sistema linfático. Aunque la quimioterapia, la radioterapia y la cirugía salvan vidas, esos tratamientos también crean una afección menos conocida llamada «linfedema», la hinchazón crónica de una parte del cuerpo, para la que todavía no existe cura. Cuando tu linfa está en un estado de enfermedad, tu cuerpo no puede eliminar eficazmente las toxinas ni las bacterias, lo que lleva a la hinchazón de un brazo o una pierna, o a una inflamación crónica del abdomen y la cara. Mi formación me proporcionó la habilidad de ayudar a esos pacientes a gestionar su afección. Asimismo, descubrí que después de los tratamientos, la piel del rostro de mis clientes lucía un resplandor sano e hidratado, mientras que una hora antes parecían grises y cenicientos. Semana tras semana, mis pacientes se maravillaban por lo mucho mejor que notaban las articulaciones y lo mucho que habían disminuido su entumecimiento y hormigueo. La pesadez de sus extremidades desapareció. Perdieron peso. Y después de tantos tratamientos médicos que les habían provocado estreñimiento, ¡por fin fueron al lavabo! «Es la primera vez que me siento un ser humano desde el diagnóstico», decían.

La pregunta que no dejaba de repetirme durante aquellos años era por qué no trabajábamos antes para mejorar el sistema linfático de las personas, sin esperar a que hubiera un problema. Sin duda, uno de los motivos era que el seguro no lo iba a pagar. En California, mis clientes estaban acostumbrados a pagar de su bolsillo los masajes de tejido profundo, los faciales, la depilación láser y otros lujos para mejorar su aspecto. Mientras tanto yo sabía que los beneficios de los tratamientos linfáticos eran dobles: mejoran el aspecto de la piel y adelgazan la cintura, y refuerzan la salud de los pacientes a nivel celular. El masaje linfático se dirige a la causa principal de las enfermedades crónicas, no solo a los síntomas. Al eliminar las toxinas acumuladas, los pacientes se llevan más por el mismo precio: beneficios de la estimulación inmunológica con resultados resplandecientes.

Cuando dejé la UCLA y abrí mi propia consulta en 2001, ninguno de mis colegas trabajaba de forma preventiva. Gran parte de mi negocio aún estaba dedicado a los enfermos de cáncer, pero pronto corrió la voz de que la gente hallaba alivio en problemas de salud que tenían desde hacía mucho tiempo. Vi a personas con eczema, fatiga crónica, sinusitis, acné, estreñimiento, lupus, enfermedad de Lyme, incluso esclerosis lateral amiotrófica (ELA, también conocida como la enfermedad de Lou Gehrig). Estaba teniendo un gran éxito con mi técnica de masaje linfático en muchísimas aplicaciones en un breve periodo de tiempo. Puesto que mi formación me había preparado para entender la circulación sistémica de la linfa, empecé a desarrollar unas secuencias específicas dirigidas a tratar cualquier enfermedad que entrara por mi puerta. Pocas personas sabían que el drenaje linfático en realidad se había creado para combatir síntomas tan comunes como el resfriado y la inflamación, por lo que mis clientes estaban asombrados por los resultados. Antes de darme cuenta, estaban pidiéndome más horas de las que tenía el día.

Este libro es el resultado del tiempo que pasé entre sesiones respondiendo una vertiginosa serie de peticiones de mis pacientes sobre cómo podían mantener su salud linfática (y sus resultados radiantes). Sin ser consciente, estaba desarrollando materiales para satisfacer las necesidades a las que solo se dirigía el automasaje linfático y empecé a enseñar a mis clientes cómo hacer secuencias de automasaje sencillas. Lo que todos notamos fue muy significativo: tanto si era yo la que practicaba las secuencias a mis pacientes como si se las practicaban a sí mismos, los resultados eran innegables. Los que siguieron mi consejo (hacer series diarias de automasaje de tres a cinco minutos) afirmaron experimentar menos inflamación, mejor digestión, menos síntomas del síndrome premenstrual y menos dolores de cabeza. Dormían mejor y se resfriaban menos, y sus niveles de estrés mejoraron. Tenían la piel reluciente y las arrugas se les suavizaron. Incluso algunos de mis clientes que sufrían mayor riesgo de desarrollar cáncer de pecho mostraron una reducción en densidad mamaria en las mamografías.

Entonces supe que tenía que escribir una guía para el cuidado linfático, no solo para mis clientes sino para todo el mundo, para que pudieran reproducir exactamente el movimiento de mis manos en casa. Lo que más me entusiasma de este libro es su potencial para beneficiar la salud de todos y cada uno de los lectores. Tanto si buscas mejorar tu piel o tu sistema inmunitario, como si quieres equilibrar tus hormonas o tu humor, este libro atenderá tus necesidades. En este simple paquete encontrarás mucho poder.

Hoy en día el drenaje linfático ha pasado de ser un campo poco conocido a uno de los términos más de moda en bienestar. En mi consulta he visto cómo el drenaje linfático proporciona los siguientes beneficios:

Acelera: la pérdida de peso, la curación de enfermedades y de lesiones deportivas, y la recuperación posquirúrgica.
Alivia: el estreñimiento, los dolores menstruales, y los síntomas perimenopáusicos y menopáusicos.
Equilibra: la inmunidad.

Limpia: las toxinas.

Logra: una piel brillante.

Mejora: la digestión, el dolor de oídos, la energía, la curación y el sueño.

Reduce: la ansiedad y los desórdenes del sistema nervioso, la distensión abdominal, los efectos secundarios de los tratamientos contra el cáncer, la celulitis, los síntomas del resfriado y de la gripe, el eczema, los dolores de cabeza, los síntomas de linfedema, el aturdimiento, los síntomas prenatales y postnatales, el dolor de garganta, los síntomas de enfermedades autoinmunes y de afecciones como la enfermedad de Crohn, el síndrome de fatiga crónica, la fibromialgia, la enfermedad de Graves, la enfermedad de Lyme, el lupus y problemas de la tiroides.

Trata: la inflamación.

Soy consciente de que esta lista puede parecer demasiado buena para ser cierta, pero te aseguro que los beneficios del masaje linfático son muy reales y por eso cada vez lo recomiendan más médicos de distintas especialidades, incluidos oncólogos y radiólogos. Saben que tu sistema linfático conecta a todos los otros sistemas del cuerpo y sus efectos en tu salud son muy diversos porque su geografía fisiológica es extensa.

Nuestras células están constantemente renovándose, creando oportunidades para que surjan nuevos patrones saludables. El masaje linfático unirá los puntos entre tus síntomas físicos y tu bienestar emocional. Cuando cultives la práctica del autocuidado linfático, te dirigirás a ambos al mismo tiempo. Al atacar la raíz del problema, te quitarás de encima estrés y molestias indeseables. Después de un automasaje linfático, te sentirás renovada al instante, no muy distinta a como te sientes tras darte un baño o tras unas minivacaciones en un balneario.

Estas páginas serán un recurso que podrás consultar una y otra vez cuando aparezca cualquier síntoma no deseado. Es la serie completa de mis mejores secuencias, estrategias, consejos y rituales que enseño en mis talleres y pongo en práctica con mis clientes todos los días.

La primera parte trata la ciencia básica del sistema linfático y por qué el automasaje linfático es esencial para mantener la salud.

La segunda parte contiene las secuencias del automasaje linfático para lograr una belleza radiante, mejorar la inmunidad, controlar el peso, reducir el estrés, mejorar el sueño y mucho más. Te empoderarás para mejorar tu bienestar y tomar control de qué aspecto tienes y cómo te sientes. Estas estrategias de optimización linfática son rápidas, fáciles y terapéuticas. No tardarás en ser capaz de hacerte un automasaje donde y cuando tú quieras. Lo único que necesitas es el suave roce de tus dedos. Es increíblemente revitalizador y relajante.

La tercera parte incluye numerosos remedios holísticos para complementar tus secuencias de automasajes. Hay información acerca del cuidado de la piel, tratamientos holísticos y ejercicios respaldados por una investigación científica de cómo están relacionados con el sistema linfático. Esta sección te enseñará cómo sacar el máximo partido a tus rutinas de cuidado personal.

Por supuesto, tu salud oscilará a lo largo de tu vida, pero tu capacidad para contribuir a tu bienestar es una constante. Tengo la esperanza de que este libro te otorgue las herramientas para ayudarte en tu viaje. Cuando hacemos lo que nos hace sentirnos bien, descubrimos la base de la salud.

PRIMERA PARTE

El poder y la ciencia del sistema linfático

1

Ríos de inmunidad

Ya haces ejercicio. Comes de forma saludable. Controlas el estrés (¡o lo intentas!). Pero todavía no te sientes del todo bien. Lo oigo todos los días en mi consulta. Los clientes vienen con comentarios del tipo «Hay algo que no está bien», «Estoy cansada todo el día. Como bien, duermo, hago ejercicio, tomo vitaminas... Pero no tengo energía», «Siempre estoy estreñida» y «Lo he intentado todo, pero no me encuentro bien».

Hasta hace poco, los médicos solían prestar poca atención a este tipo de comentarios, en parte, creo, porque son lo bastante imprecisos como para no ser síntomas potencialmente letales de una enfermedad importante, aunque reduzcan la calidad de vida. Esos síntomas nos están diciendo algo: son pruebas de desequilibrios. En mi consulta trato estos problemas no como quejas sin importancia, sino como pistas para recuperar la salud. Cuando me dirijo a la salud linfática de un paciente, tales síntomas a menudo remiten y esa persona experimenta mejoras tanto físicas como emocionales. Esto es porque el sistema linfático está conectado a cualquier otro sistema del cuerpo, incluidos el sistema nervioso, el sistema digestivo y el sistema neurológico, con ramificaciones que recorren su amplia geografía como una intrincada red de ríos. Cuando funciona adecuadamente, te sientes animada, con energía y la cabeza despejada. Eres capaz de digerir y eliminar lo que comes, dormir bien por la noche y centrarte en lo que necesitas para cumplir durante el día. No te pones enferma con frecuencia y pasas bien la temporada de resfriados y gripe.

Por el contrario, cuando tu sistema linfático está congestionado, es muy probable que te sientas atascada y aletargada. Podrías tener estreñimiento y dolores de cabeza, y experimentar más molestias que de costumbre. Quizá tengas la impresión de que pillas un resfriado en cuanto alguien estornuda a tu alrededor, e incluso te sientas más inquieta de lo normal sin ningún motivo aparente. Lo que no ves es que bajo la superficie de tu piel, el flujo de los «ríos» de la linfa probablemente se haya ralentizado e impida las funciones de los órganos en tu cuerpo. Desde el hígado hasta la piel, pasando por el cerebro, todos los órganos dependen del sistema linfático para su óptimo funcionamiento.

Cuidar de tu salud linfática es tan importante como el ritual diario de cepillarte los dientes y pasarte el hilo dental. Sabemos que quitamos bacterias y placa de los dientes para mantener una buena higiene bucal; mantener la salud linfática es como eso. Si no te ocupas de ello de manera constante, los problemas se acumularán con el paso del tiempo.

Piensa en lo bien que te sientes después de limpiar tu casa, de lavar el coche, de organizar tu escritorio. La mayoría de las personas se sienten más libres y ligeras tras una limpieza como esa. Una vez has eliminado la suciedad, te has deshecho de la basura y ordenado tu ambiente, fluye el oxígeno nuevo por tu espacio. El automasaje linfático hace lo mismo por ti internamente. Es como limpiar y ordenar tu cuerpo. Te sentirás más ligero y con más energía en solo cinco minutos, porque habrás reducido los factores estresantes que están causándote congestión y estancamiento. Pasarás de sentirte atascado a fluir libre.

Pero antes de enseñarte cómo disfrutar de estos beneficios,

recorramos juntos la anatomía y la función de nuestro sistema linfático para que entiendas mejor por qué representa una fuerza tan poderosa para tu bienestar.

Conocimientos básicos del sistema linfático

¿Qué es la linfa exactamente y por qué no te hablan de ella en el colegio cuando te enseñan el sistema circulatorio y el sistema digestivo? Teniendo en cuenta lo importante que es el sistema linfático para la salud inmunológica, ¡me resulta asombroso que la mayoría no sepamos casi nada sobre él! Así que empecemos con unos conocimientos básicos.

Existen dos sistemas circulatorios en nuestro cuerpo:

El sistema cardiovascular, que está compuesto por el corazón y los vasos sanguíneos. El corazón está en el centro de este sistema y su red distribuye la sangre por el organismo. Los vasos sanguíneos transportan oxígeno y nutrientes a las células. Las arterias se llevan la sangre del corazón y las venas la devuelven en un ciclo continuo por tus células, eliminando el dióxido de carbono y repartiendo nutrientes vitales que te mantienen viva y regulan la temperatura del cuerpo.

El sistema linfático, considerado el «segundo» sistema circulatorio, es el sistema de higiene y reciclaje del organismo. Igual que tienes dos grupos de tuberías en casa —uno por el que entra el agua limpia y otro por el que se elimina el agua sucia—, el sistema linfático es un equipo de fontanería adicional que filtra y elimina el exceso de material sobrante de tu cuerpo. Es aproximadamente el doble de grande que el sistema cardiovascular, pero no tiene una bomba central como el corazón para mover el fluido. La linfa fluye solo en una dirección: hacia el corazón. Como no lo propulsa una bomba principal, su corriente depende del ritmo de las arterias cercanas, de las contracciones de los músculos esqueléticos y de la respiración. Por eso el automasaje, una respiración adecuada y el ejercicio son inestimables para una buena salud linfática.

El sistema linfático desempeña una serie de funciones fundamentales en nuestro organismo. Es una parte esencial del sistema inmunitario que produce glóbulos blancos con el poder de destruir patógenos dañinos. Actúa como un recogedor de basura, filtrando bacterias y toxinas que pueden provocar enfermedades. Ayuda al sistema digestivo absorbiendo la grasa y los ácidos grasos del intestino, y devolviéndolos al torrente sanguíneo para que sirvan como combustible a tus células. Y, por último, mantiene el equilibrio de fluidos en tu cuerpo recogiendo, purificando y drenando el exceso de fluidos para que los tejidos no se hinchen. Exploraremos todas estas funciones tan valiosas con más detalle en breve, pero antes, centremos nuestra atención en la intrincada geografía del sistema linfático.

LA ANATOMÍA DEL SISTEMA LINFÁTICO

A lo largo de tu vida el sistema linfático distribuye continuamente células inmunitarias por tu cuerpo. Cuando miras el mapa de por dónde fluye la linfa, los ganglios linfáticos aparecen como gasolineras en la autopista de la red de vasos. Es en los ganglios linfáticos donde los glóbulos blancos llamados linfocitos llevan a cabo su trabajo de eliminar patógenos y sustancias dañinas del líquido intersticial —el líquido que se encuentra en el espacio existente entre tus células— antes de que este continúe su camino hacia su destino final en el torrente sanguíneo.

El modo en que la linfa circula por tu cuerpo no es para nada aleatorio, está planeado con mucha atención. El líquido linfático circula desde tus extremidades hacia el interior, al corazón. Si has estudiado geología, sabrás que los ríos y los arroyos recogen el agua de una zona y la dirigen hacia un lugar más amplio como el mar. Tu cuerpo actúa de forma parecida. Tus propias vías mueven el líquido linfático como los ríos, primero hacia los grupos de ganglios linfáticos y después hacia una zona mayor: el torrente sanguíneo. Entender estas corrientes del sistema linfático es crucial para comprender por qué un masaje de drenaje linfático es distinto al típico masaje de tejido profundo. Esto sentará las bases para trabajar tu práctica de automasaje.

EL ATLAS DE LA LINFA

Cuando veo a un cliente por primera vez, siempre le enseño esta ilustración. La mayoría de la gente no tiene ni idea de que los vasos linfáticos recorren el cuerpo entero de forma similar a los vasos sanguíneos. Fíjate en su naturaleza sistémica, la cadena de vasos, capilares y conductos que recorren casi cada centímetro de tu cuerpo. El sistema linfático es una intrincada red de vasos, capilares, precolectores, colectores y troncos que transportan fluidos de las células circundantes a los ganglios linfáticos. Los ganglios actúan como depuradoras mientras que los glóbulos blancos llamados «macrófagos» y «linfocitos» envuelven y destruyen el material dañino antes de devolver el fluido al torrente sanguíneo, donde al final se procesa a través de los riñones y el hígado, y se elimina por las deposiciones y la orina.

La linfa se forma a partir de los fluidos residuales de las células de tu organismo. Todos los días se filtra fluido de tus capilares sanguíneos hacia el líquido intersticial. Aunque una par-

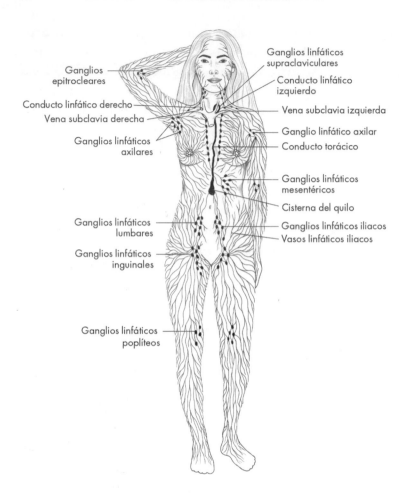

te es reabsorbida por los capilares sanguíneos, el trabajo del sistema linfático es recoger el líquido restante (también conocido como «carga linfática»), formado por desechos demasiado grandes para ser absorbidos por los capilares sanguíneos —incluidos desechos metabólicos, proteínas, hormonas, vitaminas liposolubles y células inmunitarias—, con el objetivo de impedir la acumulación de restos tóxicos en tus tejidos. Ese fluido entra en el sistema linfático a través de unos minúsculos capilares linfáticos con forma de dedos, situados justo debajo de la capa superior de la piel. Los capilares linfáticos están presentes por todo el cuerpo, incluido el tracto digestivo, el sistema reproductor y el sistema respiratorio. Tienen células superpuestas que se abren y se cierran para absorber el fluido, de forma similar a las esponjas o a la manera en que las raíces de una planta recogen el agua. También son permeables, lo que permite al líquido tisular, las bacterias, los virus y las células cancerígenas entrar en el sistema para purificarse.

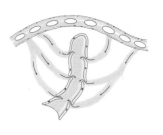

El líquido linfático está compuesto aproximadamente por un cincuenta por ciento de proteínas plasmáticas ricas en nutrientes (el plasma abandona las células del cuerpo después de repartir sus nutrientes), así como de invasores dañinos que tu sistema venoso no es capaz de recolectar. Después de que el líquido linfático es absorbido por los capilares esponjosos, viaja por una serie de vasos linfáticos superficiales unidireccionales hacia las zonas de tu cuerpo donde se encuentran los ganglios linfáticos encargados de purificarlo. Tu cuerpo transporta a diario unos tres litros de líquido linfático limpio de vuelta al torrente sanguíneo para empezar el viaje otra vez.

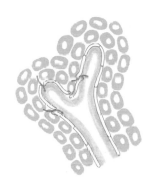

El modo en que el sistema linfático captura los restos celulares del cuerpo de tus vasos sanguíneos es similar a la manera como las alcantarillas recogen las hojas y las partículas y la escorrentía. Si una alcantarilla no funciona correctamente, se atasca dentro la porquería llena de gérmenes y se desborda provocando un desastre por todo el jardín.

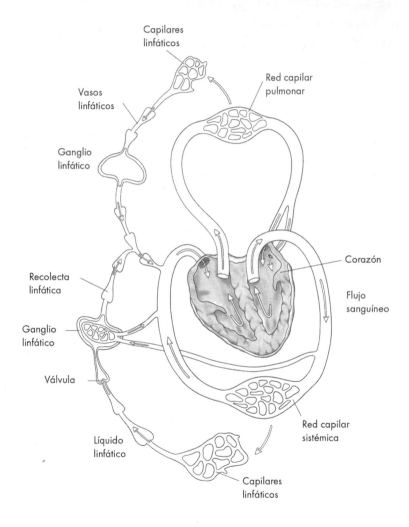

Ganglios linfáticos

Los ganglios linfáticos son la piedra angular del masaje linfático. En las secuencias de la segunda parte aprenderás a masajear los ganglios de tu cuerpo, situados en la mayoría de las bisagras o articulaciones que permiten el movimiento en una dirección: la cabeza, el cuello, las axilas, el esternón, el abdomen, el pliegue en la parte superior de los muslos, el pliegue del codo y detrás de las rodillas.

Tienes desde quinientos hasta ochocientos ganglios linfáticos repartidos por el cuerpo, la mayoría de ellos agrupados alrededor de venas en tejidos adiposos o grasos. Los ganglios linfáticos son donde las bacterias y los virus se encuentran con las células inmunitarias para que el cuerpo pueda ofrecer una respuesta inmunitaria fundamental. Aunque no sean más grandes que un guisante o una judía, evalúan constantemente tu interior en caso de que ocurriera algo malo. Cuando están bien, su tamaño varía de 2 milímetros a 2,5 centímetros de diámetro. Los ganglios linfáticos no se regeneran, así que si se extirpa alguno quirúrgicamente (por lo general, debido al tratamiento contra el cáncer), puede dar lugar a una insuficiencia mecánica y afectar a la capacidad del cuerpo de eliminar el exceso de líquido linfático, lo que implica correr el riesgo de desarrollar linfedema y otros desórdenes del sistema linfático (hablaré de esos casos con detalle en la segunda parte).

Los vasos linfáticos aferentes llevan el líquido linfático a los ganglios linfáticos. Allí, los macrófagos se ponen a trabajar, eliminando las bacterias de la linfa. Los linfocitos envuelven y destruyen otros materiales que identifican como dañinos. El líquido linfático puede recorrer varios ganglios linfáticos antes de que se haya limpiado totalmente. Ciertas sustancias con las que no pueden acabar (como el carbón, el polvo y el tinte) se quedan almacenadas en el ganglio de modo indefinido.

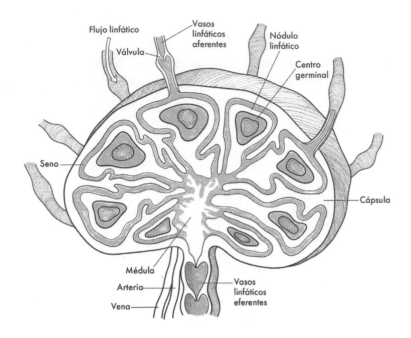

Una vez el líquido ha pasado su proceso, llega a los vasos linfáticos eferentes, que transportan el líquido linfático de los ganglios por una compleja red de válvulas y vasos de una sola dirección hacia tu corazón, desde el que vuelve a distribuirse al torrente sanguíneo, libre de toxinas. Por eso a la linfa a veces se la denomina «la gran recicladora»: hace por tu cuerpo lo que tú haces por el medio ambiente cuando llevas al contenedor de reciclaje tus desechos, que luego se transportan a una planta procesadora, donde se esterilizan y reutilizan.

Muchas personas oyen hablar de los ganglios linfáticos por primera vez cuando están luchando contra una infección y los ganglios se inflan con una gran cantidad de glóbulos blancos necesarios para combatir a los gérmenes. Tal vez lo hayas experimentado cuando has tenido un resfriado. Los ganglios linfáticos (normalmente los del cuello) aumentan e incluso es probable que duelan al tocarlos. Aunque no quieras masajearte cuando tienes una infección activa, conocer el atlas de la linfa y saber cómo masajearte de forma adecuada te ayudará a acelerar la curación y a aliviar los incómodos síntomas en tu cuerpo.

EL IDIOMA DE LA LINFA

Aprender sobre la linfa y el automasaje es un poco como visitar una ciudad nueva por primera vez. Es emocionante, pero también puede resultar abrumador. Antes de que vayas directamente a las secuencias de masajes, es importante consultar un mapa y orientarte bien en tu nuevo entorno.

Me gusta usar términos específicos lo máximo posible cada vez que le hablo a alguien de la linfa. No tengo facilidad para aprender idiomas, así que he incluido un glosario de términos linfáticos en la página 355 para que puedas consultarlo siempre que lo necesites. Creo que es importante aprender la terminología científica adecuada, pues te permitirá tener conversaciones con tus médicos y demás profesionales con toda la información sobre lo que está ocurriendo en tu cuerpo.

Por otra parte, como verás a lo largo de este libro, creo firmemente en el poder de la imaginería. Las palabras y las intenciones pueden ayudarnos a curar. Si has practicado yoga, ¿recuerdas lo difícil que fue aprenderse y decir los nombres en sánscrito de todas las posturas? Pero después de unas cuantas sesiones, seguro que esos asanas te parecieron que siempre habían formado parte de tu vocabulario. ¡Te prometo que los términos linfáticos saldrán de tu boca en un abrir y cerrar de ojos!

Capas de linfa

Al igual que una cebolla, tu sistema linfático tiene capas: la capa superficial y una red más profunda. Les digo a mis clientes que entender este concepto básico los ayudará a conseguir los mejores resultados en sus prácticas de cuidado personal.

La capa linfática superficial está situada en la dermis, justo debajo de la epidermis, o la capa de piel más externa. Como sabes, la piel ofrece una barrera contra las sustancias extrañas y es una vía de eliminación de toxinas, a través del sudor. La mayoría de los vasos linfáticos superficiales, incluidos los capilares y otros colectores linfáticos, existen por encima del lecho muscular. La extensa red linfática existe aquí junto a los capilares sanguíneos. Las partículas que escapan de estos capilares van hacia el líquido intersticial, donde entonces se convierten en parte del sistema linfático. Aquí es donde tus manos accederán a la mayoría de tu linfa en las secuencias de automasaje.

La red linfática más profunda drena los órganos y las zonas más profundas de tu cuerpo. Estas zonas incluyen troncos y conductos. Los troncos están formados por vasos colectores que se unen para drenar grandes áreas de tu organismo después de que el líquido linfático se haya filtrado en los ganglios linfáticos. La convergencia de muchos vasos linfáticos eferentes lleva fluido al conducto linfático derecho (responsable de drenar un cuarto del líquido linfático) y al conducto linfático izquierdo (que drena los tres cuartos restantes del fluido), que viene del vaso linfático más grande del cuerpo, el conducto torácico.

El conducto torácico, que va desde el abdomen en la parte delantera del cuerpo hasta la vena subclavia izquierda, lleva la linfa purificada de vuelta al torrente sanguíneo. Las venas subclavias derecha e izquierda entran en el sistema venoso en su unión con la vena yugular interna cerca de la clavícula.

Normalmente, los vasos linfáticos superficiales siguen los mismos recorridos que las venas, y los vasos linfáticos más profundos siguen los mismos recorridos que las arterias. La red profunda también es responsable de sacar las grasas del intestino y el fluido de las extremidades inferiores. Se puede estimular con la respiración diafragmática profunda. Este es uno de los motivos por los que es tan importante la respiración durante todas las secuencias de automasaje: activa la circulación linfática profunda.

Un sistema linfático con un buen funcionamiento proporciona el transporte para tu sistema inmunitario. Es una de las autopistas vitales del cuerpo. Si cualquiera de las dos capas de vías linfáticas se obstruye o funciona mal (debido a factores hereditarios, la extracción de un ganglio linfático u otros motivos), los desechos celulares y las proteínas se acumulan en los tejidos.

La linfa regula además el equilibrio de fluidos en tu cuerpo y es la razón por la que te sientes más ligero y brillante después de un tratamiento linfático y por qué tu rostro y tu abdomen parecen menos hinchados. Todos los días, cuando pequeñas moléculas proteicas salen de las paredes capilares sanguíneas, aumentan la presión del líquido intersticial. Lo que significa que el fluido se acumula en los espacios tisulares debido al regreso limitado de fluido de vuelta a los capilares sanguíneos. Si este proceso continúa sin supervisión, el volumen sanguíneo y la presión sanguínea disminuyen de forma significativa mientras que el volumen del fluido tisular aumenta. El resultado es la hinchazón o el edema.

Aquí es donde los capilares linfáticos desempeñan un papel muy importante: son el punto de entrada a la red linfática, donde el exceso de líquido intersticial y las moléculas proteicas son absorbidos y al final devueltos al torrente sanguíneo para controlar el equilibrio de los fluidos de tu cuerpo. Centrar el masaje linfático en la capa de fluido superficial —haciendo movimientos en una dirección específica para eliminar las toxinas— mientras atiendes a las estructuras linfáticas profundas con tu respiración y el masaje abdominal es una manera de imitar la capacidad del cuerpo para poner en circulación las células inmunitarias protectoras y devolverte la buena salud. Por eso las secuencias de automasaje funcionan tan bien: se dirigen al movimiento y al índice de filtración de la linfa.

Como he mencionado, a diferencia del sistema circulatorio principal, propulsado por el corazón, la linfa no tiene una bomba central. Pero sí que tiene su propio proceso para circular por el organismo. Está propulsada tanto por medios intrínsecos como extrínsecos.

Los vasos linfáticos tienen unas válvulas de un solo sentido llamadas «linfagiones». Son cadenas microscópicas en forma de corazón, como perlas diminutas en collares, llenas de líquido linfático. Unas suaves contracciones musculares producen impulsos eléctricos de seis a doce veces por minuto que controlan la incesante apertura y cierre, la contracción y la relajación, 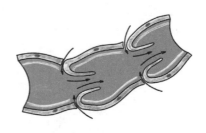 de tus linfagiones. Estas contracciones son un ejemplo de la vía intrínseca por la que circula tu líquido linfático, un proceso llamado «angiomotricidad». La bomba intrínseca depende de las contracciones espontáneas de las células musculares dentro de la pared del linfagión.

Las válvulas unidireccionales de tus linfagiones actúan como propulsores evitando cualquier reflujo del líquido linfático. Si se aprieta demasiado fuerte o demasiado profundo durante el automasaje, podría provocar que estas válvulas sufrieran espasmos y suspendieran el movimiento de la linfa. Esta es una de las razones por las que algunas personas se hinchan con el calor extremo (cuando están en una sauna o en un baño turco) o con el frío extremo (como en un baño de hielo): el cambio de temperatura extrema en la superficie de la piel puede provocar una presión temporal en el movimiento de la linfa. Al utilizar un ritmo lento en el masaje linfático evitamos el reflujo de líquido linfático.

La segunda fuerza motriz de la circulación linfática es extrínseca: el sistema linfático depende de las pulsaciones de los vasos sanguíneos, de las contracciones del corazón, de las contracciones de los músculos esqueléticos, de las contracciones musculares en el tracto gastrointestinal, y de los movimientos respiratorios para generar la presión que impulsa la linfa. En la segunda parte, aprenderás masajes linfáticos específicos y técnicas de respiración para influir en el movimiento de la linfa.

LOS LINFÓTOMOS Y LAS LÍNEAS DIVISORIAS

Ahora que entiendes la anatomía de la linfa y cómo se mueve por tu cuerpo, déjame presentarte a los linfótomos, los territorios de tu cuerpo que drenan líquido linfático hacia la zona de los ganglios linfáticos. Los linfótomos son parte de la capa superficial que define la dirección del flujo de la linfa durante el masaje. Mis clientes confían en esta explicación porque les ayuda mucho a entender dónde van a masajearse.

Las ubicaciones de estos patrones de drenaje están bien organizadas por zonas de tu cuerpo. Piensa en ellas como el «mapa» del drenaje. Los límites que separan los linfótomos son las líneas divisorias. El líquido linfático se dirige a grupos específicos de ganglios linfáticos. Durante el automasaje, trabajarás en direcciones concretas hacia los ganglios que drenan una sección en particular de tu cuerpo. Es algo así como colorear sin salirte del dibujo. Conocer las direcciones de los linfótomos es esencial porque te guiará en tus ejercicios.

Tendemos a pensar en el drenaje como algo que fluye hacia abajo, gracias a la gravedad, pero el drenaje linfático no siempre funciona así. Entender el mapa de por dónde fluye tu linfa es crucial. A efectos de tus secuencias de automasaje, estarás trabajando unos seis linfótomos distintos. Esto te permitirá usar las secuencias de este libro intuitivamente, con seguridad, y para obtener unos beneficios máximos.

La linfa no solo fluye hacia la parte superior del cuerpo, sino

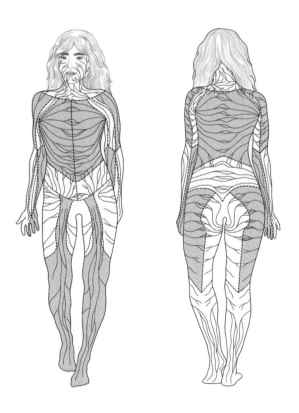

también de la parte trasera hacia la delantera, hacia el corazón. Por eso, en mi consulta, siempre empiezo las sesiones con mis clientes tumbados boca arriba: quiero estimular los ganglios linfáticos de la parte delantera del cuerpo antes que cualquier otra cosa.

Después de drenar el líquido linfático de los linfótomos, un cuarto de la linfa del cuadrante superior derecho de tu cuerpo se vacía en el conducto linfático derecho cerca de la clavícula junto a la vena subclavia, donde entra en tu torrente sanguíneo. Esto incluye el brazo derecho, el lado derecho del pectoral, el pecho derecho, la parte derecha del torso superior (por delante y por detrás), y la mitad derecha de la cabeza, del cuello y la cara. Los otros tres cuartos del líquido linfático se drenan al conducto torácico que se vacía en la vena subclavia izquierda. Ese fluido viene de la mitad inferior de tu cuerpo —las piernas y el abdomen—, así como de la parte izquierda del pecho, del pecho izquierdo, y del lado izquierdo del torso superior (por delante y por detrás), y la mitad izquierda de la cabeza, del cuello y la cara. Estos conductos unen las venas grandes encima del corazón, donde devuelven la linfa filtrada hacia el sistema venoso.

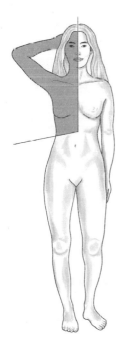

Como la Tierra, aproximadamente un setenta por ciento de nuestro cuerpo está formado por agua: incluida la sangre, el líquido intersticial y la linfa. La capa de fluidos se mueve e informa a la función de los nutrientes y lo que los rodea. Nuestro cuerpo necesita estos fluidos, que cooperan para protegernos y curarnos a diario. Es de vital importancia que el intercambio de fluidos funcione bien para mantener la salud de nuestras células, de nuestros tejidos y para el correcto funcionamiento interno de nuestros órganos.

Los tres litros de linfa que circulan por tu cuerpo todos los días tienen una capacidad de transporte. El movimiento de la linfa es lento y puede verse alterado por una congestión. Comparo el concepto de carga linfática a un autobús lleno de gente en hora punta. Es importante que en cada parada bajen del vehículo tantas personas como suben para que pueda avanzar sin problemas y de manera eficiente. Sabrás que tu sistema linfático no puede más cuando sientas que los ganglios del cuello se te hinchan. Es una indicación de que se están acumulando más residuos de los que eres capaz de eliminar, como si al autobús subiera más gente de la que baja, y tu cuerpo está luchando contra un nivel de toxinas cada vez mayor.

Otra manera que me gusta utilizar para describir el transporte de la linfa es otra analogía relacionada con el tráfico: el temido embotellamiento. Si una salida de la autopista está cerrada, terminas con un atasco de coches sin tener a donde ir. Cuando los ganglios linfáticos y las vías están congestionadas con demasiados residuos, o si se han extirpado ganglios linfáticos, se producirá un embotellamiento a lo largo de la línea de transporte linfática. Y si el cuerpo no puede seguir eliminando residuos, otras funciones corporales sufrirán las consecuencias. Por suerte, con el automasaje linfático y las técnicas de cuidado personal, puedes tomar un desvío para deshacerte de los residuos estancados. Puedes consultar la sección Linfedema en la página 265 para saber cómo redirigir el líquido linfático si te han operado o te han extirpado ganglios linfáticos.

La capacidad de transporte del sistema linfático es la cantidad máxima de líquido linfático que se puede transportar en un

momento determinado; el sistema linfático no funciona siempre
a su máxima capacidad. La capacidad del correcto funcionamiento de los ganglios linfáticos depende de la carga linfática
y la capacidad del sistema para transportarla. Si tu sistema linfático tiene que hacer frente a un aumento de la carga (por una infección, por ejemplo), suele poder manejarlo gracias a lo que se
denomina «reserva funcional». La reserva funcional reaccionará
para aumentar la actividad y aportar un volumen adicional de
líquido linfático para que el fluido llegue donde necesite ir.
Afortunadamente, en una persona sana y normal, la capacidad
de transporte es mayor que la cantidad de linfa que se espera
que transporte. Lo que da a tu cuerpo la oportunidad de regular
una sobrecarga de forma satisfactoria.

Pero si le metes demasiada presión al sistema linfático, al
igual que si accedes a que suban más personas de las permitidas
en el autobús, si no paras a repostar cuando tu coche lo necesita,
tu sistema se sobrecarga y, cuando esto ocurre, la cantidad de líquido linfático que debe transportarse excederá la capacidad de
transporte máxima. En ese caso, el resultado es una acumulación
de fluido en el espacio intersticial, lo que provoca una hinchazón.
A veces la inflamación es tan evidente que podrás verla o tocarla.
Esto se denomina insuficiencia dinámica del sistema linfático.
Cuando los colectores de linfa trabajan a la máxima capacidad
durante un largo periodo de tiempo (o si se han dañado debido a
una operación o a otros traumas), pueden debilitarse. Si esa situación continúa durante meses, puede provocar daños en la estructura de las paredes y las válvulas del sistema linfático, y acabar provocando lo que se denomina insuficiencia mecánica.

A estas alturas, reducir la cantidad de líquido linfático tan
pronto como sea posible es primordial, y eso es fácil de conseguir si se aplican con regularidad los pilares de la salud linfática
que se resumen más adelante en este libro. Puedes estimular tu

sistema linfático con ejercicio, lo que multiplicará aproximadamente por diez tu ritmo de contracción linfática. De todos modos, también puedes mover la linfa incluso de manera más eficaz con los movimientos específicos habituales de tu automasaje linfático. ¿Por qué? Porque estarás trabajando directamente sobre los ganglios linfáticos. De hecho, es una de las razones por las que el masaje linfático es único entre otras técnicas de masaje: se dirige a tu sistema inmunitario, no a los músculos ni a los tejidos. En el siguiente capítulo, explicaré con más detalle lo que sucede cuando tienes insuficiencia dinámica y mecánica del sistema linfático y el impacto de estas en tu salud.

DE DÓNDE PROVIENE EL NOMBRE DE LA LINFA

Limpha significa «agua» en griego. Es la palabra perfecta para ilustrar la antigua belleza y la mecánica de este sistema. La linfa es el fluido que baña cada célula y le da a tu cuerpo la capacidad innata de curarse a sí mismo.

También está asociada al vocablo «ninfa», un espíritu que preserva los ríos y los manantiales para la purificación en la antigua Grecia. Lympha era una deidad agrícola de la antigua Roma que encarnaba los aspectos divinos del agua. La palabra se utilizó más tarde como un nombre que representaba una fuente de agua fresca. ¡Por eso se refieren a ella como tu acuario linfático de salud!

LA VASCULATURA LINFÁTICA: UN VISTAZO AL INTERIOR
DE LOS VASOS Y LAS VÁLVULAS QUE TE MANTIENEN SANA

Los capilares linfáticos son mayores que los capilares sanguíneos, pero siguen siendo muy pequeños. Están situados justo

debajo de la epidermis de la piel y atraviesan el tejido conjuntivo, absorbiendo el exceso de residuos y proteínas del líquido
intersticial. Estos capilares permeables contienen células endoteliales superpuestas, responsables de liberar las enzimas, que
controlan la contracción y relajación vascular, la coagulación
sanguínea, la función inmunitaria y la unión de plaquetas. Cuando la presión intersticial de alrededor cambia, estos vasos linfáticos o bien se expanden y se llenan de linfa o se contraen y llevan
linfa hacia los precolectores linfáticos, lo que facilita entonces
que el líquido linfático entre en los vasos de transporte mayores,
conocidos como «colectores linfáticos» y a menudo se les denomina «vasos linfáticos». Los colectores están orientados verticalmente para absorber el fluido y tienen más estructura que los
capilares sanguíneos. Contienen células musculares lisas y válvulas fundamentales para la absorción y el movimiento de la
linfa. Regulan el flujo de la linfa unidireccional.

Los colectores dirigen el líquido linfático hacia los ganglios
linfáticos. Estos vasos tienen válvulas que impiden el reflujo
de líquido y mantienen un transporte de fluido desde el extremo distal al extremo proximal hacia los ganglios linfáticos. En
otras palabras, aquí es donde tu sistema linfático es impulsado
desde las extremidades y las zonas más alejadas de tu cuerpo
hacia el corazón.

Los segmentos del colector linfático están separados por
unas válvulas en forma de corazón colocadas horizontalmente,
lo que es clave para comprender los movimientos del automasaje. Es la capa a la que accederás con las secuencias de automasaje.
Por eso en la mayoría de los casos usarás las palmas en vez de las
yemas de los dedos, para que puedas imitar la acción horizontal
de estos colectores. Trabajarás en esta capa superficial para mover el líquido linfático hacia los ganglios linfáticos. Cuando estiras las paredes de estos colectores con los movimientos del auto

masaje linfático y las respiraciones profundas, aumentas la pulsación de los colectores linfáticos, ¡que impulsa la linfa!

Al conducto torácico se le considera el principal vaso colector, porque drena tres cuartos de tu linfa hacia el torrente sanguíneo. Empieza en el abdomen en la cisterna del quilo, el saco que absorbe la grasa del intestino delgado, lo que le da a la linfa ese color blanco lechoso, y mueve el líquido desde la mitad inferior de tu cuerpo hacia el corazón. Pasa jun- 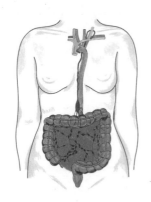 to a la columna vertebral, comenzando por la vértebra lumbar y la torácica (TL2 a T11), y mide de 2 a 5 milímetros de diámetro y varía de 36 a 45 centímetros de largo con un diámetro de 1 a 5 milímetros.

Hay mucha variabilidad en la estructura del conducto torácico, pero su trabajo es tan inestimable que a menudo lo verás mencionado en las secuencias de masajes. La respiración diafragmática profunda afecta a la función del conducto torácico. Por eso trabajar con la respiración es tan importante para que fluya bien la linfa. Cuando respiras desde el diafragma, estimulas el flujo de la linfa hacia el torrente sanguíneo.

Los troncos linfáticos son unas zonas más profundas de la red linfática que reciben el líquido linfático que ya ha pasado por los ganglios linfáticos donde se ha limpiado. Cada tronco tiene el nombre del territorio que drena y está formado por una convergencia de vasos eferentes que lleva la linfa hacia el conducto torácico o el conducto linfático derecho, donde entra en la circulación sanguínea.

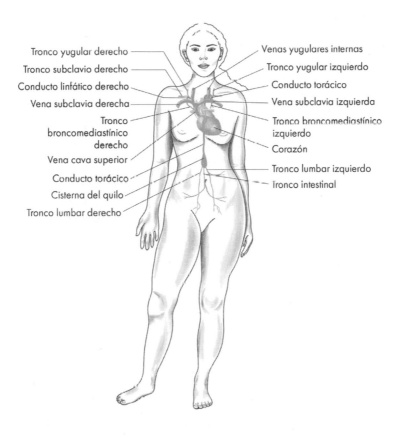

Tronco yugular derecho
Tronco subclavio derecho
Conducto linfático derecho
Vena subclavia derecha
Tronco broncomediastínico derecho
Vena cava superior
Conducto torácico
Cisterna del quilo
Tronco lumbar derecho

Venas yugulares internas
Tronco yugular izquierdo
Conducto torácico
Vena subclavia izquierda
Tronco broncomediastínico izquierdo
Corazón
Tronco lumbar izquierdo
Tronco intestinal

LA LINFA: TU PROTECTORA INVISIBLE

Tu sistema linfático es una parte integral de tu sistema inmunitario. Sin él, tu sistema cardiovascular dejaría de funcionar ¡y no podría vivir más de uno o dos días!

Cuando un feto está desarrollándose, las células madre que se convertirán en glóbulos blancos y linfocitos se forman en la médula ósea y migran a los órganos linfoides por tu cuerpo, que probablemente no te has dado cuenta de que son parte de tu sistema linfático y los necesitas para mantenerte sano.

Estos órganos linfoides (la médula ósea, las amígdalas y los adenoides, el timo, el tejido linfoide asociado a mucosas [MALT], el tejido linfoide asociado al intestino [GALT], el bazo, el apéndice, las placas de Peyer y el tracto urinario) son pequeñas masas de tejido linfático situadas donde un montón de bacterias tienden a acumularse. Están cerca para luchar contra las infecciones. Son salvaguardias de tu sistema inmunitario y desempeñan un papel importante en el mecanismo de defensa de tu cuerpo y su resistencia a las enfermedades.

El cincuenta por ciento del tejido linfoide se incluye bajo el término del tejido linfoide asociado a mucosas (MALT), inclui-

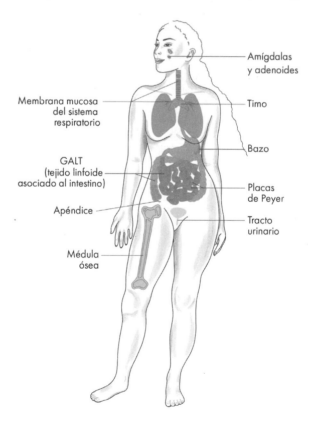

do el tracto digestivo, urinario y respiratorio: filtra la porquería que atraviesa tu piel o las membranas mucosas de los ojos, la nariz, la boca y el tracto digestivo, impidiendo que los patógenos entren en el revestimiento de la membrana mucosa y en los fluidos corporales. Las anginas y los adenoides atrapan los patógenos del aire que inhalas y de los alimentos que comes. El bazo filtra la sangre, produce linfocitos y almacena plaquetas y células inmunitarias. Y el timo es donde se desarrollan las células T que luchan contra el cáncer. También tienes ganglios linfáticos en el intestino, que se llaman con frecuencia tejido linfoide asociado al intestino (GALT), lo que incluye el apéndice, las placas de Peyer (pequeñas masas de tejido linfoide situadas principalmente en el íleon del intestino delgado) y algunos folículos linfoides aislados (IFL) en el intestino delgado.

Los antígenos GALT lanzan una respuesta inmune inestimable para mantener el equilibrio en tus intestinos. De hecho, los ganglios linfáticos del intestino componen aproximadamente el setenta por ciento de tu sistema inmunitario. Son la primera línea de defensa contra las enfermedades transmitidas por los alimentos. Millones de vasos linfáticos especializados localizados en las vellosidades del intestino delgado, llamados «quilíferos», son los responsables de ayudar a tu cuerpo a extraer los nutrientes de la comida que ingieres, absorben las grasas, las vitaminas liposolubles (lípidos), los electrolitos y las proteínas y los transportan de vuelta al torrente sanguíneo para que se usen como combustible. Cuando la linfa absorbe la grasa y los lípidos a través de un saco en la base del conducto torácico (la cisterna del quilo), se crea su singular color blanco lechoso.

Los órganos linfoides producen linfocitos B y T, los glóbulos blancos esenciales para luchar contra las infecciones que tendrás a lo largo de tu vida. Las células B crean anticuerpos que derivan de la médula ósea. Las células T se desarrollan en el timo. Además, tras el nacimiento, el tejido linfático se acumula en el apéndice, donde ayuda a madurar linfocitos B y un antígeno llamado inmunoglobulina A. Los médicos pensaban que el apéndice era básicamente inútil, pero ¡ahora saben que se equivocaban! Aunque el papel que desempeña el apéndice se reduce de forma considerable cuando envejeces, es fundamental a la hora de formar moléculas que dirigirán el movimiento de los linfocitos por todo el cuerpo.

El sistema linfático es parte tanto de tu sistema inmune innato como del adaptativo. La inmunidad innata identifica y elimina los patógenos de forma inmediata para impedir que se propague una enfermedad. Los órganos linfoides, las células asesinas naturales, los macrófagos, los leucocitos, las células dendríticas y otras células forman parte de ella, puesto que la linfa sirve de tubería para que los linfocitos y las células inmunitarias se mezclen y decidan lo que es dañino y lo que no.

La inmunidad adaptativa (a veces llamado «sistema de inmunidad adquirido») no es un proceso inmediato, sino uno a largo plazo. Usa menos glóbulos blancos, pero más específicos, como los linfocitos B y T, que se multiplican para identificar y eliminar patógenos particulares, preparando una respuesta sustancial contra los gérmenes que el cuerpo reconoce como «ajenos». Tu cuerpo recuerda esta materia extraña para reconocerla de nuevo en caso necesario. Por ejemplo, cuando contraes una enfermedad como el sarampión, una vez te has recuperado, tu cuerpo tiene la capacidad de defenderse contra esa enfermedad otra vez, de modo que ahora eres inmune a ella. Por desgracia, esto no es válido para todas las enfermedades infecciosas. La parte complicada de la respuesta adaptativa es que el sistema inmunitario que va tras lo «ajeno» comete un error y se ataca a sí mismo, lo que puede desencadenar un desorden autoinmune como el lupus o la artritis reumatoide.

Es fundamental que tu cuerpo sea capaz de identificar con precisión esos patógenos y defenderse contra ellos para mantener una buena salud y, por tanto, una salud linfática. Al ofrecerte un poder inmunitario para combatir las enfermedades y expulsar las toxinas, la linfa es literalmente la superheroína de tu sistema inmunitario. Empezarás a notar que puedes valorar dónde estás en lo que se denomina el continuo de la salud linfática. Cuando tienes una respuesta inmunitaria equilibrada, fluyes con facilidad en el continuo. Pero quizá haya periodos en los que te resfríes con más frecuencia o tengas inflamaciones crónicas que provoquen insuficiencia en el transporte linfático, perjudicando tu sistema inmunitario. El péndulo de la salud está influenciado por muchos factores. En cuanto reconozcas la contribución que desempeña la linfa, podrás aprovecharte de los pilares de la salud linfática para cambiar las cosas. Cada vez que hagas cualquiera de las secuencias de este libro, mejorarás tu sistema inmunitario. No se me ocurre mejor argumento para incorporarlas a tu día a día que estos datos fisiológicos. ¡Es simple sentido común!

En el siguiente capítulo, verás cómo los ríos de linfa fluyen y afectan a la salud de todos los sistemas principales del organismo. Cuando uno de ellos está fuera de la armonía, tal vez experimentes una amplia variedad de síntomas que tal vez no reconozcas que están relacionados con tu salud linfática. En cuanto entiendas la interconexión de la linfa y la función de los órganos, pronto obtendrás las herramientas para guiar por las aguas tu propio barco.

LA LINFA A LO LARGO DE LOS SIGLOS

Cuando le presento a la gente su sistema linfático, me gusta empezar por el principio. Hace mucho tiempo que las personas sienten curiosidad por la linfa.

Durante siglos, muchas culturas (incluidas las de la India, Grecia, Roma, Egipto y China) tomaron nota del sistema linfático. Sus textos antiguos hacen alusión a los ganglios y los vasos linfáticos como meridianos, rajas y dathus. Hipócrates, el «padre de la medicina» (c. 460-c. 370 a.c.), llamaba al líquido linfático «sangre blanca» y se refería a este como «temperamento flemático», uno de sus cuatro temperamentos (los otros tres eran el temperamento sanguíneo, el temperamento colérico y el temperamento melancólico). Otro médico de la antigua Grecia llamado Herófilo (c. 335-c. 280 a.c.) escribió que había encontrado «vasos emergiendo del intestino que entran en un número de cuerpos como glándulas», como ganglios linfáticos y «venas lechosas»: ¡el sistema linfático!

Pero aquellas civilizaciones no distinguían entre la linfa y la sangre, lo más probable porque no tenían las herramientas para ver que la linfa tiene su propia red vascular única y extensa. Puesto que es microscópica, la red de linfa que recorre el cuerpo es demasiado minúscula para que la detectaran en aquella época.

La investigación en medicina y anatomía no estaba recomendada en la Edad Media, así que hasta el Renacimiento ese aprendizaje clásico y la exploración del cuerpo no volvió a ponerse de moda. El siglo XVII fue la edad dorada para la investigación del sistema linfático. Alrededor de 1622, el médico cirujano italiano Gaspare Aselli hizo la primera diferenciación entre los vasos linfáticos, las venas y los vasos quilíferos (los vasos linfáticos en el intestino delgado que absorben las grasas alimenticias). Muchas personas atribuyen a este médico el descubrimiento del sistema linfático. En 1637, un danés, Thomas Bartholin, describió el sistema linfático como «un proceso que purifica el cuerpo y regula el riego, la hinchazón y el edema». Llamó a los vasos «vasos linfáticos» y a su contenido «linfa».

Olof Rudbeck, un científico suizo (1630-1708), fue el primer anatomista que reconoció y entendió el sistema linfático y su circulación como un sistema totalmente interrelacionado en el cuerpo humano. En 1647, los avances del francés Jean Pacquet demostraron que los ganglios linfáticos abdominales canalizan líquido linfático de la cisterna del quilo hacia el conducto torácico y los ganglios linfáticos en la vena subclavia del cuello antes de llevar la linfa de vuelta a la circulación sanguínea. En 1692, las inyecciones de mercurio resultaron ser el primer medio para ver cómo fluye la linfa. Casi doscientos años más tarde, en 1885, un francés, Marie Philibert Constant Sappey, hizo un enorme atlas del sistema linfático que hoy en día aún se sigue utilizando.

A finales del siglo XIX, varios doctores trataron la elefantiasis como una afección crónica del sistema linfático usando masajes, cuidado de la piel y ejercicios. El cirujano austrobelga Alexander von Winiwarter (1848-1917) fue uno de los primeros médicos que utilizó técnicas de drenaje linfático manuales en hospitales, combinadas con ejercicios, compresión, cuidados de la piel e higiene, lo que sentó las bases para un futuro tratamiento para los pacientes con linfedema.

En 1922, un médico osteópata norteamericano, Frederick Millard, acuñó el término «drenaje linfático» con la primera técnica práctica y publicó *Anatomía aplicada del sistema linfático*. Y en 1937, un patólogo australiano llamado Howard Florey (que más tarde ayudó a desarrollar la penicilina) fue capaz de mostrar que los ganglios linfáticos se dilatan durante la inflamación.

En los años treinta del siglo XX, los doctores Emil Vodder, masajista danés, y su esposa, Estrid, desarrollaron el «método de drenaje linfático manual» y acuñaron el término «linfología» mientras trabajaban como fisioterapeutas en Francia. Muchos de sus pacientes acudían en busca de ayuda después de que los húmedos inviernos europeos los dejaran con los ganglios linfáticos hinchados y problemas sinusales debido a los frecuentes resfriados y la gripe. Gracias a su amplia experiencia clínica, recopilaron movimientos de masaje sistemáticos para facilitar el drenaje de la linfa lenta y rítmicamente, con unos toques muy ligeros. Los Vodder descubrieron que su método evitaba de manera constante el estancamiento del tejido y contribuía a la inmunidad. Durante décadas enseñaron el drenaje linfático manual y su sistema se convirtió en la base de mi formación. En 1993, los doctores Michael y Ethel Földi publicaron *Das Lymphödem und verwandte Krankheiten: Vorbeugung und Behandlung* (Linfodema, métodos de tratamiento y control) en Alemania. Se les atribuye el desarrollo del patrón de oro para el cuidado del linfedema conocido como Terapia Descongestiva Compleja (TCD) y todavía tienen una de las principales clínicas mundiales para la terapia de linfedema.

La linfa a lo largo de los siglos

460 – 280 a. C.
Las culturas antiguas y los médicos como Hipócrates y Herófilo se refieren al sistema linfático como ganglios, venas lechosas, meridianos, rajas y *dathus*, sangre blanca y temperamento flemático.

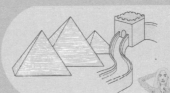

1622
Gaspare Aselli hizo la primera diferenciación entre los vasos linfáticos, las venas y los vasos quilíferos.

1630 - 1708
Olof Rudbeck descubre el sistema linfático y su circulación como un sistema totalmente interrelacionado.

1637
Thomas Bartholin descubre que el sistema linfático regula el riego, la hinchazón y el edema. Llama al contenido de los vasos «linfa»

1647
Jean Pacquet comprende que el sistema linfático circula por la cisterna del quilo y el conducto torácico.

1885
Philibert Sappey hizo un enorme atlas del sistema linfático que aún hoy se sigue utilizando.

1848 - 1910
Alexander von Winiwarter descubre las técnicas de drenaje linfático manual para linfedema como la compresión

Años 20 y 30 (siglo xx)
Frederick Millard acuña el término «drenaje linfático». Howard Florey descubre que los ganglios linfáticos se dilatan durante la inflamación. Los Vodder desarrollan el método de drenaje linfático manual y acuñan «linfología».

1993
Michael y Ethel Földi publican *Linfodema, métodos de tratamiento y control.*

2

El eslabón perdido hacia la salud

El poder de tu sistema linfático es verdaderamente formidable. No solo es el centro de tu capacidad corporal para identificar y defenderte contra muchas enfermedades comunes, sino que los investigadores también han identificado el potencial del sistema linfático para desempeñar un papel principal en la lucha contra las enfermedades que llevan mucho tiempo confundiendo a la comunidad médica. De hecho, en una charla que dio uno de los directores del National Institutes of Health (NIH) para la organización LE&RN en marzo de 2019, se afirmó que estudiar el sistema linfático podría llevar a descubrir una cura para el Alzheimer, enfermedades infecciosas, desórdenes gastrointestinales y demás. En otras palabras, anticipan que un estudio más profundo de la función del sistema linfático conllevará descubrimientos revolucionarios. Aunque los médicos tardaron algún tiempo en comprender del todo la amplitud y la importancia del sistema linfático, ahora es un ámbito de investigación científica que crece a pasos agigantados. ¡Qué momento más emocionante para estar en el campo de la salud linfática!

Es importante que los científicos del NIH reconozcan que la influencia de nuestro sistema linfático podría ser mayor de lo que ahora sabemos. Cada día recibes millones de mensajes de tu cuerpo, desde tus sentidos hasta tus emociones, pasando por los síntomas físicos como el dolor. Todos esos mensajes son valiosos, ofrecen información fundamental sobre lo que está sucediendo dentro de tus células. Podemos ocuparnos de parte de esta información fácilmente con un poco de atención. Puedes prepararte un batido verde si no tienes mucha energía, pedir hora con tu terapeuta si estás deprimido o darte un baño caliente al final de un agotador día de trabajo. Otras señales, incluso las que tal vez parezcan insignificantes, como dolores de cabeza crónicos, dolor de espalda continuo o una pérdida de peso inexplicable son avisos serios para prestar atención a un aspecto determinado de tu salud. En este capítulo, miraremos con detenimiento las maneras conocidas en que la linfa conecta con otros sistemas del cuerpo. Como pronto sabrás, la linfa es el río vital que regula la homeostasis en cada rincón de tu ser.

CONGESTIÓN LINFÁTICA

Como aprendiste en el capítulo anterior, tu red linfática es un sistema que se mueve despacio, que impulsa el fluido por todos sus vasos aproximadamente de seis a doce veces por minuto. Si tienes un exceso de residuos en los tejidos, el sistema linfático puede volverse incluso más lento. Cuando la carga linfática y la capacidad de transporte están desbordadas —lo que llamo «congestión linfática»—, aparecen problemas de salud.

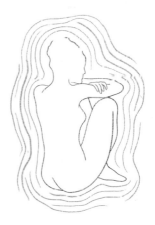

Pueden desencadenarse síntomas debidos a un flujo inadecuado de la linfa por una cuestión fisiológica o estrés emocional, como sufrir hinchazón, dolores, problemas digestivos intermitentes y fatiga persistente, molestias que son claras al instante. Otros síntomas como el eczema, el estreñimiento crónico y ganar peso pueden ir aumentando progresivamente en el tiempo hasta convertirse en problemas que no relacionarás con el sistema linfático. Además, las hormonas del estrés como el cortisol y la adrenalina, que se liberan debido a la ansiedad y a situaciones estresantes, pueden exacerbar cualquier síntoma fisiológico que ya tengas. Tu salud física afecta a tu salud mental y viceversa.

En el capítulo 5 hablaré del ejercicio físico y su efectividad para mejorar la salud linfática, así como el estado de humor, gracias en gran parte al aumento de la circulación linfática y la liberación de endorfinas que hacen desaparecer los efectos de las hormonas del estrés. Recuerda que la contracción del músculo esquelético mueve la linfa. Si no haces ejercicio con regularidad, a tu cuerpo le costará más eliminar la materia tóxica de los tejidos.

Los problemas con la linfa se pueden manifestar en una amplia variedad de síntomas y, si eres como mis clientes, habrás experimentado al menos unos cuantos en un momento u otro. Aunque es verdad que muchos de estos síntomas pueden ser debidos a distintas causas, la mayoría de la gente no sospecha que tiene un problema subyacente con su salud linfática hasta que viene a verme. En realidad, que la linfa no fluya adecuadamente es un factor que puede alterar de manera importante tu salud linfática.

SÍNTOMAS DE CONGESTIÓN LINFÁTICA

Acné e irritaciones de la piel	Edema
Alergias	Enfermedad renal
Anginas inflamadas	Estreñimiento
Aumento de los ganglios	Estrés
linfáticos	Fatiga
Bronquitis	Fibromas/quistes
Coágulos de sangre	Hinchazón en la cara y el
Confusión mental	cuello
Congestión sinusal	Hinchazón y retención de
e infecciones	líquidos
Contaminantes químicos	Inflamación de las
Cortes que se curan despacio	articulaciones, inflamación
Desequilibrios hormonales,	de las extremidades en los
incluido cortisol, SPM,	aviones
perimenopausia,	Linfedema
menopausia	Obesidad
Deshidratación	Piel irritada/eczema/
Dificultad para perder peso	erupciones
Dolor de garganta	Problemas digestivos
Dolor de oído crónico/oídos	Problemas respiratorios
taponados	superiores
Dolor o molestia al hacer	Rigidez muscular/dolor en las
ejercicio	articulaciones/artritis
Dolores de cabeza	Tejido cicatrizal

FACTORES DE RIESGO PARA UNA MALA SALUD LINFÁTICA

Algunas personas experimentan síntomas debido a factores de riesgo que están fuera de su control. Los factores de riesgo pueden heredarse o adquirirse. Por ejemplo, quizá seas más susceptible a una sobrecarga linfática si te han operado. Si estuviste sometida a una cesárea cuando diste a luz, la incisión pudo haberte cortado vasos superficiales que impiden que la linfa fluya, lo que explicaría por qué está hinchada la zona cerca de la cicatriz. O, como verás en la página 160, si has estado expuesta a toxinas ambientales, tu sistema linfático puede que haya tenido una sobrecarga al haber demasiadas toxinas en tu cuerpo.

Los factores de riesgo genéticos pueden dar lugar a un sistema linfático poco o mal desarrollado. Si has advertido que tu padre, tu madre o alguno de tus abuelos, o incluso una tía, tiene los tobillos hinchados de forma crónica, si tenías las piernas gruesas en la pubertad, ya de adulta o durante el embarazo, o si siempre has tenido inflamación crónica en las extremidades que no disminuye, ni siquiera al cambiar de dieta, quizá tengas un problema genético llamado linfedema primario. Otro factor genético es tener un gen llamado MTHFR, que interfiere en la capacidad del cuerpo para desintoxicar lo suficiente.

Si tienes cualquiera de estos factores de riesgo, te recomiendo un automasaje linfático regular y una reevaluación de tu dieta y tu plan nutricional. También te irá bien llevar prendas de compresión como calcetines, mallas o mangas que se ocupen de la hinchazón en tus extremidades. Son especialmente útiles para mitigar la inflamación crónica porque crean una presión externa en el líquido intersticial que actúa como propulsor del flujo de la linfa. Usa las secuencias pertinentes en el capítulo 4 para aliviar tu estado actual.

La cirugía de cualquier tipo, sobre todo el tratamiento para el cáncer, la extracción de ganglios linfáticos y la radiación; cirugías electivas como lifting facial o rinoplastia, y prótesis de cadera o rodilla pueden perjudicar el flujo de la linfa. Aunque la congestión linfática es común entre la población general, afecta al menos del 30 al 40 por ciento de los pacientes de cáncer con más severidad. Los pacientes de cáncer que han tenido una alteración en su sistema linfático debido a una operación, a la extracción de un ganglio linfático, lumpectomías o radioterapia sufren el riesgo de desarrollar una enfermedad llamada «linfedema». Con el paso del tiempo, el daño al sistema linfático puede ser tan grave que las extremidades se hinchen con líquido intersticial, y comprometan su inmunidad y puedan alojar infecciones, incluida la celulitis.

Si te han operado, incluida una operación por cáncer, te recomiendo ir a las secuencias para «Lesiones deportivas, recuperación pre y postoperatoria y tejido cicatrizal» y «Linfedema» que empiezan en la página 258. Se recomienda comenzar los tratamientos de automasaje antes de la operación para mitigar la proliferación de linfedema. Si corres el riesgo de sufrir linfedema, busca un terapeuta certificado de linfedema con el que trabajar para que te ayude a lidiar con este problema. (Para más información sobre cómo localizar a un profesional cualificado, ve a la página 352).

La exposición a toxinas puede sobrecargar el sistema de transporte linfático. Los científicos que estudian la toxicología medioambiental están descubriendo más sobre los efectos de varias toxinas en nuestras células, como que la alteración u obstáculo de la actividad celular normal puede conllevar una inflamación, desórdenes autoinmunes o incluso cáncer. Algunos de estos criminales peligrosos son el asbesto, los contaminantes medioambientales, el mercurio, el moho, los pesticidas y herbicidas, y algunos ingredientes que contienen los limpiadores del hogar o los productos para el cuidado de la piel.

Para minimizar la exposición a las toxinas, te recomiendo deshacerte de todos los productos para el cuidado de la piel y la limpieza de tu hogar que contengan ingredientes peligrosos (como los limpiadores de alfombras y tapicerías que contienen PERC, detergentes que contengan disolventes como el 2-butoxietanol, limpiacristales y otros limpiadores que contengan amoníaco irritante y cloro, limpiahornos que contienen hidróxido de sodio, formaldehído y productos alisadores del pelo, pegamento de pestañas y pintañas) y elegir comida orgánica siempre que sea posible. Aunque algunas toxinas, como el carbón y la tinta de tatuaje, no pueden eliminarse totalmente desde los ganglios linfáticos, se pueden seguir limpiando otros elementos como los metales pesados derivados de tu exposición al entorno (como la pintura con plomo de las casas antiguas) o la comida que ingieres (como el mercurio en el atún contaminado) y los síntomas que crean cuando se acumulan en los tejidos blandos de tu organismo. En el capítulo 4 encontrarás secuencias que te ayudarán con los síntomas comunes por la acumulación de toxinas, como dolores de cabeza, dolor de oídos y confusión mental. Por otra parte, en el capítulo 5 la lista de remedios holísticos linfáticos ofrece información sobre cómo desintoxicarse regularmente.

Tomar ciertos medicamentos, aunque sea necesario, puede contribuir a la inflamación del cuerpo. Si tienes una insuficiencia linfática subyacente, algunas recetas podrían exacerbar un problema crónico. Tenlo en cuenta para cualquier medicación que incluya edema como efecto secundario, puesto que los diuréticos pueden conllevar retención de líquidos y aumentar la retención de proteínas en el intersticio. Algunos medicamentos para la diabetes pueden suponer retención de sodio e insuficiencia cardiaca congestiva, y la amantadina, un antiviral muy usado para la enfermedad de Parkinson tiene como efecto secundario la inflamación de las manos, de los pies o de las piernas.

Si tomas una medicación que provoque hinchazón, consulta con tu médico. No estoy sugiriendo que dejes las medicinas, sino que deberías saber que la inflamación puede provenir de donde menos te lo esperas.

La investigación está demostrado cada vez más el papel fundamental de la linfa en el tratamiento para diferentes enfermedades, así que, como ves, el sistema linfático es el eslabón perdido: un mejor flujo de la linfa equivale a una salud mejor.

LA HINCHAZÓN DE LAS EXTREMIDADES EN EL AVIÓN

Anna, una madre italiana, sana y animada, de cuarenta y tantos años, que con frecuencia vuela a California por negocios, asistió a uno de mis talleres en busca de alivio por las persistentes inflamaciones en las piernas. Llevaba luchando contra esta hinchazón en las piernas desde la pubertad, y durante los largos vuelos internacionales que hacía regularmente, las piernas se le hinchaban tanto que le costaba ponerse los zapatos.

Le expliqué que la molestia y esa pesada y dolorosa sensación en sus extremidades eran síntomas típicos de la congestión linfática. Como la presión de la cabina en los aviones es más baja que en tierra, puede cambiar la presión tisular en las extremidades, que es lo que ayuda a propulsar la linfa. Si tu cuerpo está absorbiendo menos fluido hacia el sistema linfático, el exceso de líquido linfático se queda en los espacios extracelulares y contribuye a la hinchazón. La presión baja de la cabina también podría hacer que la sangre no se moviera tan rápido como de costumbre. Y puesto que permaneces sentada durante horas en los vuelos, la falta de contracciones musculares puede impedir que la linfa y la sangre circulen adecuadamente.

La solución más fácil para luchar contra la hinchazón es llevar calcetines de compresión, que dan a las extremidades la presión externa extra que necesitan para mantener una circulación de la linfa adecuada, y llevar zapatillas deportivas, que ayudan a compri-

mir los pies. Además, hacer la secuencia «Miembros doloridos: Piernas» (página 249) antes y después de volar te aliviará de inmediato.
Asimismo, recomiendo levantarse y moverse durante el vuelo lo
máximo posible, hidratarse, y evitar el alcohol, la cafeína y la comida
salada, que provocan retención de líquidos. Si corres riesgo de desarrollar una trombosis venosa profunda, también conocida como
coagulación sanguínea, asegúrate de consultar a tu médico si la
hinchazón persiste durante varios días después del vuelo.

La relación entre la congestión linfática y la inflamación

Antes de avanzar, es muy importante aclarar el término «inflamación», que se usa mucho en círculos de bienestar porque está al
inicio de muchos desórdenes en el cuerpo. La inflamación muestra que se han lanzado las defensas inmunes de tu cuerpo como
respuesta a un invasor tóxico o a una herida. Muchas células distintas del sistema inmunitario pueden entrar en juego, y tu sistema
linfático es un componente de crucial importancia, porque los
vasos linfáticos sirven como vía de transporte principal para que
las células inflamatorias no deseadas entren en los ganglios linfáticos, donde tus glóbulos blancos que luchan contra los invasores
pueden preparar una respuesta inmunitaria. Pero si tus vasos linfáticos no están funcionando adecuadamente, su papel a la hora
de regular esa respuesta será inadecuado. Si tus vasos linfáticos no
son capaces de trabajar al ritmo habitual, la carga linfática puede
exceder la capacidad de transporte del sistema linfático y provocar una acumulación de líquido linfático.

Además, el sistema linfático regula la homeostasis de líquidos, porque es responsable del drenaje del exceso de fluidos en

tu cuerpo. Si no se revisa, el exceso de fluidos que proviene de los vasos sanguíneos inflados y permeables puede conllevar a una inflamación crónica de tus tejidos. Con el automasaje linfático, aumentarás la velocidad de transporte del líquido linfático, que entonces puede ayudar a eliminar el exceso de fluido y reducir la inflamación en tu cuerpo.

EDEMA Y LINFEDEMA: ¿CUÁL ES LA DIFERENCIA?

Es fácil confundirse entre el edema y el linfedema. La diferencia importante es que el edema, o la hinchazón categorizada por niveles bajos de proteína en el fluido intersticial, puede darse incluso cuando tu sistema linfático está intacto y funciona correctamente. El edema puede ser el resultado de una fuga capilar en el intersticio o un fallo del sistema linfático al devolver el fluido al torrente sanguíneo. Es el resultado de un fallo de alto rendimiento, lo que significa que la carga linfática excede la capacidad de transporte del sistema linfático, lo que se denomina insuficiencia dinámica. Los tipos de desorden en esta categoría son fallo cardiaco crónico, obstrucción venosa crónica, trombosis venosa profunda, inflamación excesiva crónica y tumores que obstruyen el retorno venoso.

El linfedema, por otro lado, ocurre cuando la capacidad de transporte se altera, y el sistema linfático se daña o se deforma. Es un fallo de bajo rendimiento que se reconoce por los altos niveles de proteína en el líquido intersticial. Como se menciona en la página 45, se denomina insuficiencia mecánica del sistema linfático. Puede deberse a la genética o producirse como consecuencia de la cicatrización tras una operación, radioterapia, un traumatismo, insuficiencias valvulares, trombosis, una obstrucción de los vasos linfáticos por tumores o la extracción de los ganglios linfáticos.

La insuficiencia combinada ocurre cuando tienes una insuficiencia tanto dinámica como mecánica. El sistema linfático está alterado, el mecanismo de transporte se ha reducido y la carga linfática es mayor de lo que puede llevarse. Un ejemplo es cuando alguien nace con un sistema linfático mal formado (linfedema congénito primario) y desarrolla una insuficiencia venosa crónica. El sistema de una persona tiene un desorden combinado en el que la capacidad de transporte está reducida y la carga linfática es mayor.

INFLAMACIÓN AGUDA Y CRÓNICA

No toda la inflamación es mala. La inflamación aguda es la respuesta de tu cuerpo a una lesión repentina para reparar el tejido dañado: los vasos sanguíneos más pequeños se dilatan para permitir que llegue más sangre a la zona, lo que resulta en hinchazón, rojez y calor. Luego los glóbulos blancos aparecen para asegurarse de que no cause problemas ningún invasor tóxico, como las bacterias que pueden entrar en el torrente sanguíneo cuando tienes una herida abierta.

Aquí es donde entra en acción el sistema linfático para trabajar con la circulación sanguínea y curar el lugar dañado. Tu cuerpo forma sangre nueva (un proceso llamado angiogénesis) y vasos linfáticos (linfangiogénesis) para coordinar simultáneamente una respuesta. Mientras las células sanguíneas hacen su trabajo, tu sistema linfático está haciendo circular las células inmunitarias para drenar el lugar dañado de exceso de líquido celular y bacterias en los tejidos, que es lo que reduce los niveles de las células proinflamatorias que pueden provocar incluso más hinchazón.

La inflamación aguda disminuye conforme se cura la lesión. Este puede ser un proceso bastante rápido si te has dado un simple golpe en la espinilla, o un proceso más largo si te has roto un hueso o te has hecho un corte que necesita puntos para cerrarse. La inflamación crónica prolongada, por otro lado, es mucho más seria y un problema que puede llegar a cambiarte la vida. No es una enfermedad específica, sino una respuesta mecánica en el interior de tu organismo que ocurre cuando persiste la inflamación aguda. Es decir, ya no es una respuesta de la curación, sino algo mucho más insidioso. La inflamación crónica de bajo nivel está presente en casi todas las enfermedades occidentales. Según la Organización Mundial de la Salud, las enfermedades inflamatorias crónicas —incluidas las alergias y el asma, el Alzheimer, la artritis y otras enfermedades en las articulaciones, las enfermedades cardiovasculares, la enfermedad pulmonar obstructiva crónica y la diabetes— hoy en día representan una de las principales amenazas para la salud humana.

Uno de los mayores problemas de la inflamación crónica es que pueden provocarla muchos factores distintos y a menudo cuesta saber qué la ha desencadenado, lo que a su vez dificulta su tratamiento. Otro problema es que a menudo se desarrolla en silencio, en las profundidades del organismo. Los análisis estándares en un laboratorio no siempre la detectan. La inflamación se diagnostica por lo general solo con unas pruebas más sofisticadas o junto con el diagnóstico de otra enfermedad, por lo que se puede tardar un tiempo antes de darse cuenta de que está causando problemas. La inflamación pueden provocarla infecciones, la exposición a toxinas, desórdenes autoinmunes, defectos celulares y episodios recurrentes de inflamación aguda. Algunos síntomas de inflamación incluyen el exceso de peso en algunas zonas determinadas, infecciones frecuentes, dolores constantes, fatiga, trastornos de humor y problemas gastrointestinales. Los factores de riesgo a veces están bajo tu control (mantener una dieta saludable, no fumar y no exponerse a otras toxinas, dormir bien y controlar los niveles de estrés), y a veces no (tanto la edad como el historial genético y los niveles hormonales desempeñan un papel importante).

Durante la inflamación aguda, cuando los vasos sanguíneos se expanden (lo que se llama vasodilatación), el primer tipo de glóbulos blancos que llegan son los efímeros neutrófilos, seguidos de los macrófagos, los linfocitos y las células plasmáticas, que identifican y destruyen los patógenos peligrosos. Pero cuando algo se descontrola en el proceso de curación habitual —y los científicos todavía no saben determinar una razón exacta la mayoría de las veces—, las células no curan de manera adecuada. En su lugar, son infiltradas por factores de crecimiento, enzimas, moléculas proteicas de señalización celular denominadas citocinas, que normalmente regulan la respuesta del sistema inmunitario. Las citocinas te ayudan en el ataque contra los patógenos en el cuerpo, pero también pueden proliferar de repente para poner a tope tu sistema inmunitario, lo que se llama tormenta de citocinas. Se menciona con frecuencia en relación a la pandemia de la gripe española de 1918, al SARS, o a la COVID-19, cuando las tormentas de citocinas provocaron en las víctimas una rápida desintegración de las células, en particular en los pulmones, lo que conllevó un daño permanente de los tejidos y un mayor riesgo de muerte.

La inflamación crónica es peligrosa porque puede crear un pozo negro de líquido estancado cargado de bacterias en los tejidos. Si no se revisa, el fluido estancado alcanza un punto en el que alberga una infección sistémica como la celulitis y el sistema inmunitario se estresa muchísimo al intentar combatirla. Es decir, la inflamación crónica puede provocar que el cuerpo ataque sus propios tejidos y entre en un círculo vicioso en el que el sistema inmunitario contraataque, provoque más inflamación e interfiera con la función del vaso linfático. Esto dificultaría la capacidad del cuerpo de eliminar toxinas y regular el equilibro de fluidos, y el sistema linfático se congestionaría.

El masaje de drenaje linfático es muy útil porque logra que en tu cuerpo no haya más linfa estancada y congestionada. Los movimientos que harás para aumentar las acciones del vaso linfático están pensados para aumentar la circulación linfática que elimina los patógenos y mitiga la inflamación. La investigación demuestra que cuando los vasos linfáticos se estimulan, hay mayor velocidad de absorción del fluido estancado que provoca la inflamación, lo que conlleva una reducción de la piel inflamada, de la artritis y la pérdida de peso, y también disminuye la gravedad de la enfermedad del colon irritable, así como la enfermedad de Crohn y la colitis. Fíjate en «Síntomas de congestión linfática» en la página 61. Si tienes varios de estos síntomas y persisten, podrías correr el riesgo de desarrollar una inflamación crónica. Cuanto más proactiva seas trabajando con tu sistema linfático, más rápido podrás cambiar patrones no deseados y mejorar tu salud.

CUANDO LOS MÉDICOS LLAMAN A LOS ESPECIALISTAS EN DRENAJE LINFÁTICO

Los terapeutas linfáticos a menudo colaboran con los médicos en distintas especialidades. Una de mis pacientes, de setenta y muchos años, vino a través de un oncólogo porque había desarrollado linfedema. Había superado seis operaciones, incluida la extracción de quince ganglios linfáticos bajo la axila, y estaba experimentando una hinchazón en el brazo como efecto secundario de todos los tratamientos.

Cuando empecé a verla, se quejaba de un fuerte y doloroso entumecimiento en el brazo que claramente estaba inflamado y era mucho más grande que el otro. No le entraba el brazo por la manga de la camisa. Su amplitud de movimiento quedó afectada y estaba deprimida por su aspecto. También se encontraba mal con mucha frecuencia. Los continuos resfriados eran el resultado de un sistema inmunitario debilitado y la acumulación de líquido linfático. En el transcurso de seis meses, llevé a cabo un drenaje linfático manual, le hice ponerse prendas de compresión y le enseñé las secuencias de automasaje linfático que podía hacer en casa.

Un día recibí una llamada del oncólogo que me había transferido a esta paciente. Me llamaba para expresarme su gratitud por mi trabajo. Tenía el brazo menos hinchado, y además había mejorado su estado psicoemocional. Muchas personas no se dan cuenta de que un miembro inflado y desfigurado puede tener un efecto tan negativo en la salud emocional de alguien como un diagnóstico de cáncer. Mi cliente estaba contenta, por fin. Tenía esperanza. «Has hecho que la vida de esta mujer cambie muchísimo. No solamente tiene mejor aspecto el brazo, ¡sino que ella también se siente genial! Me has facilitado mucho el trabajo», dijo el doctor. La siguiente vez que vi a mi clienta, sonreía mientras me enseñaba lo bien que le quedaba su camisa preferida de manga larga. Luego me dio un fuerte abrazo y dijo: «Gracias por hacerme sentir otra vez como yo misma. No era tan feliz desde que me dijeron que ya no tenía cáncer».

LA INTERCONEXIÓN DE TUS SISTEMAS CORPORALES

El sistema linfático es uno de los once sistemas de órganos de tu cuerpo. Los otros son el cardiovascular, el digestivo, el endocrino, el integumentario, el muscular, el nervioso, el reproductor, el respiratorio, el esquelético y el urinario.

Todos trabajan juntos, por supuesto, para mantenerte vivo. Y la linfa es un componente crucial para la absorción de nutrientes y hormonas, la homeostasis de líquidos y la función inmunitaria.

Así que echemos un vistazo a cómo el sistema linfático interactúa con el sistema digestivo (el intestino y otros órganos digestivos), el sistema nervioso (los aspectos cognitivos/neurológicos y emocionales del cerebro) y el sistema respiratorio (el modo en que respiras). A esto lo llamo la conexión intestino-cerebro-pulmonar-linfática.

SALUD LINFÁTICA = SALUD DIGESTIVA

A veces se llama al intestino «el segundo cerebro». Gracias a recientes avances en el estudio del microbioma —el grupo de microorganismos que se encuentra en tu tracto gastrointestinal—, la salud del intestino ha pasado de ser un tema aislado que tratan los nutricionistas y los especialistas en medicina funcional a ser un tema que se saca en una conversación cualquiera. Todos tenemos una cantidad enorme de microorganismos en nuestro tracto gastrointestinal, más de cien billones. Muchos de estos microbios ayudan a nuestra salud, sobre todo cuando el líquido linfático se drena por los ganglios linfáticos mesentéricos del abdomen. Los ganglios linfáticos mesentéricos determinan si los nutrientes y las sustancias microbianas que han entrado en el líquido linfático en la membrana mucosa intestinal contienen patógenos que deben destruirse. Desempeñan un papel fundamental en la tolerancia de la comida y sirven como línea de defensa para evitar una propagación sistémica de microorganismos.

Cuando el equilibrio entre los microbios beneficiosos y los potencialmente dañinos se altera, tu sistema inmunitario sufre. Habrás experimentado esto si has tenido malestar gastrointestinal después de tomar antibióticos, que matan tanto las bacterias dañinas como las beneficiosas.

El sistema linfático es una parte integral del sistema digestivo y tiene dos funciones principales.

La primera es ayudar en el procesamiento de la comida. Los vasos linfáticos son conductos esenciales para la absorción y el transporte de nutrientes, hormonas, algunos medicamentos y otros componentes extracelulares del tracto digestivo vía la cisterna del quilo y el conducto torácico hacia tu torrente sanguíneo.

Las grasas y las proteínas son moléculas de tamaño considerable, demasiado grandes para que el torrente sanguíneo las re-

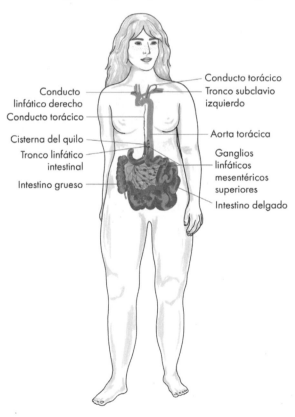

coja y las lleve a las células donde pueden utilizarse. Así que el sistema linfático es el encargado de transportar los ácidos grasos y los lípidos (en forma de quilomicrones en el intestino) al hígado, y luego devolverlos al torrente sanguíneo desde el conducto torácico. Ahí es donde esas moléculas se convierten en combustible, que mejora tu metabolismo y tu energía.

Además, en el intestino delgado, la linfa elimina el exceso de desperdicio del tejido y absorbe las grasas digeridas, también conocidas como «quilo» (lo que le da al líquido linfático ese color blanco lechoso), ácidos grasos, proteínas, hormonas y lípidos. Pero cuando el sistema linfático tiene dificultad para absorber grasas o transportar quilo, tal vez tengas distensión abdominal. O podría haber consecuencias más graves que llevaran a una inflamación crónica, aumento de peso y otros problemas descritos anteriormente.

La segunda función es mantener un ambiente saludable en el tracto digestivo, algo fundamental para preparar una defensa alerta contra las infecciones transmitidas por alimentos. La linfa del intestino representa un setenta por ciento de tu sistema inmunitario, como leíste en el capítulo 1, y produce glóbulos blancos para defender a tu cuerpo contra enfermedades, lo que hace que el eje intestinal/ganglio linfático sea esencial para la relación armoniosa entre los microorganismos intestinales y tu sistema inmunitario.

Aunque es probable que conozcas la importancia de lo que comes para tener una buena salud, puede que no hayas oído lo mucho que se mueve y se contrae el intestino, otra razón por la que la linfa desempeña un papel fundamental en la salud digestiva.

Los órganos en el abdomen tienen una motilidad, o movimiento, esencial para funcionar adecuadamente, que se llama peristalsis. La peristalsis son las contracciones musculares rítmicas e involuntarias que mueven la comida por el sistema digestivo, donde se absorben los nutrientes y se excreta lo que sobra. Cuando la motilidad de los órganos se ve comprometida —debido al estrés, la inactividad o la desregulación nerviosa u hormonal— pueden producirse trastornos digestivos. Los síntomas resultantes son muchos de los que mis clientes se quejan cuando vienen a verme: estreñimiento, hinchazón, inflamación y diarrea. El automasaje abdominal puede contribuir a aliviar estas molestias porque motiva una motilidad adecuada y ayuda a absorber cualquier fuga de los capilares sanguíneos del intestino delgado. (Puede que te suene «el intestino permeable», un problema que puede suceder cuando hay inflamación de las vellosidades del intestino delgado, lo que permite que la comida y las toxinas escapen hacia el torrente sanguíneo y se desencadene más inflamación y una respuesta inmunitaria no deseada).

Si tienes problemas digestivos, la secuencia de masaje abdominal de la página 153 puede ayudarte a aliviar los síntomas. Si lo practicas con regularidad, tal vez empieces a notar que no te pones enfermo con tanta frecuencia, porque habrás limpiado la linfa obstaculizada en el tracto digestivo. La secuencia «Respiración diafragmática profunda» de la página 147 es también muy terapéutica. Estimula el ritmo de las contracciones de tu sistema linfático aproximadamente en un quince por ciento, y ese tipo de respiración impulsa la linfa hacia el corazón para que recircule al torrente sanguíneo. Es lo que se denomina «efecto de vacío». Cuando enseño a la gente cómo masajearse la barriga, la animo a respirar profundamente. Ese es el motivo principal por el que se sienten más ligeros y notan que los pantalones les quedan más anchos tras el drenaje linfático.

Tus otros órganos digestivos

El **hígado**, situado bajo la caja torácica, desempeña un papel esencial en el sistema linfático. Descompone la grasa y filtra la sangre del tracto digestivo antes de que vaya al resto del cuerpo. Este órgano desintoxicante y purificador también segrega bilis, que luego se transfiere a la vesícula biliar, y fabrica las proteínas necesarias para el plasma sanguíneo y otras funciones del cuerpo. Elimina productos químicos y medicamentos. Y produce entre un veinticinco y un cincuenta por ciento de la linfa que fluye por el conducto torácico, que ayuda a regular el sistema inmunitario, así como a retener unos niveles de fluido adecuados mientras transporta la linfa de vuelta al sistema circulatorio. Si el hígado no está bien, puede haber cambios estructurales significativos de los vasos linfáticos que se encuentran en su interior. Eso afectaría a los niveles de líquido linfático y podría aumentar el volumen de la linfa, lo que no queremos porque puede llevar a una sobrecarga en la capacidad de transporte linfático. Con la cirrosis, por ejemplo, un problema común es que se puede producir ascitis. La ascitis es una acumulación inusual de fluido en la cavidad alrededor del corazón y los pulmones. Si no funciona bien el sistema linfático, el fluido intersticial puede acumularse y provocar linfedema y ascitis, lo que puede ser demasiado para que tu cuerpo lo gestione.

La **vesícula biliar** es la vecina del hígado. Almacena y concentra la bilis necesaria en el intestino delgado para la digestión. La linfa de la vesícula biliar drena los ganglios linfáticos císticos, situados en el cuello de la vesícula biliar, y vacía en los ganglios hepáticos para terminar en los ganglios linfáticos celiacos. Si esa vía se congestiona, las sales biliares (moléculas secretadas por los conductos biliares que ayudan a digerir las grasas) y las bacterias pueden formar cálculos biliares.

El **bazo** es el órgano linfoide más grande. Está situado bajo el diafragma y la caja torácica izquierda, cerca del estómago. Filtra y almacena los glóbulos rojos y las plaquetas en caso de que tu cuerpo los necesite en el futuro, y los glóbulos blancos, que son clave para combatir una infección. El bazo y los ganglios linfáticos crean los inestimables linfocitos (glóbulos blancos) que producen anticuerpos para detectar y matar a las bacterias peligrosas, a los virus y a los patógenos para impedir que se propague una infección. El bazo destruye las células sanguíneas envejecidas y defectuosas, y también es el responsable de desarrollar las poderosas células B que producen anticuerpos y que han migrado allí después de formarse en la médula ósea.

SALUD LINFÁTICA = SALUD CEREBRAL

Salud fisiológica cerebral

Hasta hace muy poco no se sabía mucho del papel que desempeña el sistema linfático en la salud neurológica. En un descubrimiento fantástico, la científica danesa Maiken Nedergaard del Centro Médico de la Universidad de Rochester identificó la red de vasos linfáticos en el cerebro que eliminaba toxinas usando líquido cerebroespinal. Nedergaard creó el término «sistema glinfático» (acuñando una palabra que combinan las células gliales cerebrales con «linfático» debido a la dependencia del sistema respecto a las células gliales). Su investigación se publicó en la *Science Translational Medicine* en 2012. Uno de los resultados más importantes de su investigación es el descubrimiento de que el sistema glinfático funciona mientras duermes. (¡Destacaba una vez más la importancia del sueño ininterrumpido!).

Dicho de manera sencilla, el sistema glinfático funciona

como si fuera el baño del cerebro por la noche. Usa la energía de las pulsaciones constantes en tus arterias para permitir el intercambio y drenaje de los residuos como los metabolitos y las proteínas, y conecta con el sistema linfático del cerebro para echar estos desperdicios hacia abajo y eliminar los del cuerpo. La limpieza de la suciedad se da el doble de rápido cuando estás durmiendo en contraposición a cuando estás despierto, razón por la cual no podríamos sobrevivir sin un sueño regular. Estos resultados apoyan una nueva hipótesis que responde a la vieja pregunta de por qué dormir es necesario.

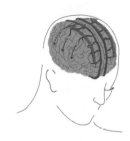

Cuando el sistema glinfático se inhibe, las heridas tardan más en curarse y cuesta eliminar las toxinas acumuladas en el cerebro, como la concentración de placa amiloide, un factor importante en pacientes con demencia y Alzheimer. Los científicos en el laboratorio de Kipnis del Centro de Inmunología Cerebral y Glía de la Universidad de Virginia estudian cómo afecta el envejecimiento a la función de los vasos glinfáticos. Cuando envejecemos, los minúsculos vasos linfáticos del cerebro se estrechan, lo que dificulta eliminar los residuos. Estos investigadores descubrieron que un mal drenaje de la linfa meníngea en el sistema nervioso central podría conllevar trastornos cognitivos. Experimentaron con cómo restaurar los vasos linfáticos de bajo funcionamiento en el cerebro utilizando una proteína específica que actúa como factor de crecimiento para aumentar su diámetro. Cuando el diámetro de los vasos linfáticos del sujeto aumentó, tuvieron mejores resultados, como mejora en el aprendizaje, en la memoria y en la recirculación glinfática.

La prueba del vínculo entre la salud linfática y la salud cerebral demuestra el papel vital que la linfa desempeña en una multitud de enfermedades neurológicas. Nuevos datos científicos sugieren que las intervenciones que incluyen el sistema glinfático son prometedoras en el tratamiento de las enfermedades de Alzheimer y Parkinson, otros problemas neuroinflamatorios, infecciones cerebrales y esclerosis múltiple (EM). De hecho, Antoine Louveau, un investigador en el Centro de Inmunología Cerebral y Glía (BIG) en el Departamento de Neurociencia de la Universidad de Virginia, ha observado recientemente: «Nuestros datos sugieren que hay una señal que va del cerebro a los ganglios linfáticos que les dice a las células inmunitarias que vuelvan al cerebro, provocando la patología de la esclerosis múltiple». Los problemas neurológicos como el derrame cerebral, el síndrome postpolio y la parálisis también muestran un aumento en la presión capilar y la filtración de fluido, lo que puede llevar a una hinchazón o un linfedema.

Con un poco de suerte, la investigación de la dinámica de estos fluidos en el cerebro conducirá a nuevas terapias y tratamientos que podrían prevenir o reducir el deterioro cognitivo y neurológico asociado al envejecimiento. Mientras tanto, recomiendo la secuencia para dolores de cabeza en la página 131 ¡y dormir tanto como puedas!

UNA HISTORIA DE DOLOR DE CABEZA

Uno de mis clientes, Sergio, vino a verme porque sufría dolores de cabeza, un síntoma común y doloroso que padecía desde hacía muchos años, debido en parte, según él creía, al gen MTHFR. MTHFR es el acrónimo para metilentetrahidrofolato reductasa, una enzima que permite al cuerpo procesar folato o vitamina B_9. Las vías de metilación dirigen la desintoxicación y muchos procesos metabólicos importantes en el cuerpo, permitiendo que el sistema cardiovascular, el sistema neurológico y la química cerebral funcionen correctamente. También permite al cuerpo eliminar las toxinas y los metales pesados. Si tienes una mala metilación, a tu cuerpo le costará más procesar la producción de glutatión, el principal antioxidante del cuerpo. Cuando no tenemos suficiente glutatión, perdemos nuestras defensas naturales y corremos un alto riesgo de desarrollar enfermedades autoinmunes, sensibilidades alimenticias y sensibilidades químicas. A menudo las personas con el gen MTHFR sufren dolores de cabeza con frecuencia, tienen problemas digestivos y dificultades para perder peso.

Además de los dolores de cabeza frecuentes, Sergio no estaba bien en su relación y tenía problemas para dormir, lo que ya sabes que afecta a la capacidad del sistema glinfático de eliminar los residuos del cerebro. En cuanto empezamos a trabajar juntos, cambió su dieta y tomó suplementos recetados por un naturópata para ayudar a las vías de metilación y minimizar su exposición a toxinas. Veía a Sergio todas las semanas y me decía que sus dolores de cabeza cada vez eran menos frecuentes. Compró además una esterilla térmica de infrarrojos para calmar el sistema nervioso y mejorar el sueño (más información sobre estas esterillas en la página 331). En cuanto su sueño mejoró, ganó suficiente confianza para hablar de su relación y la situación en casa mejoró.

Cuando Sergio reconoció que el masaje de drenaje linfático aumentaba su capacidad de desintoxicación, le enseñé a masajearse la cabeza y el cuello y los correspondientes ganglios linfáticos. La secuencia entera no duraba más de cinco minutos. Le recomendé que lo probara dos o tres veces por semana al principio a ver cómo se sentía. Unos meses más tarde, me dijo que los dolores de cabeza habían desaparecido, que tenía más energía y menos aturdimiento. Lo importante era que había abordado sus niveles de estrés y desarrollado un plan de buena alimentación junto al drenaje linfático. Cuando la gente empieza a trabajar con el sistema linfático, reconocen que para mantener los beneficios conseguirán mejores resultados si limpian también otros ámbitos de su vida.

Salud cerebral emocional

La linfa desempeña un papel importante en cómo nos sentimos mental y físicamente todos los días. Si carecemos de la habilidad de eliminar los residuos de nuestro cerebro, sufrimos aturdimiento, confusión y reducimos la capacidad de concentración. Te animo a que le eches un vistazo a tu paisaje interno y externo. Respecto al cuerpo físico, se trata de lo que le metes (dieta y nutrición), de cuánto lo ejercitas y de tu historial médico. Respecto al cuerpo emocional, se trata de tus relaciones, de la familia, el trabajo, los traumas del pasado y las cargas. Tanto al cuerpo físico como al emocional les afecta el ambiente e incluso el cambio de las estaciones. Todos estos factores crean el conjunto o lo que yo llamo la sociología de tu salud y alteran tu salud linfática. Cada elemento o aporte impacta en el otro.

Uno de mis profesores de qigong me dijo una vez que hay todo un universo en el abdomen. Contiene el sol, el viento, el agua y todos los elementos necesarios para una salud óptima. Nuestro objetivo con el automasaje es crear un equivalente intestinal de un día perfecto, donde el sol brille, haya una ligera brisa y la humedad sea cómodamente baja; un aire calmado, limpio y refrescante. Este ambiente restaurará la motilidad y la función del flujo de la linfa en tus órganos internos y por todo tu cuerpo, permitiendo que se extraigan los nutrientes de la comida y eliminando los deshechos de manera eficaz.

Lo bonito del masaje linfático es que cuanto más ayudes a tu salud linfática, más limpias otros ámbitos de tu vida que provocan también factores de estrés. Es similar al feng shui en casa, pero en tu cuerpo. Si haces que el intestino fluya con masajes frecuentes en el abdomen, es probable que te sientas mucho más despejada, digieras mucho mejor y reacciones y te enfrentes a los retos de la vida con más facilidad. Las secuencias de automasaje en el capítulo 4 te enseñarán a estimular los órganos abdominales para mejorar el metabolismo y que logres un ambiente armonioso en tu interior que te dará un mayor acceso a tu energía.

LA MEDICINA TRADICIONAL CHINA Y UN ACERCAMIENTO AYURVÉDICO A LA SALUD

Una de las razones por las que entré en las artes curativas fue porque había estudiado la Teoría China de los Cinco Elementos cuando estaba en la universidad. Era la primera vez que me presentaban la filosofía médica de cuidar tu cuerpo como si fuera un jardín. Hasta el día de hoy, he incorporado en mis tratamientos la filosofía *chi*, el flujo de energía que recorre todas las cosas vivas. El *chi* fluye por nosotros y se considera la energía vital que une el cuerpo, la mente y el espíritu. Cuando el *chi* fluye con facilidad, disfrutamos de buena salud. Cuando el *chi* está bloqueado o estancado, pueden aparecer problemas. La Teoría China de los Cinco Elementos afirma que a cada órgano del cuerpo le corresponde una emoción.

Medicina tradicional china y chi nei tsang

En la medicina tradicional china, cada órgano refleja una emoción. Por ejemplo, el hígado está asociado a la ira y una de sus funciones es «desatascar y desinflar». La vesícula biliar, a menudo llamada «el general», es la que toma las decisiones del cuerpo. Si

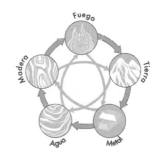

estás experimentando ira, irritabilidad, impaciencia, rigidez, indecisión o nerviosismo, mírate el hígado y la vesícula biliar bajo la caja torácica derecha. La emoción atribuida al bazo es la preocupación y el nerviosismo. Si una situación te resulta todo un reto digerirla o integrarla, puede ser una invitación a que te masajees el abdomen bajo la caja torácica izquierda y reconozcas la necesidad de nutrir el mensaje del bazo.

Cuando empieces a masajearte el abdomen, puede que encuentres una serie de emociones atrapadas bajo la caja torácica o que te tiren del ombligo. Mi primer profesor linfático le daba muchísima importancia a trabajar el abdomen e incorporaba técnicas de chi nei tsang, un método de masaje visceral que aplica el concepto taoísta del qigong para liberar la congestión en los órganos vitales, lo que mejora la digestión al estimularla con el drenaje linfático y despeja los obstáculos emocionales que impiden la motilidad de los órganos. Estas técnicas son tan potentes que las encontrarás integradas en algunos de los pasos de la secuencia de masaje abdominal en la página 153. Muchos de mis clientes han encontrado tristeza contenida o estrés laboral acumulado escondido en esas grietas. En cuanto se atiendan esas zonas, notarás una diferencia no solo en el cuerpo sino también en la mente.

Ayurveda

Cuando iba al instituto en los años ochenta, empecé a practicar yoga, que no era tan popular por aquel entonces, y descubrí que no solo me ayudaba emocionalmente, sino que me fortalecía el cuerpo y me daba más seguridad. Más tarde, mientras estudiaba para ser profesora de yoga, conocí el sistema de medicina holística indio de cinco mil años de antigüedad llamado ayurveda, que significa «la ciencia de la vida».

Uno de los temas centrales ayurvédicos es comprender tu *dosha* o constitución. Es similar a la Teoría China de los Cinco Elementos, que utiliza los distintos elementos de la naturaleza para comprender la falta de armonía en el cuerpo. El ayurveda usa hierbas, alimentos naturales, ejercicios y modalidades holísticas como el masaje y las hierbas para ayudar a tu cuerpo a estar equilibrado. Lo que es incluso más fascinante es que el ayurveda lleva siglos hablando del sistema linfático y reconoce el papel fundamental que desempeña en la salud, sobre todo desintoxicando y evitando que las enfermedades arraiguen en el cuerpo. En muchos síntomas, el ayurveda mira si la linfa está fluyendo libremente; si no, puede ser un indicador de que el cuerpo no está funcionando de forma eficaz. *Rasa dhatu* son las aguas primarias del cuerpo, incluido el líquido intersticial, la linfa, la sangre y el plasma, de las que depende tu cuerpo para una salud óptima. Cuando la fluidez del cuerpo está limitada, se seca y es más susceptible a desarrollar enfermedades como problemas digestivos, problemas de la piel o aturdimiento. ¿Te resulta familiar?

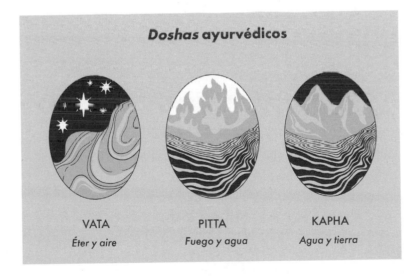

Doshas ayurvédicos

VATA
Éter y aire

PITTA
Fuego y agua

KAPHA
Agua y tierra

Puesto que el ayurveda utiliza hierbas específicas para favorecer la curación y estimular la microcirculación linfática en el cuerpo, encontrarás algunas de ellas en una lista junto a más hierbas de la tradición occidental en el capítulo 5.

Chakras

A menudo observo cómo otras culturas incorporan la energía y las emociones en los tratamientos del cuerpo físico. La energía puede explicarse de muchas maneras. Los chakras son centros de energía del cuerpo. La palabra en sánscrito significa «rueda» o «disco». Los chakras, mencionados en textos hindúes antiguos que se remontan al menos al año 1500 a. C., son centros espirituales de energía en el cuerpo que van desde la columna vertebral hasta la coronilla en la cabeza. Cada chakra aparece en una zona específica y se corresponde con órganos específicos y estados emocionales y psicológicos del ser. Recorrer cada chakra es *prana*, que significa «fuerza vital» o «energía curativa», lo que es similar al concepto de *chi* en la medicina china tradicional. Cuando alineas los chakras, fomentas el flujo libre de energía por ellos, no muy distinto a los ríos de linfa que fluyen para ayudar a limpiarte el cuerpo.

Hago alusión a los chakras en las secuencias de automasaje porque verás que muchas zonas de tu cuerpo que masajearás se superponen a ellos. El antiguo simbolismo puede serte útil durante una visualización guiada o para conectar tu cuerpo emocional con tu cuerpo físico.

Aunque en Occidente la medicina a menudo trata la salud mental separada de la salud física, los médicos en muchos otros sistemas médicos se dirigen a la mente y al cuerpo al mismo tiempo para mejorar el bienestar de sus pacientes. Es lo que se llama un acercamiento holístico a la salud. Puede que hayas vivido el modo en que el estrés mental provoca una respuesta de lucha o huida en tu sistema nervioso y tu cuerpo queda inundado al instante de hormonas del estrés. Estas hormonas (cortisol y adrenalina, así como las hormonas tiroideas y sexuales) pueden ayudarte a gestionar una amenaza inmediata, pero si se liberan de forma continua a lo largo del tiempo, reprimen el sistema inmunitario, y un sistema inmunitario debilitado produce menos linfocitos para combatir infecciones potenciales. Este es uno de los motivos por los que puedes sentirte tan hecha polvo físicamente y vacía emocionalmente cuando estás estresada.

La meditación, la visualización y un yoga reconstituyente son maneras eficaces de mitigar el estrés. Además, las secuencias de automasaje del capítulo 4 orientadas al cerebro han ayudado a muchos de mis clientes a lograr un estado mental más calmado. He observado que estas secuencias incrementan la energía, mejoran la función cognitiva y hacen que estés más alerta y concentrada. Cuando despejas el estancamiento dentro y alrededor de tu cabeza, puede que notes como si hubieran levantado un velo invisible. Esta claridad te dará una mayor capacidad de concentración. Mis clientes describen esta sensación como cuando se pone en funcionamiento el limpiaparabrisas del coche: de pronto se sienten con la cabeza más despejada. Todos esos síntomas y emociones positivas son la prueba de que han conseguido cambios beneficiosos en el interior de su cuerpo, se han curado tanto por dentro como por fuera.

SOBRE LOS CHAKRAS

Cada chakra tiene una emoción y un color correspondiente. Puedes conectar con los chakras cuando hagas el automasaje visualizando el color o meditando sobre las emociones asociadas a esa zona.

Primer chakra: muladhara, chakra raíz
Situado en la base de la columna vertebral y el suelo pélvico.
* Emociones: seguridad, supervivencia, sentirse a salvo, estabilidad, seguridad financiera.
* Color: rojo.

Segundo chakra: swadhisthana, chakra sacro
Situado justo debajo del ombligo.
* Emociones: creatividad, sensibilidad, emociones, intimidad, energía sexual, autoexpresión.
* Color: naranja.

Tercer chakra: manipura, chakra del plexo solar
Situado entre el ombligo y el esternón.
* Emociones: autoestima, empoderamiento, confianza.
* Color: amarillo.

Cuarto chakra: anahata, chakra del corazón
Situado en el centro del pecho.
* Emociones: capacidad para dar y recibir amor, compasión, empatía, amor propio, curación.
* Color: verde.

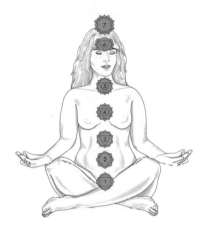

Quinto chakra: visuddha, chakra de la garganta

Situado en la base de la garganta hacia el centro de los ojos.

- Emociones: autoexpresión, comunicación, verdad.
- Color: azul.

Sexto chakra: ajna, chakra del tercer ojo

Situado en el centro de la frente entre las cejas.

- Emociones: sabiduría, intuición, conciencia superior, imaginación.
- Color: púrpura.

Séptimo chakra: sahasrara, chakra corona

Situado encima de la cabeza, como una corona.

- Emociones: conecta con el yo superior y el máximo propósito, la pureza, la iluminación, la conexión espiritual.
- Color: Morado/violeta.

SALUD LINFÁTICA = SALUD RESPIRATORIA

Los adultos toman aire aproximadamente de quince a veinte veces por minuto. Los bebés inhalan y exhalan el doble. Aunque la respiración es automática —una función de nuestro sistema nervioso parasimpático—, en realidad es un proceso complejo, y la linfa desempeña un papel fascinante en su función.

El diafragma, un músculo fino que se encuentra debajo de los pulmones, está moviéndose sin parar —de la misma manera que el corazón se contrae constantemente mientras bombea la sangre— para mantener los pulmones en funcionamiento. Cuando inhalas, los pulmones cogen oxígeno del aire. Cuando exhalas, los pulmones se comprimen para sacar el dióxido de carbono del aire que inhalas. Este proceso se llama intercambio de gases. Si tu respiración es demasiado superficial, el dióxido de carbono se acumula dentro de tu cuerpo, y si esto es muy grave y crónico puede llevar a un fallo respiratorio.

Al hacer unas cuantas respiraciones profundas a lo largo del día, llevas oxígeno a los pulmones y mejoras el sistema respiratorio pulmonar y la digestión. Al respirar profundamente, las contracciones en el diafragma alteran la presión en el pecho que impulsa la linfa desde la parte inferior de tu cuerpo por el conducto torácico de vuelta al corazón. Además, concentrarte en tu respiración es una forma de meditación que ha demostrado que aumenta la respuesta de descansar y digerir parasimpática, el estado en el que el cuerpo se repara a sí mismo y se cura.

Los pulmones tienen una manera especial de protegerse de las toxinas y las bacterias. Los cilios, que parecen pelos diminutos, revisten los bronquios. Los cilios se mecen de un lado a otro, extendiendo la mucosidad hacia la garganta para que se esparza por el cuerpo. Esto limpia los pulmones y se deshace del polvo, los gérmenes y cualquier otra cosa no deseada que pueda acabar allí.

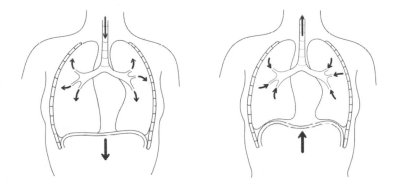

El sistema linfático en los pulmones controla las partículas transmitidas por el aire y drena el exceso de fluido que contiene patógenos a los ganglios linfáticos mediastínicos en nuestro esternón. Cuando estimulas el drenaje linfático alrededor de los pulmones, ya sea mediante ejercicios de respiración profunda o automasaje, ayudas a tu cuerpo a eliminar el exceso de toxinas y a drenar el fluido acumulado hacia el sistema venoso para la recirculación.

Las vías de drenaje linfático de los pulmones son muy complejas. Se mueven a través de dos grupos de vasos linfáticos interconectados llamados troncos broncomediastínicos. Los ganglios linfáticos dentro de los pulmones y del mediastino (la división membranosa entre los pulmones) realizan su trabajo de filtración y luego la linfa regresa a la sangre mediante esos vasos.

La función esencial de la linfa en los pulmones es un tema intrigante para los investigadores. Unos estudios recientes han demostrado que existen cambios evidentes en el sistema linfático en casi todas las enfermedades pulmonares. Según el artículo «El sistema linfático en la enfermedad pulmonar», publicado por el Instituto Nacional de Salud en 2008, «La circulación linfática parece ser un componente primordial en la biología de los

Vasos y ganglios linfáticos del pulmón

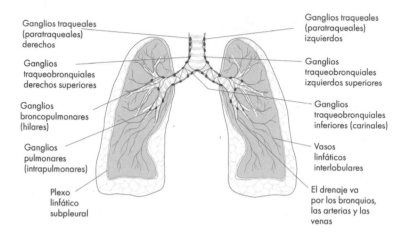

Ganglios traqueales (paratraqueales) derechos

Ganglios traqueobronquiales derechos superiores

Ganglios broncopulmonares (hilares)

Ganglios pulmonares (intrapulmonares)

Plexo linfático subpleural

Ganglios traqueales (paratraqueales) izquierdos

Ganglios traqueobronquiales izquierdos superiores

Ganglios traqueobronquiales inferiores (carinales)

Vasos linfáticos interlobulares

El drenaje va por los bronquios, las arterias y las venas

pulmones en la salud y la enfermedad... Comprender el papel del sistema linfático en las enfermedades pulmonares humanas parece que probablemente contribuiría a comprender la patogénesis de la enfermedad y el desarrollo de nuevos objetivos terapéuticos».

Desde que la COVID-19 se convirtió en una pandemia mundial a principios de 2020, la gente le presta más atención a su salud pulmonar. Las infecciones en los pulmones las causan los virus (que cuestan de tratar, puesto que los antivirales a menudos son inútiles), las bacterias (que normalmente responden a antibióticos), los organismos fúngicos o las toxinas como el asbesto. Una infección grave, como la gripe o la COVID-19, puede provocar una neumonía, que es una infección que ataca los sacos de aire de los pulmones, o alveolos, que, cuando se inflaman, se espesan con mucosidad o fluido, lo que dificulta la respiración.

Algunas de las personas más afectadas por la COVID-19 son las que tienen problemas de salud subyacentes como diabetes,

EL ESLABÓN PERDIDO HACIA LA SALUD   93

asma, trastornos autoinmunes, exposición química, enfisema, neumonía o enfermedad pulmonar obstructiva crónica (EPOC). Los fumadores crónicos y los que han superado un cáncer de pecho y han recibido radiación cerca de los pulmones también se consideran más vulnerables. Los que han superado la COVID-19 pueden enfrentarse a una recuperación difícil, sobre todo en lo que respecta a su función respiratoria y la cicatrización del tejido pulmonar. Mientras escribo esto, científicos de todo el mundo estudian los niveles de linfocitos en sangre en los pacientes de COVID-19 y cómo afecta este nuevo virus a la producción de linfocitos en su respuesta inmune. Los estudios han mostrado bajos niveles de linfocitos en sangre, una afección llamada linfopenia, en pacientes graves de COVID-19. Un bajo recuento de linfocitos significa que corres un gran riesgo de infección y se asocia normalmente con el desarrollo de cáncer, sida e infecciones recurrentes. Desentrañar el papel que la linfa desempeña en este virus proporcionaría nueva información para un tratamiento.

Los investigadores van bien encaminados a averiguar cómo el sistema linfático neutraliza de manera innata los patógenos creando anticuerpos. Un investigador, el doctor Ziv Schulman del Departamento de Inmunología del Instituto Weizmann de Ciencias en Rehovot, Israel, es un experto en cómo el organismo produce anticuerpos como parte de la respuesta inmunitaria a cualquier infección. (En cuanto tienes anticuerpos, están protegido frente a desarrollar de nuevo la misma enfermedad, la base de cómo funcionan las vacunas). Según un artículo en *BioSpectrum*, publicado en abril de 2020, «Él y su laboratorio fueron los primeros en ver todas las células que forman anticuerpos en ganglios linfáticos intactos... Este logro, que arrojó luz sobre "el cómo, el qué y el dónde" de la producción de anticuerpos protectores, reveló los nichos de los ganglios linfáticos, bolsas en las que los anticuerpos se someten a una rigurosa selección para que solo los más adecuados salgan a dirigirse a invadir a los patógenos». La esperanza es que se creen anticuerpos sintéticos —que imiten a los linfocitos del organismo— para combatir mejor los patógenos letales, incluida la CO-VID-19.

Hasta que esto ocurra o hasta que se desarrollen medicamentos antivirales eficaces, recuérdate cada día el papel inestimable que desempeñan los pulmones en tu salud. Mi mejor consejo es que cuides tu salud inmunitaria. Optimiza la vitalidad de tus pulmones y tu sistema inmunitario para que se mantengan fuertes. Puedes dar simples pasos para preservar la salud celular y los niveles de oxígeno. Una dieta centrada en alimentos antiinflamatorios (ver capítulo 5) es una manera económica de cambiar la composición de tus pulmones. Muchas hierbas contienen antioxidantes y tienen propiedades antibacterianas y antivirales. También te animo a leer sobre los beneficios del eucalipto en el capítulo 5. Es una manera estupenda de limpiar la mucosidad de los pulmones y abrir las vías respiratorias. Además, he desarrollado la secuencia de automasaje para abrir el corazón y los pulmones en la página 202, que ayudará a la motilidad de tu caja torácica, basada en el conocimiento actual de los vasos linfáticos pulmonares. Hay mucha información sobre cómo respirar en la secuencia «Respiración diafragmática profunda» en la página 147, que aumentará el flujo de oxígeno en tu cuerpo.

USAR EL AUTOMASAJE LINFÁTICO DESPUÉS DE RECUPERARSE DE LA COVID-19

Una de mis clientas virtuales, Sunny, una mujer de unos cincuenta años, contactó conmigo tres meses después de recuperarse de la COVID-19. En conjunto su salud se había estabilizado, pero todavía persistían algunos síntomas, incluido el agotamiento y el exceso de mucosidad en el pecho. Su cardiólogo le confirmó que no tenía problemas pulmonares, pero buscaba estrategias para mejorar la salud de su sistema linfático.

Le expliqué cómo el sistema linfático despeja la congestión en las membranas mucosas y el papel que desempeña en la salud respiratoria, y le dije que el masaje linfático se había desarrollado en un principio para aliviar el resfriado común y los virus. Le recomendé la secuencia para abrir el corazón y los pulmones de la página 202 así como las secuencias «Congestión sinusal y alergias» y «Masaje abdominal» de las páginas 137 y 153. También le sugerí una sauna de eucalipto, baños regulares con sales de Epsom, y hierbas antiinflamatorias. Sunny me escribió dos meses después y me dijo que hacía las secuencias de automasaje de tres a cuatro veces a la semana y que mis recomendaciones habían sido fundamentales para limpiar los restos estancados del virus. Todo lo que le había recomendado se había convertido en un pilar para el arsenal de su salud.

Ahora que entiendes mejor la naturaleza sistémica del flujo de la linfa —cómo conecta con todos los sistemas y órganos de tu cuerpo y su papel esencial facilitando inmunidad y en la eliminación del exceso de inflamación—, estás preparada para aprender los principios del automasaje. Recuerda que estas secuencias tienen una base científica. Cuando trabajas con tu sistema linfático, estás trabajando también con tu sistema inmunitario. Puesto que mi educación entrelaza múltiples perspectivas culturales sobre la curación de todo el cuerpo, te invito a incorporar un imaginario específico y terapéutico con el que conectar en las secuencias del automasaje. Cuando adoptas un enfoque multidisciplinario respecto a la salud, estás fomentando tu bienestar físico, mental y espiritual de dentro hacia fuera.

SEGUNDA PARTE

Automasaje para el fluido interno y el resplandor externo

3

Cómo empezar: Principios del masaje linfático

El automasaje linfático utiliza las mismas técnicas de masaje que emplearía un profesional, pero te permite empezar a curarte usando tus propias manos. Es un momento para cuidarte a ti misma, para conectar interiormente con la intención de concentrar la energía curativa en tu cuerpo. Las secuencias están basadas en la ciencia, pero hay muchísima investigación que demuestra que cualquiera es capaz de emplear las manos para autocurarse. La ciencia dice que el flujo linfático se incrementa durante el masaje linfático. Gracias a la sofisticada linfangiografía llamada visualización del sistema linfático mediante fluorescencia con infrarrojo cercano, alimentada por un tinte verde fluorescente (indocianina verde o IGC), es posible trazar el aumento de absorción de los vasos linfáticos en tiempo real durante el masaje de drenaje linfático con las manos.

El tacto se ha usado para cuidar a las personas en casi todas las culturas, pero normalmente no pensamos en usarlo con nosotras mismas. Si alguna vez has mecido a tu hijo para que se duerma, le has dado la mano a alguien que estaba asustado o has abrazado a un amigo que lo estaba pasando mal, conocerás el poder del tacto. El automasaje linfático conectará tu intuición con tu proceso biológico innato para curarte a ti misma. Recuerda que el tacto contribuye a aliviar la ansiedad y el estrés, y mejora la función del sistema inmunitario, el sueño, el dolor, las náuseas, la fatiga y los efectos secundarios de la quimioterapia. El tacto puede ayudar a curar más rápido las heridas y alivia síntomas de afecciones crónicas como la fibromialgia, el lupus y muchas otras.

Antes de empezar, deja que penetren estos datos en tu corazón y tu mente. ¡Permítete nutrirte! Las sesiones de automasaje son actos meditativos de amor y cuidado hacia ti misma. Cuanto más practiques este arte, más confianza, intuición y sensibilidad a las necesidades de tu cuerpo desarrollarás.

Los movimientos del automasaje que realizarás siguen patrones específicos hacia los ganglios linfáticos para reducir la inflamación. Estas secuencias producen una sensación como de ondas en tu cuerpo, que crea un efecto de vacío al absorber el fluido, limpiando las toxinas y desintoxicando tu sistema entero. La red linfática está tan interconectada que cuando trabajas en una zona de tu cuerpo, puedes afectar a la circulación linfática de partes más alejadas del sistema. La razón por la que mi método funciona tan bien es que estarás estimulando los ganglios linfáticos, los encargados del drenaje, antes que nada.

Yo lo comparo con la suciedad de tu bañera. Si vas a limpiarla, ¿qué es lo primero que haces? La mayoría de las personas empiezan restregando la suciedad. Otros abren el grifo. En realidad, lo que tienes que hacer antes es sacar el pelo del desagüe. De lo contrario, ¿qué sucederá cuando pongas agua en la bañera y restriegues la suciedad? Se va a llenar de líquido cargado de gérmenes.

Lo mismo ocurre con los ganglios linfáticos. Al estimularlos antes de llevar el fluido hacia ellos, estarán preparados para la succión del líquido de tus tejidos. Por eso animo a la gente a masajearse los ganglios linfáticos antes del cepillado en seco. Recuerda que la mayoría de los ganglios linfáticos están situados en las bisagras del cuerpo, lo que parece diseñado para protegerte y para que los ganglios reciban el máximo movimiento posible para funcionar. Echémosle un vistazo a lo básico para saber cómo hacerlo.

LOS PRINCIPIOS DEL AUTOMASAJE

Estos principios orientativos te permitirán entrar en profundidad y con seguridad en el mundo sensorial del sistema linfático mientras aprendes el automasaje. Recuerda que el líquido linfático se mueve desde los ganglios linfáticos hacia el corazón. Acuérdate de los principios de los linfótomos cuando realices las secuencias y siempre estarás moviendo el líquido en la dirección adecuada.

Consejos para empezar una secuencia

1. Masajea primero los ganglios linfáticos. Hacerlo es como enviar una señal a tu cuerpo de que estás a punto de eliminar las toxinas. ¡Bromeo con mis clientes y les digo que es como el «om» antes de empezar a practicar yoga! La linfa está por todas partes, es sistémica. Cuando trabajas por primera vez los ganglios linfáticos como los del cuello o las axilas, estás preparando esa zona para recibir líquido linfático. Es lo que se denomina «despejar para el drenaje». La mayoría de las secuencias terminan con un masaje también en los ganglios linfáticos. Empezar y acabar con los ganglios solidifica el movimiento de la linfa. Alcanzas el punto máximo y refuerzas los patrones de drenaje. Por eso repetirás ciertos pasos mientras vuelves a los ganglios que estimulaste al principio. Al final puede que incluso notes los efectos en distintas zonas del cuerpo, por ejemplo, en los brazos y en la barriga al mismo tiempo. Sabrás que has dado en el clavo cuando oigas un gorgoteo en el estómago, cuando el dolor en una parte en particular del cuerpo se mitigue, o cuando notes que la calma te embarga.

2. ¡Masajea con cuidado! El automasaje linfático debe ser muy suave. La presión que ejerzas debería ser un poco más que el peso de una pluma, pero no más que el de una moneda de veinte céntimos. Si notas los músculos, estás apretando demasiado. Si alguna vez has jugado a hockey de aire, acuérdate de cómo se mueve el disco por la mesa. El masaje linfático es así. Tus movimientos han de rozar la superficie justo debajo de la piel; ese es el plano mágico donde un montón de vasos linfáticos recogen el exceso de fluido. Al principio puede parecer como si no estuvieras haciendo mucho, pero es exactamente así como debes notarlo. (La excepción es encima del abdomen y las zonas de la celulitis, donde podrás ejercer más presión). Si alguna vez has experimentado la terapia craneosacral (un tipo de terapia que usa ligeros toques para aliviar la compresión en la cabeza, la columna vertebral y el sacro de los síntomas causados por el sistema nervioso central), sabrás lo ligeras que han de ser tus manos. Si el masaje es más profundo, no te harás daño, pero no obtendrás los beneficios de tocar con delicadeza.

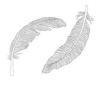

3. Toca de forma suave y relajante. Usa las palmas de las manos para estirar la piel horizontalmente. Ese es el secreto para lograr un masaje reconfortante y relajante. Tal vez estés acostumbrada a que te den un masaje con los nudillos o los codos con más presión, profundizando en los tejidos. Es justo lo contrario de lo que tienes que hacer ahora. En vez de presionar hacia abajo, como en la mayoría de los masajes, intenta trabajar en paralelo a tu piel para crear un movimiento sistémico parecido a las ondas. Imagina que mueves la espuma de tu capuchino con la mano entera sin presionar hacia abajo, hacia el café.

4. No masajees con movimientos circulares. El objetivo es masajear en una dirección hacia los ganglios linfáticos. ¿Alguna vez has visto moverse a una oruga? Avanza segmento a segmento. Esa es la técnica que aplicarás para asegurar que sigues impulsando líquido linfático de manera adecuada. Si te masajeas en círculo, estarás llevando de vuelta el lí-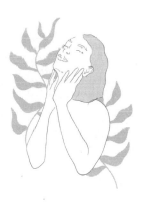quido adonde empezaste, por eso el movimiento debería ser medio círculo, como a mí me gusta llamarlo «medialuna», o movimiento en C en honor a su forma. Tu objetivo es estirar la piel ligeramente —solo un par de centímetros— y después girar un poco al final del movimiento como si dibujaras la letra C, así evitarás trazar un círculo completo.

CONTRAINDICACIONES DEL AUTOMASAJE

El masaje linfático de cualquier tipo está contraindicado si tienes algún problema grave. Consulta a tu médico antes de realizar cualquier secuencia de este libro si sufres hemorragias activas o coágulos sanguíneos, insuficiencia cardiaca congestiva aguda, celulitis, trombosis venosa profunda (TVP), embolia o cáncer sin tratamiento.

También se deben adoptar precauciones y autorización de tu médico si tienes alguna de estas enfermedades: aneurisma aórtico abdominal, Alzheimer y/o cualquier otra afección que requiera el consentimiento médico o psiquiátrico de un doctor, un trastorno autoinmune, asma bronquial, edema cardiaco u otros problemas del corazón, diabetes, diverticulitis, hipersensibilidad del seno carotídeo, hipotensión, esclerosis múltiple, parálisis, zonas de flebitis, presencia de dispositivos de prevención de coágulos, una operación reciente y/o cicatrización intraabdominal después de una operación, arteriosclerosis aguda, disfunción tiroidea (enfermedad de Graves, hipertiroidismo), inflamación venosa, dolor con hinchazón, o si estás embarazada.

---

5. Hazlo despacio. Tu sistema linfático se mueve a paso de tortuga por el cuerpo. Las paredes de los vasos se abren y se cierran para impulsar la linfa de unas seis a doce veces por minuto. Los movimientos de tu masaje deben ser lentos y suaves. Si trabajas a ese ritmo, accederás al líquido linfático encima del lecho muscular. Es lo que hace que el masaje linfático sea extremadamente relajante y eficaz, al permitir que tu cuerpo pase al modo parasimpático de descansar y digerir. A menudo me gusta mecerme hacia delante y hacia atrás cuando estoy dándo-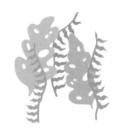

me un masaje, imitando al océano y creando una sensación de algas ondulando en las olas.

6. Conoce en qué dirección vas a ir. ¡Comprueba antes el mapa de linfótomos! Asegúrate de qué ganglio linfático drena la zona que tienes pensado masajear. Entiende qué territorios de tu cuerpo corresponden a qué ganglios linfáticos antes de empezar la secuencia.

7. Mantén el contacto directo con la piel siempre que sea posible. Coloca las manos directamente sobre la piel. Puedes estimular los ganglios linfáticos encima de la ropa, pero cuando tocas la piel desnuda, conoces tu paisaje interno, los picos y valles de tu cuerpo, y los puntos problemáticos. Sentirás la consistencia del cambio en el líquido mientras trabajas. Tu piel contiene terminaciones nerviosas que proporcionan información valiosa. No hace falta que uses aceite, estirarás mejor la piel sin él (exceptuando las secuencias «Mejora la celulitis» y «Recuperación de lesiones deportivas, pre y postoperatorio, y tejido cicatrizal» en las páginas 171 y 242).

8. Ponte cómoda. Para la mayoría de las secuencias, ya estés sentada, tumbada o de pie, asegúrate de estar cómoda. Especifico en qué postura estar solo si es esencial para esa secuencia en concreto. Recomiendo masajear directamente sobre la piel, pero si llevas ropa mejor que sea algo holgado y cómodo, de tejido transpirable. Asegúrate de quitarte un sujetador con aros o deportivo antes de realizar el masaje.

9. Respira profundamente. Cuando respiras profundamente creas unas contracciones más profundas del diafragma, que actúan como presión externa en el vaso linfático mayor —el conducto torácico— que lleva líquido linfático de la parte inferior del cuerpo y las extremidades hacia el corazón. Es tan sencillo como inflar la barriga cuando inhalas y relajarla cuando exhalas.

10. ¡Hidrátate! Aproximadamente un setenta por ciento de nuestro cuerpo es agua. ¡Básicamente somos acuarios! Al aumentar la cantidad de agua que bebemos, facilitamos la circulación de las células inmunitarias, nutrimos la vasculatura linfática y eliminamos toxinas. Una hidratación adecuada ayuda a que resplandezca tu piel. Intenta beber al menos nueve vasos al día de 23 centilitros, más si hace calor. Las infusiones de hierbas también cuentan.

Otra manera de calcular cuánto deberías hidratarte es multiplicar tu peso por dos tercios (67 %) de 3 centilitros de agua por cada 0,5 kg que peses. Así que si pesas 68 kilos, deberías beber unos 3 litros de agua. Bebe siempre agua filtrada. Recomiendo empezar el día bebiendo un vaso de agua caliente con un chorrito de limón. Sigue bebiendo bastante agua durante el día, sobre todo si practicas el automasaje linfático. El agua ayudará a deshacerse de los restos en tus tejidos.

11. Fíjate en tu progreso. Mientras continúes con el automasaje, te animo a probar nuevas secuencias y a apuntar en una libreta cómo te sientes después. Puede que adviertas un cambio en tus emociones y tu perspectiva. Recuerda lo que dije en la introducción: energéticamente, la linfa representa el flujo de la vida. Cuando limpies tu motor interno, tal vez notes un cambio de humor. A menudo realizo una secuencia si estoy de mal humor o me siento triste. Es una de las maneras más rápidas que conozco de mejorar tanto mi salud física como la mental.

Cada vez que sea posible, resérvate un momento tranquilo en el que integrar el trabajo tras la secuencia. Algunas personas

después se sienten ligeras y resplandecientes, mientras que otras están can-
sadas. Mover las toxinas por el cuerpo
no siempre te hace sentirte bien al
principio. La linfa continuará circu-
lando durante un rato después de que
hayas terminado. No es raro sentir los
efectos durante el siguiente par de
días. Estás accediendo a tu capacidad
de curar y tu sistema inmunitario res-
ponderá.

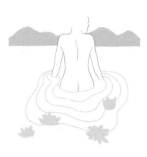

CÓMO EL MASAJE LINFÁTICO REDUCE LA HINCHAZÓN

Hace un tiempo, me llamaron para atender a una mujer de setenta
años a la que le habían diagnosticado esclerosis lateral amiotrófica
(ELA, también conocida como enfermedad de Lou Gehrig). Su enfermedad había avanzado hasta el punto de que estaba confinada
a una silla de ruedas y necesitaba cuidados las veinticuatro horas.
Puesto que ya no caminaba, los pies se le habían inflado muchísimo
y los tenía morados. Su mujer, que era médica, creyó que el drenaje
linfático podría ayudar a reducir la hinchazón. Cuando la conocí,
decidí que lo mejor sería dejarla en la silla de ruedas y enseñar a su
mujer y a la cuidadora cómo administrarle ellas mismas las secuencias de masaje linfático.

Empecé enseñándoles la ciencia de cómo fluye la linfa. Masajeé
cada grupo de ganglios linfáticos, lo que llamo «despejar los drenajes», para estimular sistemáticamente su sistema linfático entero. Le
masajeé primero los ganglios linfáticos a derecha e izquierda del
cuello, los drenajes principales. A continuación, le masajeé los ganglios linfáticos axilares debajo de las axilas. Luego realicé la secuen-

cia de respiración en el abdomen y por último trabajé los ganglios linfáticos inguinales en la parte superior de los muslos que drenan el fluido de los pies y las piernas. ¿Y sabes qué pasó? ¡El color de los pies volvió a ser normal! ¡El color morado desapareció delante de nuestros ojos! Al trabajar primero los ganglios linfáticos, creas un efecto de succión para que el líquido linfático pueda drenarse con facilidad. Ni siquiera le había tocado todavía la parte inferior de las piernas ni los pies, pero ahora los pies tenían el mismo tono que el resto del cuerpo. Por suerte, su mujer grabó la sesión con el móvil, porque ninguna nos lo terminábamos de creer.

Cuando estimules los ganglios linfáticos antes de trabajar la zona del líquido que quieras mover, pondrás en marcha el engranaje del sistema entero.

MOVIMIENTOS BÁSICOS PARA EL AUTOMASAJE LINFÁTICO

Los movimientos específicos del automasaje linfático están diseñados para imitar las ondas de automotricidad, la pulsación fisiológica que impulsa la linfa. Tu objetivo es estirar la piel de una manera beneficiosa. Hay varios tipos de movimientos para el automasaje linfático.

Con todos los movimientos harás una presión de trabajo y una presión de descanso para evitar masajearte en círculos.

La **presión de trabajo** es el movimiento activo, cuando coges y estiras la piel.

Al soltarla, la piel vuelve sola a su sitio. Esta es la **presión de descanso**.

Pero hay una excepción: cuando trabajas el abdomen.

El movimiento C

Con este movimiento, estirarás la piel solo ligeramente —un par de centímetros— y girarás un poco al final del movimiento, dibujando una C o una medialuna en la piel. Al masajearte de esa manera, aseguras que el líquido linfático se mueva hacia el drenaje en vez de crear el reflujo que ocurriría si masajearas la piel en círculos. Otra forma de pensar en la medialuna es que trazas una C. Recuerda terminar el movimiento llevando el fluido hacia los ganglios linfáticos.

El movimiento J

De un modo parecido al movimiento C, el movimiento J describe una curva al final de la línea como si dibujaras una J. Este movimiento se da en muchas de las secuencias de la cabeza y el cuello con pasos que masajean los ganglios linfáticos supraclaviculares izquierdos y derechos encima de la clavícula.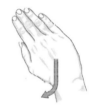

Movimientos C superpuestos

Este movimiento es principalmente para el abdomen, donde está bien trazar círculos completos con las manos sobre el colon y el ombligo.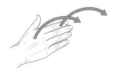

El movimiento arcoíris

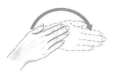 El movimiento arcoíris es un movimiento C al revés. Lo usarás sobre el pecho, en los senos, en los brazos y en las piernas. Se aplican los mismos principios y me gustaría que te imaginaras infundiéndote la esperanza y el optimismo de un arcoíris.

El movimiento bomba

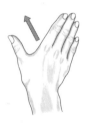 El movimiento bomba usa la palma de la mano entre el dedo índice y el pulgar. La mayoría de la fuerza de este movimiento viene de la palma y la base de la mano. Este movimiento es útil para las extremidades y para zonas amplias del cuerpo, como los brazos, las axilas, las piernas y los muslos. Es un modo maravilloso de mover una gran franja de líquido.

Piensa en cómo las algas ondulan en el mar. Cuando las olas están en calma, las algas pueden expandirse fácilmente y moverse con libertad. Cuando las olas se agitan, las algas se enredan, se quedan quietas y estancadas. Muévete siempre despacio, con intención.

La secuencia «Spock»

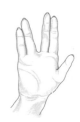

La secuencia «Spock» es tan potente y se usa en tantas secuencias que merece una atención especial. Si has visto *Star Trek*, sabrás que el famoso saludo del personaje Spock, «Larga vida y prosperidad», va acompañado de un gesto de la mano en el que separas los dedos corazón y anular. Esa separación de los dedos es la base de este movimiento. Coloca el dedo corazón, el índice y el pulgar detrás de la oreja, y el anular y el meñique delante de la oreja. (Si te es más cómodo, puedes separar los dedos índice y corazón). Masajea con suavidad delante y detrás de la oreja al mismo tiempo. Dirige el líquido simultáneamente hacia la parte posterior de la cabeza y hacia abajo, hacia los ganglios linfáticos en la base del cuello. Esto ayudará a liberar el líquido que se haya acumulado alrededor de los oídos. Este movimiento es muy potente y lo recomiendo hacer antes y después de un resfriado o para la congestión en los oídos, para la resaca, la presión sinusal y demás.

TRAGAR DURANTE LAS SECUENCIAS

La saliva no solo humedece la comida para ayudarte a tragarla, sino que también mata las bacterias de la boca y empieza el proceso digestivo. Al tragar, la comida y la saliva entran en el esófago, donde unos suaves movimientos musculares (llamados peristalsis, como aprendiste en el capítulo 2) los llevan hacia el estómago.

La saliva se forma en las glándulas salivares en el interior de las mejillas y alrededor de la mandíbula, la boca y los dientes (las glándulas paratoides, submandibulares y sublinguales). De hecho, nuevas investigaciones científicas apuntan a un nuevo grupo de glándulas salivares situadas en el rincón donde la cavidad nasal se encuentra con la garganta. Las glándulas conectan los oídos con la garganta, los músculos que usas al tragar. Tendrás ganas de tragar cuando te masajees alrededor de las orejas para estimular las suaves contracciones musculares asociadas al drenaje de líquido en los senos nasales desde tu cabeza y el cuello por el sistema linfático.

La zona linfática del cuello camisero

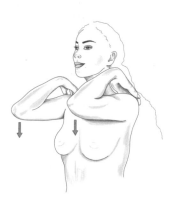

Esta es la zona linfática situada en la parte superior de los hombros. El patrón de drenaje linfático va desde la nuca hacia la parte delantera del cuello, donde se vacía en los ganglios linfáticos supraclaviculares derechos e izquierdos, encima de la clavícula. Para estimular la zona linfática del cuello camisero, coloca ambas manos encima de los hombros, en el trapecio, con los codos apuntando recto hacia delante. Inhala, luego exhala y baja los codos, manteniendo las yemas de los dedos en los hombros.

4

Secuencias de automasaje linfático

Ahora que estás familiarizada con el sistema linfático y el increíble impacto que tiene en tu salud y en tu bienestar, estás preparada para aprender a optimizar la función de la linfa usando las dos manos con una serie de simples técnicas de masaje orientadas a desequilibrios específicos. Las secuencias de este capítulo están diseñadas para convertirte en tu propia cuidadora y sanadora.

Al principio y al final de cada secuencia estimularás los ganglios linfáticos. Recibirás instrucciones para repetir los mismos pasos y crear un efecto de succión, similar a la manera de desatascar un desagüe. Ciertos movimientos reaparecerán en múltiples secuencias porque los patrones de drenaje de la linfa son parecidos en las diferentes zonas del cuerpo. Este es el secreto de las rutinas: primero trabaja los ganglios linfáticos y luego mueve el líquido hacia ellos. Es así de sencillo.

Recuerda que la mayoría de los ganglios linfáticos residen en las bisagras de tu cuerpo. Los ganglios están agrupados debajo de las axilas, en el cuello, en el abdomen y en los pliegues de los muslos no solo para protegerlos, sino también para aprovechar los beneficios de los movimientos a lo largo del día, ya sea cuando caminas, cuando giras el cuello o cuando coges algo cientos de veces al día. Son tus drenajes fundamentales. Usarás al menos un grupo de ellos en cada secuencia. Todos los pequeños movimientos en las secuencias ayudan a impulsar la linfa. En cuanto estés familiarizada con el mapa linfático, te guiarás por la intuición.

Después de un par de intentos, asimilarás estas rutinas y será como si llevaras haciéndolas toda la vida. Cada paso dura solo unos segundos y cada secuencia, unos pocos minutos. Me gusta hacer referencia a imágenes de la naturaleza —arcoíris, cascadas, medialunas, océanos de algas y rayos de sol— para que tengas en la cabeza esas imágenes calmantes mientras te regalas un momento de cuidado personal.

Recuerda, tu cuerpo está saturado de linfa, tienes aproximadamente el doble de lo que tienes de sangre. Mientras practiques estas técnicas de automasaje, intenta sentir cómo los ríos de linfa bañan tus células y tejidos para eliminar las bacterias. Imagina que estás sumergiéndote en una vaina de salud blanca y protectora. También te animo a aumentar los beneficios de esta nueva rutina bebiendo mucha agua, eligiendo comida saludable y haciendo ejercicio con regularidad, algo que te encante. Estos hábitos ayudarán a tu linfa a seguir fluyendo, a eliminar toxinas y a estimular tu función inmunitaria.

Al final de cada secuencia, verás una serie de iconos que se corresponden a los ejercicios y remedios holísticos del capítulo 5. Incluir esos elementos de apoyo a tu rutina de cuidado personal te ayudará a conseguir un equilibrio ideal para eliminar impurezas y evitar la sobrecarga de tu sistema linfático. Un acercamiento multimodal es la mejor manera de lograr una salud linfática y disfrutar de sus muchos beneficios regenerativos.

NOTA: A menos que se indique específicamente, todas las secuencias deberían hacerse en la postura que te sea más cómoda: sentada, de pie, reclinada o tumbada en una esterilla de yoga o encima de la cama.

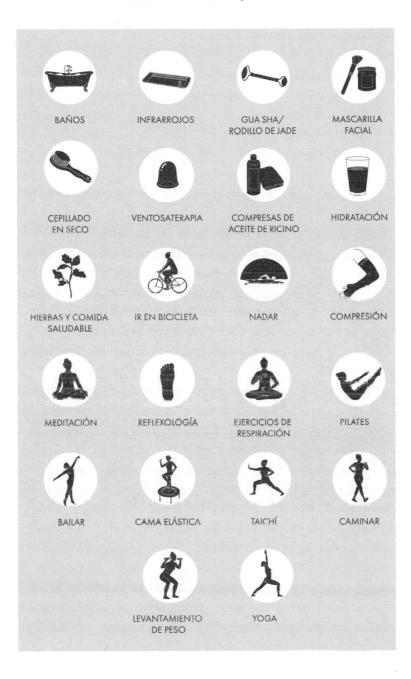

BAÑOS INFRARROJOS GUA SHA/ MASCARILLA
RODILLO DE JADE FACIAL

CEPILLADO VENTOSATERAPIA COMPRESAS DE HIDRATACIÓN
EN SECO ACEITE DE RICINO

HIERBAS Y COMIDA IR EN BICICLETA NADAR COMPRESIÓN
SALUDABLE

MEDITACIÓN REFLEXOLOGÍA EJERCICIOS DE PILATES
RESPIRACIÓN

BAILAR CAMA ELÁSTICA TAICHÍ CAMINAR

LEVANTAMIENTO YOGA
DE PESO

SÍNTOMAS COMUNES

- Congestión/Dolor de garganta
- Dolor de oídos
- Dolor de cabeza
- Congestión sinusal y alergias

Congestión/Dolor de garganta

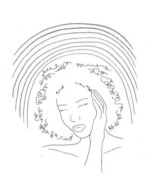

¿Alguna vez te has dado cuenta de lo vulnerable que es la garganta a la enfermedad, sobre todo durante el cambio de estación o justo antes de coger un resfriado? Quizá hayas notado cómo se te hinchan los ganglios linfáticos del cuello. A menudo son palpables cuando estás combatiendo una infección y, al suceder esto, es cuando la gente se da cuenta de que tiene un sistema linfático.

En la cabeza y en el cuello hay de cien a doscientos ganglios linfáticos y son tu primera defensa contra las bacterias y los virus que entran en tu cuerpo por la boca y la nariz. La boca, por ejemplo, está llena de bacterias. Las amígdalas son grandes grupos de células linfáticas (también conocidas como órganos linfáticos, como viste en el capítulo 1). Están situadas en la faringe y desempeñan un papel importante en la inmunidad asegurando que los cuerpos extraños no se cuelen en los pulmones ni en el sistema respiratorio. Producen anticuerpos para combatirlos y eliminarlos mediante la linfa. Hay linfa en las raíces de los dientes y en el tejido superficial de la base de la lengua.

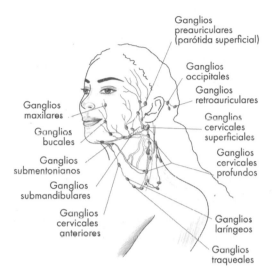

Ganglios preauriculares (parótida superficial)

Ganglios occipitales

Ganglios retroauriculares

Ganglios cervicales superficiales

Ganglios cervicales profundos

Ganglios laríngeos

Ganglios traqueales

Ganglios maxilares

Ganglios bucales

Ganglios submentonianos

Ganglios submandibulares

Ganglios cervicales anteriores

Usar ayurveda para la congestión o los dolores de garganta

En ayurveda hay un concepto llamado *ama*. Se refiere a los desechos no metabólicos, una acumulación de toxinas que puede atascar o debilitar las vías del cuerpo. Se dice que cuando ama no se limpia ni se elimina con frecuencia, se convierte en la causa de una enfermedad. Aunque distintos *doshas* manifiestan la falta de armonía con diversos síntomas, una acumulación de *ama* en el tracto digestivo o en el sistema respiratorio nos hace susceptibles a resfriados, flemas y mucosidad en los pulmones y los senos nasales. El líquido acumulado puede afectarte a los oídos, la nariz, la garganta, los pulmones y a los movimientos intestinales. Si te resfrías y te sientes cansada y pachucha, presta especial atención a tu dieta. Verás una lista de alimentos en las páginas 300-304, una lista de hierbas antiinflamatorias en las páginas 307-308 y una lista de comida que debes evitar en las páginas 305-307 (en concreto, productos lácteos, carne y gluten).

Pongo en práctica esta secuencia conmigo misma con mucha frecuencia y llevo años enseñándosela a mis clientes. Es más efectiva justo cuando notas que te estás resfriando, cuando se desarrolla una úlcera en la boca o un herpes, cuando empiezas a toser y a estornudar y te duele la garganta. Desarrollé este protocolo para mantenerte sana y aumentar las funciones naturales del cuerpo de limpieza y protección.

Una de mis clientas es una mujer de ochenta y muchos años con una vida social más activa que la mía. Está en constante riesgo de pillar la gripe o un resfriado debido a su exposición a otras personas, pero rara vez se pone enferma. Siempre me dice que es porque es diligente en cuanto al fortalecimiento de su inmunidad cuidando su sistema linfático.

Las pruebas demuestran que el estrés contribuye a estar enfermo. Todos nos ponemos malos en ocasiones, así que cuando ocurra, mira a ver qué está agotándote. Si notas que se inflan los ganglios linfáticos del cuello, piensa en las tensiones bajo las que estás y si puedes minimizar la presión que estás sintiendo. Cuando te están pasando demasiadas cosas, es fácil sentirse abrumado. Siempre puedes sacar tiempo para cuidarte. ¡Asegúrate de dormir lo suficiente! Es una de las maneras más sencillas y asequibles de beneficiar a tu sistema inmunitario.

Cuando empieces a notar ese hormigueo en la garganta o si has comido demasiado azúcar, bebido mucho alcohol o te has excedido con comida y bebidas poco saludables, usa esta secuencia para eliminar los desechos y estimular las enzimas antibacterianas en tu saliva para mantener el ecosistema de la boca equilibrado. Practico esta secuencia dos o tres veces al día cuando estoy pachucha. Esa sensación es un primer indicio de que mi cuerpo necesita ayuda. Cuanto más practiques el automasaje, más sintonizada estarás con tu cuerpo y serás capaz de percibir cuándo necesita un empujoncito. Esta secuencia es tan efectiva que espero que la incorpores en tu rutina cuando empiece a cambiar el tiempo o después de pasar la gripe, para eliminar el moco y la congestión.

NOTA: No hagas esta secuencia si tienes una infección grave o los ganglios linfáticos hinchados como resultado de una infección. Espera a que la infección haya pasado y consulta a tu médico antes de masajearte. Si tienes los ganglios linfáticos inflados en el cuello, esto no te lo quitará. Algunos ganglios linfáticos permanecen hinchados durante largos periodos de tiempo debido a infecciones dentales pasadas, problemas crónicos subyacentes (como un herpes) o a traumas en esa zona. Que te examine tu médico si lo considera necesario.

Paso 1

Estimula los ganglios linfáticos supraclaviculares izquierdos y derechos en la base del cuello justo encima de la clavícula. Presiona con las yemas de los dedos hacia los huecos sobre la clavícula. Haz el movimiento J mientras presionas ligeramente hacia abajo y hacia fuera, hacia los hombros. Repítelo diez veces.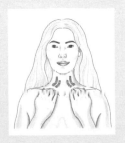

Paso 2

Realiza la secuencia «Cuello». Hay tres pasos:

1. Coloca las palmas de las manos en la base del cuello. Presiona la piel con cuidado mientras las mueves hacia abajo, hacia la clavícula. Repítelo diez veces.
2. Coloca las manos más alto, de modo que los meñiques descansen en el hueco detrás de las orejas, con las yemas de los dedos señalando en diagonal hacia las orejas. Usa las palmas para estirar la piel hacia abajo, hacia el cuello. Repítelo cinco veces.

3. Acaricia suavemente detrás de las orejas hacia el cuello. Repítelo cinco veces. Traga saliva una vez.

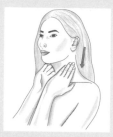
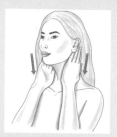
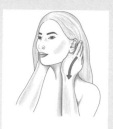

Paso 3

Realiza la secuencia «Spock»: Separa los dedos corazón y anular (como Spock). Coloca el dedo corazón y el índice detrás de las orejas, en el surco del cartílago, y el dedo anular y el meñique delante de las orejas. Masajea con cuidado hacia atrás y hacia abajo con un movimiento C. Repítelo diez veces. Esto estimula tanto los ganglios linfáticos preauriculares como los retroauriculares de los oídos. Debería ser un movimiento rítmico y relajante. Traga una vez.

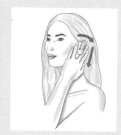

Paso 4

Coloca las manos detrás de las orejas, apoyando los meñiques en el surco del cartílago. Lleva hacia abajo con suavidad la base de las manos describiendo una C. Repítelo diez veces.

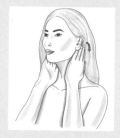

Paso 5

Estimula la zona linfática del cuello camisero: Coloca las manos encima de los hombros, con los codos apuntando rectos hacia delante. Inhala, luego deja caer los codos mientras exhalas, manteniendo las yemas de los dedos sobre los hombros. Repítelo cinco veces. Te ayudará a mover el líquido linfático desde la nuca hasta los ganglios sobre la clavícula.

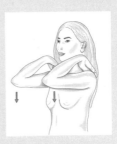

Paso 6

Repite el paso 3, la secuencia «Spock». Traga una vez.

Paso 7

Coloca las yemas de los dedos en la base del cráneo, en la cresta occipital. Con los dedos tocándose, paséalos suavemente por la cresta y luego deslízalos hacia abajo, hacia el cuello, como una cascada cayendo por una montaña. Repítelo diez veces.

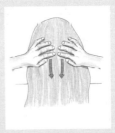

Paso 8

Repite el paso 5: Estimula la zona linfática del cuello camisero.

Paso 9

Con las yemas de los dedos masajea con movimientos C superpuestos desde la barbilla hasta los lóbulos de las orejas. Es el patrón de drenaje para los dientes (ganglios submentonianos), las glándulas salivares, la boca, los labios y la lengua (ganglios submandibulares). Esta parte también contiene las zonas de reflexología para el colon y el estómago, que se congestionan con un resfriado. Repítelo tres veces.

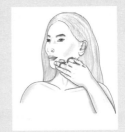

Paso 10

Con las yemas masajea con movimientos C horizontales desde la parte superior de las mejillas hasta las orejas. Esto estimulará los ganglios parotídeos (que drenan la cavidad nasal) y los ganglios linfáticos amigdalinos (que drenan las amígdalas). También es la zona refleja del colon y el corazón, lo que puede beneficiarte si tienes aquí *ama* acumulada. Repítelo cinco veces.

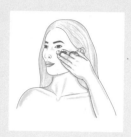

Paso 11

Coloca las yemas de los dedos índice y corazón a cada lado de las fosas nasales. Aguanta ahí unos segundos. Luego, pasa las yemas por debajo de los pómulos hasta las orejas. Es la zona refleja de los pulmones. Repítelo cinco veces.

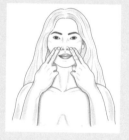

Paso 12

Da suaves pinceladas por la cara desde las mejillas a las orejas y desde la parte superior de la nariz hasta la frente y las orejas. Repítelo tres veces.

Paso 13

Masajea el puente de la nariz desde la frente hasta el nacimiento del pelo cinco veces. Esta es la zona refleja para el hígado y la vesícula biliar.

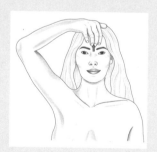

Paso 14

Pasa los dedos por el nacimiento del pelo hasta las sienes cinco veces. Después masajea con movimientos C las sienes. Repítelo cinco veces.

Paso 15
Abre bien la boca. Inhala profundamente. Exhala con un «Juuu» fuerte. Es el sonido asociado al estómago y al bazo. Repítelo tres veces.

Paso 16
Repite el paso 3, la secuencia «Spock», para despejar la congestión dentro y alrededor de tus oídos. Traga una vez.

Paso 17
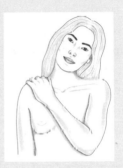
Lleva la oreja derecha al hombro derecho. Quédate ahí tres segundos, inspirando y espirando. Lleva la oreja izquierda al hombro izquierdo. Quédate ahí tres segundos, inspirando y espirando. Repítelo dos veces. Si estás cómodo, describe pequeños círculos con la cabeza, rotándola alrededor de los hombros. Cambia de dirección. Respira. Traga saliva dos veces. Estirar el cuello te quitará la tensión y el estancamiento en el cuello que podrían estar interfiriendo en el flujo de la linfa.

Paso 18
Repite el paso 2, la secuencia «Cuello».

Paso 19
Repite el paso 7: Masajea la cresta occipital en la base del cráneo.

Paso 20
Repite el paso 5: Estimula la zona linfática del cuello camisero.

Paso 21
Repite el paso 1: Estimula los ganglios linfáticos supraclaviculares derechos e izquierdos en la base del cuello.

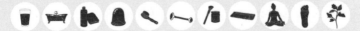

Dolor de oídos

Si eres propensa al dolor de oídos, a alergias o a acumular cera o líquido en los oídos, esta secuencia es para ti. Si te acabas de recuperar de un resfriado, contribuirá a retirar el líquido extra que se haya atascado en los oídos. En verano, cuando nadamos mucho, acudo a ella para eliminar cualquier residuo de fluidos.

A mis clientes les encanta esta secuencia por la nitidez que le da a su audición. También ayuda a resolver problemas sinusales y alivia los síntomas de la disfunción temporomandibular (DTM), una tensión en la mandíbula que puede provocar dolor y dificultad para comer. Es sutil pero potente. Los expertos en la pérdida auditiva te dirán que el estrés afecta al oído porque altera la circulación sanguínea. Además, en los oídos está situado el sistema (vestibular) del control motor de tu cuerpo, que mantiene el equilibrio y la postura, y te permite caminar sin caerte. Los canales de fluido en el oído interno están involucrados en el movimiento de los músculos y las articulaciones, e incluso en sentir sensaciones en las manos y los pies.

Los patrones de drenaje linfático del oído al final van a los ganglios linfáticos supraclaviculares izquierdos y derechos en la clavícula. La linfa de los oídos se drena en los ganglios preauriculares y retroauriculares delante y detrás de las orejas, por eso me gusta tanto la secuencia «Spock». Es importante estimular la cresta occipital en la base del cráneo y detrás del cuello para hacer que la linfa fluya hacia la nuca.

Por último, si miramos el aspecto emocional de este masaje, pensemos en el ruido del mundo exterior comparado con nuestra voz interna. ¿Cómo puedes ser más compasiva contigo misma? Te invito a escuchar tu yo interior mientras realizas esta secuencia. Sintonizar con tu voz interna puede ayudarte a sentir la cabeza más despejada.

Si llevas pendientes, no tires de ellos. Quizá sea mejor que te los quites antes de empezar. En mi consulta he descubierto que algunas personas desarrollan alergias al metal al envejecer. Fíjate si te está pasando a ti también.

NOTA: Si has tenido varias veces dolor de oídos o se trata de un dolor crónico, consulta a tu médico de cabecera o a un otorrino-laringólogo.

Cómo resolver un dolor de oídos y la DTM al mismo tiempo

Un cliente virtual llamado Zion contactó conmigo porque acababa de tener una infección de oídos. Aunque la infección aguda había desaparecido, seguía teniendo dolor de oídos todo el día, que empezaba por la mañana tras despertarse. También me dijo le dolía la mandíbula desde hacía años debido a la DTM por rechinar los dientes mientras dormía, a pesar de que por la noche llevaba un protector bucal. Encima, le acababan de hacer un tratamiento dental doloroso, tenía la mandíbula inflamada y le costaba abrirla. Le enseñé las vías de drenaje linfático alrededor y detrás de los oídos y en el cuello (que están situadas en las articulaciones para abrir y cerrar la mandíbula). Le enseñé cómo hacer la secuencia «Dolor de oídos» y mantuvimos el contacto por correo electrónico. Al cabo de un par de meses practicando el automasaje con constancia, me dijo que estaba asombrado: no solo había desaparecido el dolor de oídos crónico, sino que tenía mucho mejor la mandíbula porque el masaje linfático le había ayudado a liberar tensión muscular que impedía el flujo de la linfa. A muchas personas les enseñan a masajear de forma profunda los músculos de la mandíbula cuando tienen DTM, pero eso puede provocar justo la reacción contraria y crear más inflamación. Si te acercas a la musculatura de la cara con suavidad, puedes crear un ambiente más armonioso para que los músculos se ablanden mientras mantienes el flujo de la linfa. Después de hacer esta secuencia de automasaje, Zion fue capaz de volver a abrir del todo la mandíbula y el dolor se redujo significativamente. Me mandó este mensaje: «¡Esto me ha dejado alucinado!».

Paso 1

Estimula los ganglios linfáticos supraclaviculares derechos e izquierdos en la base del
cuello justo encima de la clavícula. Presiona
con las yemas de los dedos hacia abajo, hacia los huecos encima de la clavícula. Describe una J mientras presionas con suavidad
hacia abajo y hacia fuera, hacia los hombros.
Repítelo diez veces.

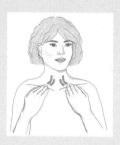

Paso 2

Realiza la secuencia «Cuello». Hay tres pasos:

1. Coloca las palmas de las manos en la base del cuello. Presiona la
   piel con cuidado mientras las mueves hacia abajo, hacia la clavícula. Repítelo diez veces.
2. Coloca las manos más arriba, de modo que los meñiques descansen en el hueco detrás de las orejas, con las yemas de los dedos
   señalando en diagonal hacia las orejas. Usa las palmas para estirar
   la piel hacia abajo, hacia el cuello. Repítelo cinco veces.
3. Acaricia suavemente detrás de las orejas hacia el cuello. Repítelo
   cinco veces. Traga saliva una vez.

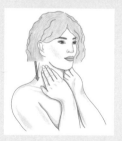
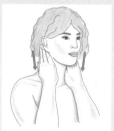
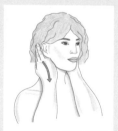

Paso 3

Realiza la secuencia «Spock»: Separa los dedos corazón y anular (como Spock). Coloca el dedo corazón y el índice detrás de la oreja, en el surco del cartílago, y el dedo anular y el meñique delante de la oreja. Masajea con cuidado hacia atrás y hacia abajo con un movimiento C. Repítelo diez veces. Esto estimula tanto los ganglios linfáticos preauriculares como los retroauriculares de los oídos. Debería ser un movimiento rítmico y relajante. Traga una vez.

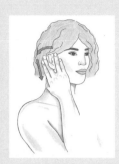

Paso 4

Coloca las manos detrás de las orejas, apoyando los meñiques en el surco del cartílago. Lleva hacia abajo con suavidad la base de las manos describiendo una C. Repítelo diez veces.

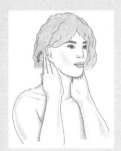

Paso 5

Coloca las yemas de los dedos en la base del cráneo, en la cresta occipital. Con los dedos tocándose, paséalos suavemente por la cresta y luego deslízalos hacia el cuello, como una cascada cayendo por una montaña. Repítelo diez veces.

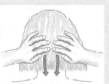

Paso 6

Repite el paso 3, la secuencia «Spock». Traga saliva una vez.

Paso 7

Da suaves pinceladas desde detrás de las orejas hasta abajo, en el cuello. Repítelo tres veces.

Paso 8

Estimula la zona linfática del cuello camisero: Coloca las manos encima de los hombros, con los codos apuntando rectos hacia delante. Inhala, luego deja caer los codos mientras exhalas, manteniendo las yemas de los dedos sobre los hombros. Repítelo cinco veces. Te ayudará a mover el líquido linfático desde la nuca hasta los ganglios sobre la clavícula.

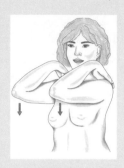

Paso 9

Estimula la zona linfática del cuello camisero primero un lado y después el otro: Coloca una mano en el hombro opuesto, apoyando el antebrazo en diagonal por encima del pecho. Deja caer el codo mientras estiras el cuello llevando la oreja al cuello y respirando hondo. Repítelo cinco veces. Repítelo con el otro lado cinco veces.

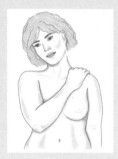

Paso 10

Repite el paso 3, la secuencia «Spock». Traga una vez.

Paso 11

Tira de las orejas:

1. Con el dedo índice y el pulgar derecho estira suavemente el cartílago en el interior del lóbulo hacia abajo y hacia fuera, hacia la parte posterior de la cabeza. Aguanta diez segundos mientras respiras profundamente. Suelta la oreja, abre y cierra la boca dos veces y traga saliva una vez.

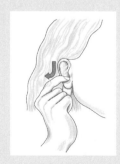

2. Mueve el índice y el pulgar a otro sitio dentro del lóbulo de la oreja. Estira suavemente el lóbulo hacia abajo y hacia fuera, hacia la parte posterior de la cabeza. Aguanta diez segundos mientras respiras profundamente. Suelta el lóbulo de la oreja, abre y cierra la boca dos veces y traga saliva una vez.

3. Continúa trabajando por todo el lóbulo hacia la parte superior de la oreja. Estira con suavidad el cartílago en cada parte hacia fuera, hacia la parte posterior del cuero cabelludo y aguanta ahí diez segundos. (Si llevas pendientes, evita tocarlos).

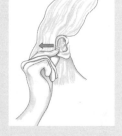

4. Describe pequeños movimientos.C dentro de la parte superior de la oreja, donde el cartílago es fino. Continúa masajeando hacia abajo y hacia fuera, apartando el fluido de la cara.

5. Con el dedo índice dentro de la oreja, coge el pequeño nódulo puntiagudo delante de la oreja, donde esta se encuentra con la mejilla, llamado trago. Tira hacia la mejilla. Aguanta diez segundos. Mueve el nódulo hacia arriba y hacia abajo y de nuevo hacia la mejilla. Suelta la oreja, abre y cierra la boca dos veces y traga una vez.

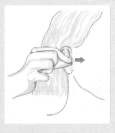

6. Coloca los dedos en la parte superior del pómulo delante de la oreja. Haz pequeños movimientos C hacia el nacimiento del pelo, por encima de la oreja, y luego baja al cuello. Repítelo cinco veces.

Paso 12
Repite el paso 11 con la otra oreja.

Paso 13

Da suaves pinceladas por la cara desde la barbilla hasta la oreja, desde la mejilla hasta la oreja, y desde la frente hasta la oreja. Repítelo tres veces.

Paso 14

Repite el paso 3, la secuencia «Spock».

Paso 15

Repite el paso 5: Masajea la cresta occipital en la base del cráneo.

Paso 16

Da suaves pinceladas por la nuca hacia la clavícula. Repítelo cinco veces.

Paso 17

Repite el paso 9: Estira el cuello. Lleva la oreja hacia el hombro. Inhala profundamente y exhala mientras mantienes el estiramiento diez segundos antes de relajar. Repítelo con el otro lado del cuello. Hazlo dos veces en cada lado. Rota el cuello si te resulta cómodo.

Paso 18

Repite el paso 2, la secuencia «Cuello».

Paso 19

Repite el paso 1: Estimula los ganglios linfáticos supraclaviculares derechos e izquierdos en la base del cuello.

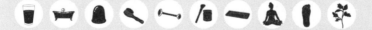

Dolor de cabeza

Desarrollé esta secuencia después de enterarme del innovador descubrimiento del sistema glinfático en el cerebro del que he hablado en el capítulo 2. Estudios recientes han demostrado que los vasos linfáticos que rodean el cerebro desempeñan un papel importante en las enfermedades neuroinflamatorias y las infecciones cerebrales. El sistema glinfático, que se llama así por las células gliales y el sistema linfático que imita, explica cómo funciona el sistema linfático con líquido cefalorraquídeo para limpiar el exceso de fluidos, sustancias disueltas y desechos del cerebro mediante los vasos linfáticos cuando dormimos.

Los neurocientíficos han descubierto que los vasos linfáticos del cerebro ayudan a eliminar la placa amiloide (grupos de proteínas que se acumulan en cantidades anormales en pacientes con Alzheimer y que son responsables de la alteración de la función celular), razón por la cual dormir bien por la noche es aún más urgente. Con el tiempo, los vasos linfáticos se estrechan, de manera que les cuesta más limpiar los desechos de las neuronas para que puedan funcionar y comunicarse con eficacia.

No puedo enfatizar lo suficiente la importancia de este descubrimiento. Los directores del NIH creen que aparecerán curas para los trastornos neurológicos después de estudiar el vínculo entre el sistema glinfático y la eliminación de restos celulares del cerebro. ¡Una buena salud glinfática es esencial para una buena salud cerebral!

Mientras los investigadores desarrollan formas de tratar el estrechamiento de los vasos linfáticos, puedes ir avanzando con el automasaje, dado que conoces los principios sobre cómo responden los vasos linfáticos al tacto y al movimiento. Notarás que los dolores de cabeza, el marco o el aturdimiento mejorarán con esta secuencia porque estás aumentando la absorción y la velocidad de transporte de los residuos celulares. He tenido maravillosos resultados con este protocolo con clientes que sufrían migrañas, dolores de cabeza por estrés, enfermedades como la de Lyme, y afecciones autoinmunes como el lupus que pueden provocar dolores de cabeza.

Antes de empezar, recuerda que el lado derecho de la cabeza drena hacia los ganglios supraclaviculares derechos y el lado izquierdo de la cabeza drena hacia los ganglios izquierdos. Conforme avances en la secuencia, imagina el líquido limpiando los desechos de manera similar a cuando el agua arrastra las hojas por los canalones, creando un camino para que fluya el agua limpia sin problemas.

Paso 1

Estimula los ganglios linfáticos supraclaviculares izquierdos y derechos en la base del cuello justo encima de la clavícula. Presiona con las yemas de los dedos hacia los huecos sobre la clavícula. Haz el movimiento J mientras presionas ligeramente hacia abajo y hacia fuera, hacia los hombros. Repítelo diez veces.

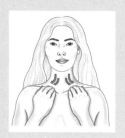

Paso 2

Realiza la secuencia «Cuello». Hay tres pasos:

1. Coloca las palmas de las manos en la base del cuello. Presiona la piel con cuidado mientras las mueves hacia abajo, hacia la clavícula. Repítelo diez veces.
2. Coloca las manos más arriba, de modo que los meñiques descansen en el hueco detrás de las orejas, con las yemas de los dedos señalando en diagonal hacia las

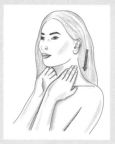

orejas. Usa las palmas para estirar la piel hacia abajo, hacia el cuello. Repítelo cinco veces.
3. Acaricia suavemente detrás de las orejas hacia el cuello. Repítelo cinco veces. Traga saliva una vez.

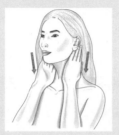 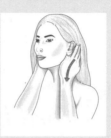

Paso 3

Realiza la secuencia «Spock»: Separa los dedos corazón y anular (como Spock). Coloca el dedo corazón y el índice detrás de las orejas, en el surco del cartílago, y el dedo anular y el meñique delante de las orejas. Masajea con cuidado hacia atrás y hacia abajo con un movimiento C. Repítelo diez veces. Esto estimula tanto los ganglios linfáticos preauriculares como los retroauriculares de los oídos. Debería ser un movimiento rítmico y relajante. Traga una vez.

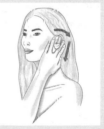

Paso 4

Estira el cuello: Lleva la oreja hacia el hombro. Inhala profundamente y exhala mientras mantienes el estiramiento diez segundos antes de relajar. Repítelo con el otro lado del cuello. Hazlo dos veces en cada lado. Rota el cuello si te resulta cómodo.

Paso 5

Inhala llevando los hombros hacia las orejas. Exhala relajando los hombros. Repítelo cinco veces.

Paso 6

Coloca las yemas de los dedos en la base del cráneo, en la cresta occipital. Con los dedos tocándose, paséalos suavemente por la cresta y luego deslízalos hacia el cuello, como una cascada cayendo por una montaña. Repítelo diez veces.

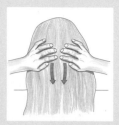

Paso 7

Estimula la zona linfática del cuello camisero: Coloca las manos encima de los hombros, con los codos apuntando rectos hacia delante. Inhala, luego deja caer los codos mientras exhalas, manteniendo las yemas de los dedos sobre los hombros. Repítelo cinco veces. Te ayudará a mover el líquido linfático desde la nuca hasta los ganglios sobre la clavícula.

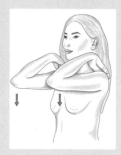

Paso 8

Acaricia ligeramente la cara con los dedos desde la barbilla a las orejas. Da largas pinceladas desde las mejillas a las orejas y desde la frente a las orejas. Repítelo tres veces.

Paso 9

Masajea el cuero cabelludo con las yemas de los dedos como si estuvieras poniéndote champú en el pelo. Masajea toda la cabeza hacia atrás y hacia abajo, hacia la nuca para estimular el sistema glinfático del cerebro. Visualiza tu cerebro como una luz limpia y brillante.

Paso 10

Dibuja arcoíris en el cuero cabelludo. Hay tres pasos:

1. Coloca la mano derecha encima de la cabeza en medio del cuero cabelludo. Dibuja formas de arcoíris con la base de las manos hacia el lado derecho para mover el fluido hacia la nuca. Detente justo detrás de la oreja derecha. Repítelo cinco veces. Repítelo en el lado izquierdo cinco veces.
2. Coloca la mano derecha un poco más abajo en la cabeza, más cerca del oído. Haz arcoíris con la base de la mano hacia abajo,

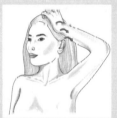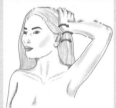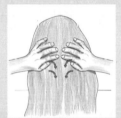

hacia la nuca. Repítelo cinco veces. Repítelo en el lado izquierdo cinco veces.
3. Coloca las manos encima de la cabeza, cerca del occipucio en la base del cráneo. Con la parte inferior de las manos, haz movimientos C bajando hacia la nuca. Repítelo cinco veces.

Paso 11

Coloca las manos detrás de las orejas, apoyando los meñiques en el surco del cartílago. Lleva hacia abajo con suavidad la base de las manos describiendo una C. Repítelo diez veces.

Paso 12
Repite el paso 3, la secuencia «Spock».

Paso 13
Con pequeños movimientos en forma de C
masajea las sienes, allí donde te frotas cuando
tienes dolor de cabeza. Puedes encontrar ese
punto abriendo y cerrando la boca hasta que
se toquen los dientes. Los músculos en el lateral de la frente se moverán. Es una zona
maravillosa para masajearse si aprietas los
dientes y tienes DTM, pero hazlo con suavidad
y cariño. Repítelo diez veces. Traga una vez.

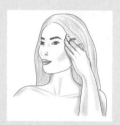

Paso 14
Repite el paso 10. Dibuja arcoíris en el cuello cabelludo.

Paso 15
Repite el paso 9: Masajea el cuero cabelludo con las yemas de los
dedos como si te estuvieras poniendo champú en el pelo.

Paso 16
Repite el paso 6: Masajea la cresta occipital en la base del cráneo.
Traga dos veces.

Paso 17
Repite el paso 8: Acaricia suavemente la zona del nacimiento del pelo,
la frente y la cara.

Paso 18
Repite el paso 4: Estira el cuello.

Paso 19

Rota la cabeza despacio en todas las direcciones. Si eres propenso al vértigo, sáltate este paso.

Paso 20

Levanta los hombros: Levanta los hombros hacia las orejas. Inhala, aguanta la respiración tres segundos, luego exhala y relaja los hombros. Repítelo cinco veces.

Paso 21

Frota una palma contra la otra con energía. Cuando se hayan calentado, colócalas encima de los ojos. Déjalas ahí diez segundos mientras respiras profundamente. Al quitar las manos, presiona los pómulos con las palmas.

Paso 22

Repite el paso 7: Estimula la zona linfática del cuello camisero.

Paso 23

Repite el paso 1: Estimula tres veces los ganglios linfáticos supraclaviculares izquierdos y derechos en la base del cuello.

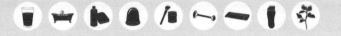

Congestión sinusal y alergias

La congestión sinusal y las alergias son muy comunes. Los senos son cavidades en el cráneo, y los huesos de tu cara están cubiertos con una fina capa de mucosidad, parte del tracto respiratorio que se extiende de la nariz a la garganta. Son bolsas llenas de aire, espacios vacíos que filtran y limpian el aire que entra en la nariz, atraviesa los senos y baja hacia los pulmones. Tal vez hayas estado combatiendo problemas sinusales durante años o hayas desarrollado síntomas más tarde en tu vida; sea como sea tus senos están conectados al cerebro, así que es esencial mantener esas vías libres de infecciones.

Los senos se encuentran en la cara y en la parte posterior de la cabeza. Los senos maxilares están situados a ambos lados de las fosas nasales, cerca de los pómulos. Encima de los ojos, junto a la frente, incluida la zona de las cejas, están los senos frontales. A cada lado del puente de la nariz, cerca de los ojos, están los senos etmoidales. Detrás de los etmoidales se hallan los senos esfenoidales y por eso te masajearás la línea en la base del cráneo (la cresta occipital).

Tus senos necesitan drenar libremente. Las alergias, las infecciones (que producen mucosidad extra) y otras irritaciones pueden inflamar el tejido sinusal y estrechar las vías de aire, provocando dolor. La inflamación puede afectar a los senos frontales alrededor de los ojos y al puente de la nariz, lo que explica por qué a veces da dolor de cabeza sinusal.

Si tus problemas sinusales son el resultado de alguna alergia, te ayudará hacerte las pruebas de la alergia para determinar el origen de la reacción alérgica. La causa puede estar en el aire, por ejemplo, en el polen en suspensión, o puede ser algo de tu dieta o el medio ambiente. Los síntomas sinusales también pueden ser el resultado de un tabique desviado, que inhibe la respiración.

Sea cual sea el motivo de tus problemas sinusales, esta secuencia está diseñada para abrir la cavidad de los senos, drenar el exceso de mucosidad y despejar la vía linfática de drenaje en el cuello. Te animo a tragar saliva durante las secuencias para estimular las contracciones musculares que ocurren cuando se drena fluido de la cabeza al cuello.

Cuando masajeas ciertos puntos de la cabeza, puedes aliviar la presión y el dolor que tengas alrededor de los pómulos, la mandíbula y el cuello. Algunos de mis clientes notan que sus problemas sinusales aumentan por situaciones distintas a la exposición ambiental y no saben muy bien de dónde vienen. A menudo les pregunto si les han hecho algún tratamiento dental, porque las bacterias en la boca pueden llegar a los senos. También los animo a hacer un inventario de su paisaje emocional. Los pensamientos se forman en el córtex prefrontal del cerebro, que está justo encima de la cavidad sinusal. Con frecuencia, el estrés mental crea tensión muscular que carga esa zona y ese podría ser tu caso si, energéticamente hablando, tus pensamientos están sofocando tu imaginación.

Paso 1

Estimula los ganglios linfáticos supraclaviculares izquierdos y derechos en la base del cuello justo encima de la clavícula. Presiona con las yemas de los dedos hacia los huecos sobre la clavícula. Haz el movimiento J mientras presionas ligeramente hacia abajo y hacia fuera, hacia los hombros. Repítelo diez veces.

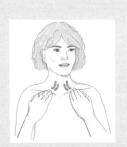

Paso 2

Realiza la secuencia «Cuello». Hay tres pasos:

1. Coloca las palmas de las manos en la base del cuello. Presiona la piel con cuidado mientras las mueves hacia abajo, hacia la clavícula. Repítelo diez veces.
2. Coloca las manos más arriba, de modo que los meñiques descansen en el hueco detrás de las orejas, con las yemas de los dedos señalando en diagonal hacia las orejas. Usa las palmas para estirar la piel hacia abajo, hacia el cuello. Repítelo cinco veces.

3. Acaricia suavemente detrás de las orejas hacia el cuello. Repítelo cinco veces. Traga saliva una vez.

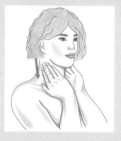 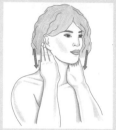 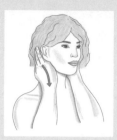

Paso 3

Realiza la secuencia «Spock»: Separa los dedos corazón y anular (como Spock). Coloca el dedo corazón y el índice detrás de la oreja, en el surco del cartílago, y el dedo anular y el meñique delante de la oreja. Masajea con cuidado hacia atrás y hacia abajo con un movimiento C. Repítelo diez veces. Esto estimula tanto los ganglios linfáticos preauriculares como los retroauriculares de los oídos. Debería ser un movimiento rítmico y relajante. Traga una vez.

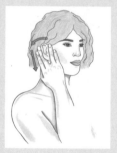

Paso 4

Coloca las yemas de los dedos en la base del cráneo, en la cresta occipital. Con los dedos tocándose, paséalos suavemente por la cresta y luego deslízalos hacia el cuello, como una cascada cayendo por una montaña. Repítelo diez veces.

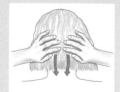

Paso 5

Estimula la zona linfática del cuello camisero: Coloca las manos encima de los hombros, con los codos apuntando rectos hacia delante. Inhala, luego deja caer los codos mientras exhalas, manteniendo las yemas de los dedos sobre los hombros. Repítelo cinco veces. Te ayudará a mover el líquido linfático desde la nuca hasta los ganglios sobre la clavícula.

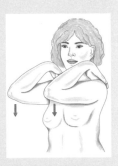

Paso 6

Da suaves pinceladas por la cara desde la barbilla hasta las orejas, desde las mejillas hasta las orejas, y desde el puente de la nariz hasta la frente y luego hasta las orejas. Repítelo tres veces.

Paso 7

Con las yemas de los dedos masajea con movimientos C superpuestos desde la barbilla hasta los lóbulos de las orejas. Es el patrón de drenaje para los dientes (ganglios submentonianos), las glándulas salivares, la boca, los labios y la lengua (ganglios submandibulares). Repítelo tres veces.

Paso 8

Con las yemas de los dedos, masajea con movimientos C desde las mejillas hasta las orejas. Esto estimulará los ganglios parotídeos (que drenan la cavidad nasal) y los ganglios linfáticos amigdalinos (que drenan las amígdalas). También es la zona refleja del colon y el corazón, lo que puede beneficiarte si tienes aquí *ama* acumulada. Repítelo tres veces.

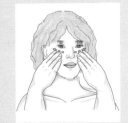

Paso 9

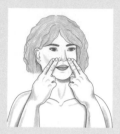

Coloca la punta de dos dedos a cada lado de las fosas nasales donde están situados los senos. Presiona ligeramente hacia abajo y hacia fuera para drenar el fluido de la cavidad nasal. Por favor, hazlo con mucha suavidad para tocar el líquido justo debajo de la piel. Contén las ganas de apretar con fuerza.

Inspira profundamente, inhala por la nariz y exhala por la nariz (si no estás demasiado congestionada). Repítelo cinco veces.

Paso 10

Coloca los dedos un poco más arriba, a los lados de la nariz. Presiona ligeramente hacia abajo y hacia fuera, aguantando el estiramiento de la piel diez segundos y respirando hondo. Repítelo tres veces.

Paso 11

Da unos toquecitos con las yemas de los dedos desde la nariz hasta los pómulos y las orejas. Repítelo tres veces.

Paso 12

Da suaves pinceladas desde la base de la nariz y las mejillas hasta las orejas.

Paso 13

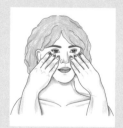

Coloca las yemas de los dedos debajo de los ojos, desplegando en abanico los dedos. Presiona ligeramente la piel durante tres segundos, respirando hondo. Notarás aquí la parte superior de los pómulos. Presiona con mucha suavidad por encima de los pómulos hasta las orejas. Repítelo cinco veces.

Paso 14

Da unos toquecitos con las yemas de los dedos encima de los pómulos hacia las sienes. Repítelo cinco veces.

Paso 15

Masajea con las yemas de los dedos y movimientos C suaves por el hueso temporal, donde se encuentra la parte superior de los pómulos con las orejas. Repítelo cinco veces. Traga una vez.

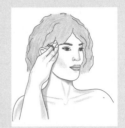

Paso 16

Masajea entre las cejas hacia la frente, donde está el tercer ojo y el sexto chakra, el centro de intuición. Este es un buen sitio para los senos y las alergias (¡y la línea de bótox!). Repítelo cinco veces.

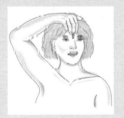

Paso 17

Coloca los dedos índice y corazón en el extremo interior de cada ceja. Pellizca con cuidado y levanta las cejas. Aguanta diez segundos. Repítelo dos veces.

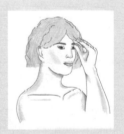

Paso 18

Pellizca las cejas y levántalas en dos puntos más: en el centro y en el extremo exterior. Repítelo dos veces.

Paso 19

Da suaves pinceladas por las cejas para mover el fluido hacia la parte superior de las orejas. Repítelo tres veces.

Paso 20

Masajea cada lado de la frente hacia las orejas. Masajea la parte más alta de la frente, en el nacimiento del pelo. Repítelo cinco veces.

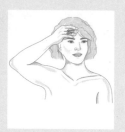

Paso 21

Repite el paso 15: Masajea las sienes con suavidad y movimientos C. Repítelo diez veces.

Paso 22

Repite el paso 6: Da suaves pinceladas con los dedos por la cara desde la barbilla hasta las orejas, desde las mejillas hasta las orejas, y desde el puente de la nariz hasta la frente y luego hasta las orejas. Repítelo tres veces.

Paso 23

Repite el paso 4: Masajea la cresta occipital en la base del cráneo. Luego da suaves pinceladas detrás de las orejas y hacia el cuello.

Paso 24

Repite el paso 3, la secuencia «Spock».

Paso 25

Repite el paso 2, la secuencia «Cuello».

Paso 26

Repite el paso 1: Estimula los ganglios linfáticos supraclaviculares izquierdos y derechos en la base del cuello.

NOTA: Recomiendo para después un vapor facial, una irrigación nasal o aplicar paños calientes.

SALUD DIGESTIVA

- Respiración diafragmática profunda
- Masaje abdominal

Problemas digestivos

Desde los alimentos que comemos hasta el estrés al que estamos sometidos pasando por los medicamentos que tomamos, nuestra salud gastrointestinal a menudo es víctima de las realidades de la vida moderna. Pero mantener un intestino equilibrado es primordial para una buena salud inmunitaria, así como para una óptima digestión y un cutis radiante.

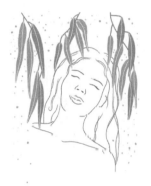

La distensión abdominal y los problemas digestivos son unas de las mayores preocupaciones de la mayoría de mis clientes. Es quizá la casilla que más marcan los nuevos clientes en el formulario de admisión. Como se trató en el capítulo 2, la inflamación intestinal está muy extendida hoy en día. En gran medida es el resultado del consumo de alimentos de baja calidad, productos químicos y antibióticos, aunque el estrés también pasa factura a nuestra barriga. Mis clientes suelen decir: «La mayor parte de lo que como es ecológico, pero aun así siempre estoy inflado». Casi todos admiten estar siempre estresados, lo que suele ser la causa oculta de sus problemas digestivos.

La cultura occidental considera tabú masajear el abdomen, y es una lástima, puesto que la mayoría de nuestros órganos vitales y varios órganos linfoides están situados en la barriga. De allí salimos todos. Literalmente nos desarrollamos hacia fuera desde el cordón umbilical en el obligo. El intestino delgado, el colon, el hígado, el bazo, el estómago y la vesícula biliar, todos tienen movimiento intrínseco y motilidad, llamada peristalsis, necesaria para un funcionamiento óptimo. Estos órganos pueden verse afectados e ir más lentos por el estrés, la alimentación y el estilo de vida. Muchas personas sufren estreñimiento o son muy irregulares y se preocupan.

Cuando iba a la universidad, mi digestión se volvió sensible debido a cambios hormonales, al estrés y a la comida poco saludable de la cafetería en la residencia. Comiera lo que comiese, me hinchaba. Con solo mirar el chocolate, me engordaba dos kilos. Uno de los motivos por los que me hice profesional del sistema linfático fue por el alivio que sentía con los tratamientos de drenaje linfático en la escuela de masaje. No solo redujeron la distensión abdominal, sino que también me desapareció el acné. Después de los tratamientos linfáticos, me sentía menos pesada, con más energía y vitalidad.

A lo largo de mi carrera, he ayudado a muchos clientes a tratar su inflamación crónica usando técnicas de drenaje linfático en el abdomen. Como el hígado, la vesícula biliar, el bazo, el colon y el intestino delgado tienen un papel en la eliminación, es fundamental que comprendas tu anatomía para armonizar el flujo linfático de esta zona. Las técnicas de automasaje de esta secuencia están diseñadas para aliviar la tensión que se adhiere al intestino, para estimular la función saludable del tracto digestivo, aumentar la absorción de grasas, reducir la inflamación y calmar el estrés y la ansiedad.

Cómo librarse de la hinchazón del vientre

Maxine, de treinta y tantos años, vino a verme por recomendación de un especialista en medicina integral al que había ido porque creía que el estrés laboral era la causa de su estreñimiento y la distensión abdominal. Afirmaba que no iba a poder cambiar de trabajo a corto plazo y sabía que debía atender sus problemas digestivos. Reconoció que el estrés y las emociones se le iban a la barriga. Me dijo que solía sufrir estreñimiento en el instituto antes de los exámenes. También había tenido dolor de estómago en grandes reuniones sociales y en el lugar de trabajo.

Aunque Maxine hacía décadas que tenía problemas de estreñimiento, incluso después de cambiar de dieta, se preguntó si su digestión estaría relacionada con los niveles de estrés, porque se había dado cuenta de que no tenía molestias de estómago cuando estaba de vacaciones ni cuando no se sentía abrumada por las responsabilidades. Tras cada una de nuestras sesiones, me mandaba un mensaje con el emoticono de caca sonriente, y gritaba de alegría cuando se le movían las tripas. Le enseñé a Maxine cómo hacer la respiración diafragmática y cómo masajearse la barriga para que pudiera hacerlo ella sola entre visita y visita. También me aseguré de que bebiera mucha agua durante el día para que no se le deshidrataran las vías linfáticas. Al cabo de unos meses, me dijo que el estreñimiento había desaparecido y ¡hasta había perdido unos kilos! No tenía el vientre hinchado y practicaba con frecuencia las técnicas de respiración que le había enseñado. Me dijo que con esas herramientas se sentía mejor equipada para gestionar el estrés al que se enfrentaba en el trabajo.

Respiración diafragmática profunda

Muchos de mis clientes no respiran. Bueno, claro que respiran, pero no están respirando del todo. La respiración superficial con el pecho —a lo que la mayoría está acostumbrada— no es lo mismo que la respiración diafragmática. Como has leído antes en este libro, la respiración diafragmática profunda es una de las cosas más efectivas que puedes hacer para ayudar a mover tu río de linfa desde la parte inferior del cuerpo y las piernas hacia el conducto torácico y el corazón. Los ganglios linfáticos lumbares están situados entre el diafragma y la pelvis. Esos ganglios drenan los órganos pélvicos y la pared abdominal. Intenta visualizar los vasos linfáticos en la limpieza del tracto gastrointestinal, absorbiendo la grasa y eliminando los desechos mientras practicas la técnica de la respiración diafragmática profunda. Para estimular la motilidad del sistema digestivo, sigue estos sencillos pasos. Esta secuencia te ayudará a estar más tranquila en cuestión de minutos.

Paso 1

Túmbate en una postura cómoda. Coloca las manos en el abdomen. Asegúrate de que los codos estén relajados. Si dispones de espacio, pon cojines debajo de los brazos para que no haya nada de tensión en el cuerpo. Relaja la mandíbula, la garganta y la frente.

Paso 2

Inspira hondo, expandiendo el vientre en tus manos como si inflaras un globo. Cuenta hasta cinco. Al exhalar, cuenta hacia atrás desde cinco y deja que se relaje el estómago. Vuelve a inhalar. Cuando exhales, nota la parte posterior del cuerpo ablandarse sobre la superficie que tienes debajo. Repítelo cinco veces.

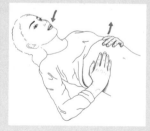

Paso 3

Respira hacia los lados del torso. Siente cómo la respiración llena de aire
ambos lados de la caja torácica. Exhala y nota cómo se relajan las costillas.
Repítelo cinco veces.

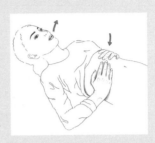

Paso 4

Inhala más alto ahora, llevando la respiración hacia el pecho. Permite
que el aire suba desde el estómago hasta el esternón. Nota cómo se
expande hacia el corazón y el esternón. Imagina los colores del tercer
y cuarto chakra, amarillo y verde, llenándote el pecho. Exhala despacio y piensa en soltar lo que ya no te sirve. Repítelo cinco veces.

Paso 5

Inhala hasta los hombros, llenando de aire el corazón y los pulmones.
Exhala despacio, permitiendo que la parte posterior de tu cuerpo se
relaje en la superficie que tienes debajo de ti. Repítelo cinco veces.

Paso 6

La respiración M y la técnica espiral:
Vas a respirar en nueve sitios del abdomen. Harás dos inhalaciones y exhalaciones completas para cada posición de la mano. Mientras exhalas,
mueve los dedos en espiral hacia el
vientre. Usarás una presión firme
—más profunda que en masajes anteriores— y la acción será vertical, no
horizontal.

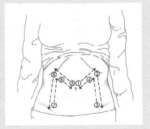

Las nueve posiciones de la mano formarán una M en la barriga,
lo que te ayudará a liberar *ama* del colon.

1. La primera posición es colocar directamente la mano encima del ombligo. Inhala profundo y expande la respiración hacia el ombligo. Al exhalar, describe una espiral con los dedos hacia la barriga. Continúa respirando hacia abajo. Repítelo una vez.

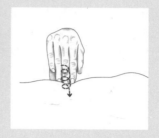

2. La segunda posición de la mano: Pon la mano debajo de la caja torácica izquierda (donde están situados el estómago y el bazo). Inhala hacia este sitio. Al exhalar, describe círculos con los dedos con fuerza en este punto. Repítelo una vez.

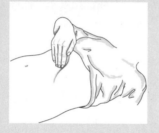
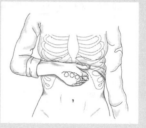

3. La tercera posición de la mano es delante de la cadera izquierda (desciende a donde está situado el colon). Lleva la respiración a la mano lo máximo posible, luego exhala y describe círculos con los dedos en el punto delante de la cadera. Conforme te acostumbres a respirar de esta manera, puedes ofrecer resistencia con las manos cuando inhales y hundir los dedos en espiral hacia la columna vertebral cuando exhales. Repítelo una vez.

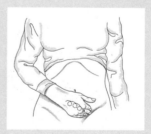

4. La cuarta posición de la mano es de nuevo bajo la caja torácica izquierda. Repite el paso 2: Aguanta la respiración en la inhalación y, al exhalar, haz círculos en espiral hacia el abdomen bajo la caja torácica izquierda. Repítelo una vez.

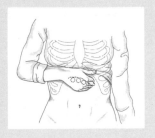

5. La quinta posición de la mano es de nuevo encima del ombligo. Repite el paso 1: Respira profundamente hacia el ombligo; al exhalar, describe espirales con los dedos hacia abajo, hacia el estómago. Repítelo una vez.

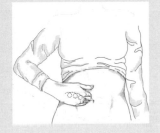

6. La sexta posición de la mano es bajo la caja torácica derecha (en la ubicación del hígado y la vesícula biliar). Inhala y aguanta la respiración con la mano. Al exhalar, baja haciendo círculos con los dedos hacia el abdomen justo debajo de las costillas derechas. Repítelo una vez.

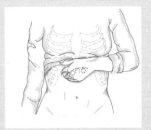

7. La séptima posición de la mano es delante de la cadera derecha (ascendiendo por el colon). Acompaña la respiración con la mano lo máximo posible, luego exhala haciendo círculos con los dedos hacia el punto blando delante de tu cadera. Ofrece resistencia con las manos en la inhalación y lleva en

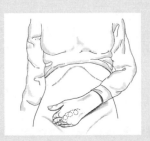

espiral el movimiento por la columna vertebral en la exhalación. Repítelo una vez. Verás que las inspiraciones ahora son más largas. Puede que notes cierta sensibilidad al exhalar mientras describes una espiral por el abdomen con las yemas de los dedos.

8. La octava posición de la mano es otra vez en la caja torácica derecha. Repite el paso 6: Contén la respiración en la inhalación y, al exhalar, haz círculos en espiral hacia el abdomen bajo la caja torácica derecha. Repítelo una vez.

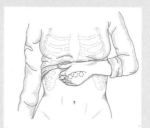

9. La última posición de la mano es de nuevo en el ombligo. Repite el paso 1: Expande la respiración hacia el ombligo. Al exhalar, describe una espiral con los dedos hacia la barriga. Continúa respirando hacia abajo. Repítelo una vez.

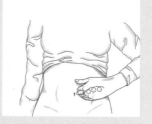

Paso 7

Respira unas cuantas veces con normalidad para limpiar. Relaja la piel de la frente. Nota cómo los ojos retroceden en las cuencas. Permite que los huesos se hundan pesados hacia la superficie debajo de ti. Sonríe.

Tal vez al principio te resulte difícil mover la respiración hacia la parte superior del cuerpo, pero no te desanimes. Cuanto más tiempo te tomes en atender esta zona, más sentirás la suave brisa de tu respiración recibiéndote.

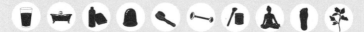

Masaje abdominal

Creé esta secuencia para mejorar tu digestión. Cuanto más practiques esta técnica, más se aliviará la hinchazón y el proceso inflamatorio y tendrás la sensación de haber perdido un par de kilos. La hinchazón pueden provocarla varios factores, como una mala alimentación, el estrés, las hormonas, una enfermedad, el ciclo menstrual, ciertos medicamentos, déficit de vitaminas, alergias alimentarias, falta de sueño y un desequilibrio en la microbiota intestinal. Las pastillas para adelgazar y los diuréticos no te ayudan porque tu sistema linfático necesita hidratación para circular. Los diuréticos deshidratan, lo que puede llevar a la congestión de los tejidos y la ralentización de la linfa.

¿Quién te toca el vientre? Casi nadie. Quizá tu madre cuando eras pequeña, quizá tu amante. Ya está. Cuando te duele el estómago o si has comido demasiado, por instinto te llevas la mano a la barriga para aliviarte. ¡Creo que es una señal de que necesitas el tacto! Con el automasaje linfático puedes armonizar el tracto digestivo estimulando la peristalsis y que se produzcan los movimientos necesarios para absorber nutrientes, secretar sustancias (los órganos del páncreas, el hígado y la vesícula biliar secretan hormonas como la insulina, enzimas y bilis para facilitar la digestión) y funcionar de forma óptima. Como leíste en el capítulo 2, los vasos linfáticos de tu intestino representan el setenta por ciento de tu sistema inmunitario, así que cuidar del intestino también favorece una buena salud inmunitaria.

El estrés y la tensión pueden alojarse en la tripa. La Teoría China de los Cinco Elementos afirma que a cada órgano le corresponde una emoción: hígado (ira), vesícula biliar (irritabilidad, indecisión), estómago y bazo (preocupación), pulmones (tristeza, dolor), corazón (alegría) y riñones (miedo y creatividad). Mirar la salud desde un punto de vista mental/corporal/espiritual

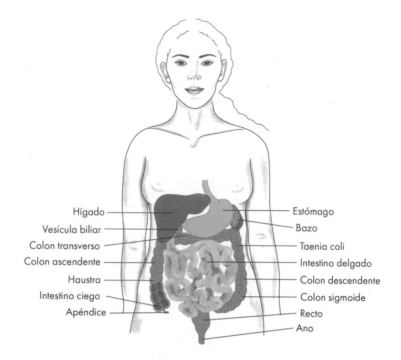

Hígado — Estómago
Vesícula biliar — Bazo
Colon transverso — Taenia coli
Colon ascendente — Intestino delgado
Haustra — Colon descendente
Intestino ciego — Colon sigmoide
Apéndice — Recto
Ano

es una parte de la mayoría de las prácticas holísticas de la salud. Cuando integras las emociones en tu curación, ves los efectos de las emociones en tu cuerpo.

He estudiado técnicas de masaje visceral de distintas culturas y en esta secuencia he incorporado aquellos conceptos que contribuirán a equilibrar tus emociones y atender a tu malestar físico. Esta secuencia te ayudará a aliviar el estreñimiento, a minimizar la hinchazón y el reflujo gástrico, y fortalecerá tu inmunidad. Igual que cuando te frotan la espalda, unos simples movimientos de masaje linfático pueden mitigar la tensión en tus entrañas y estimular un ambiente ideal para eliminar desechos.

Uno de los regalos más valiosos que te puedes hacer a ti misma es llenarte de amor y aceptación. Frotarte la barriga es una parte del autocuidado.

Paso 1

Estimula los ganglios linfáticos supraclaviculares izquierdos y derechos en
la base del cuello justo encima de la
clavícula. Presiona con las yemas de
los dedos hacia los huecos sobre la
clavícula. Haz el movimiento J mientras presionas ligeramente hacia abajo y hacia fuera, hacia los hombros.
Repítelo diez veces.

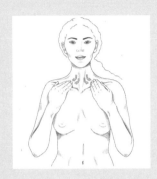

Paso 2

Estimula los ganglios linfáticos inguinales: Coloca las manos en la parte
superior del interior de los muslos. Masajea hacia arriba con un movimiento
C, hacia el pliegue de la parte superior
de los muslos. Repítelo diez veces. Repítelo en el exterior de los muslos.

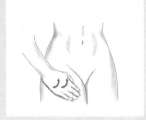

Paso 3

Túmbate para estar cómoda. Puedes
ponerte una almohada debajo de las
rodillas para relajar el abdomen y
los músculos de la espalda. Coloca las
manos planas en el estómago. Respira hondo tres veces. Al inhalar, nota
cómo se eleva el estómago. Al exhalar, siente bajar el vientre. Visualiza la

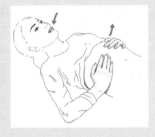

anatomía de tu digestión. El colon tiene la forma de una C boca abajo. Vas a masajearte el abdomen con la mano entera en círculos siguiendo las líneas de eliminación. Tu colon ascendente va desde la

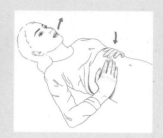

cadera derecha hasta la caja torácica derecha. El colon transverso cruza por encima de tu ombligo, desde la caja torácica derecha hasta la caja torácica izquierda. El colon descendente va desde la caja torácica izquierda hacia la cadera izquierda. Luego el colon gira ligeramente bajo el ombligo antes de descender al recto.

Paso 4

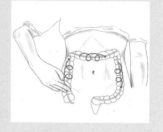

Con las palmas de las manos, describe círculos superpuestos alrededor de todo el colon: empieza en el lado derecho, cruza el abdomen y baja por el costado izquierdo. Haz un poco más de presión aquí, más o menos la que usarías para estirar la masa de una pizza. Traza círculos bajo el ombligo hacia la cadera izquierda para continuar el movimiento. Imagina que estás dibujando soles y lunas por todo el abdomen. Visualiza un cielo despejado en tu vientre, radiante con la luz de la luna y la luz del sol. Que tus movimientos sean caricias sencillas. Utiliza la mayor parte de la palma y los dedos que te sea posible. Amasa la piel como si acariciaras a un gato. Siente el terreno. Nota hacia dónde se sienten atraídas tus manos y qué tratan de evitar. No juzgues ni trabajes con agresividad para lograr un resultado. Concéntrate en el amor por ti misma y la aceptación, suavizando el paisaje. Lleva consuelo a la zona con amor, con unas manos suaves y compasivas. Invita a la aceptación y la consciencia. Que sea una invitación a abrirte. Siente cómo el tejido de alrededor empieza a derretirse bajo tus manos. Rodea el abdomen al menos diez veces.

Paso 5

Masajea con pequeños círculos superpuestos alrededor de la circunferencia
del ombligo. Asegúrate de masajear
el abdomen al menos diez veces, pero
hazlo más si te apetece. Puedes presionar un poco más, aquí es donde reside tu red linfática profunda. Si notas
alguna zona tensa, pasa un poco más
de tiempo ahí, mimándola.

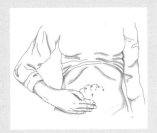

Paso 6

Da suaves pinceladas desde las cuatro esquinas del abdomen hasta el
centro del abdomen, diez veces, desde cada esquina hasta el ombligo.

Paso 7

Repite el paso 4: Masajea el colon cinco veces.

Paso 8

Con el borde exterior de la mano, re-
cógete el abdomen delante del hueso
de la cadera hacia el ombligo. Empieza delante del hueso de la cadera derecha. Ahí es donde está localizado el
intestino ciego, el ilion y la válvula
ileocecal, y es el inicio del colon ascendente. También es la zona donde el

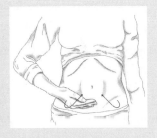

intestino delgado se une al intestino grueso (colon). Podría estar
sensible o tenso si has tenido un estreñimiento crónico de larga duración. Usa la palma para recoger desde delante de la cadera derecha
hacia el ombligo. A continuación, ve desde delante de la cadera izquierda hacia el ombligo. Aquí termina el colon descendente, donde

el colon sigmoide se une al recto. Esta parte puede estar sensible si has estado estreñida, así que ten cuidado. No estires la piel, ¡podría ser doloroso! Puedes destensar la piel empujando primero hacia la cadera, después masajear hacia el vientre y luego hacia el ombligo. Repítelo cinco veces en cada lado.

Paso 9

Con el borde exterior de la mano, re- 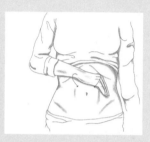 cógete por debajo de ambos lados de la caja torácica hacia el ombligo. El hígado y la vesícula biliar están situa- dos bajo la caja torácica derecha, cer- ca de donde el colon ascendente se dobla para convertirse en el colon transverso. Con cuidado, destensa la piel primero y luego lleva la mano hacia abajo y hacia fuera, desde la caja torácica izquierda, similar al paso 8. El estómago y el bazo están situados bajo la caja torácica izquierda. Esta se halla cerca de la flexura esplénica o la curva del colon transverso al colon descendente. Coloca la palma debajo de la caja torácica y da unos golpecitos hacia abajo y hacia fuera, hacia el ombligo. Repítelo cinco veces en cada lado.

Paso 10

Repite el paso 4: Masajea el colon tres veces.

Paso 11

Tira del ombligo alrededor de tu vien- 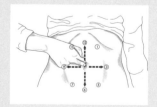 tre. Este movimiento va muy bien para ayudar a aliviar pequeñas tensiones y desajustes en el abdomen de patrones que llevan tensión a los músculos y los órganos. Con las yemas de los dedos de una mano, tira del ombligo hacia fuera con suavidad. Usa los dedos que más cómodos te sean. Empieza tirando recto hacia arriba, como si el ombligo fuera un reloj y marcase las 12.00 (este punto corresponde al corazón). Estira y aguanta la piel al menos un minuto en cada sitio mientras inspiras y espiras. Luego muévete a las 3.00 (el riñón izquierdo), a las 6.00 (la vejiga y los órganos genitales), a las 9.00 (el riñón derecho) y a cualquier otra «hora» que necesite tu atención; por ejemplo, la 1.00 (estómago y bazo), las 5.00 (intestinos), las 7.00 (intestinos), las 11.00 (hígado y vesícula biliar). Puede que sientas alivio en otras partes del estómago. Me gusta pasar mucho tiempo en esta zona cuando tengo tiempo. Es mi paso favorito de esta secuencia. Es muy eficaz para relajar todo el abdomen, pues libera la tensión y la energía emocional que se acumula cuando se tensa el tejido conjuntivo alrededor de los órganos.

Paso 12

Repite el paso 5: Masajea en pequeños círculos por el exterior del ombligo, tirando de este al tiempo que masajeas el colon. Repítelo cinco veces. Respira hondo.

Paso 13

Repite los pasos 8 y 9: Recoge delante de los huesos de la cadera y la caja torácica.

Paso 14

Masajea otra vez el colon ascendente, transverso y descendente como en el paso 4 Vuelve a las zonas que creas que necesitan más atención. Da unas cuantas pinceladas por todo el estómago y respira para limpiarte.

Paso 15

Repite el paso 2: Estimula los ganglios linfáticos inguinales.

Paso 16
Repite el paso 1: Estimula los ganglios linfáticos supraclaviculares derechos e izquierdos en la base del cuello.

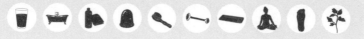

BELLEZA

* Piel resplandeciente
* Mejora la celulitis
* Adelgaza la cintura

Piel resplandeciente

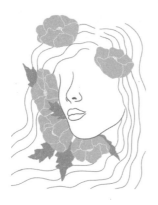

Al ser el órgano más grande del cuerpo y el único externo, la piel es un reflejo directo de tu estado de salud interno: física, mental y emocionalmente. Es como nos mostramos al mundo y a menudo es lo primero por lo que nos juzga la gente, incluso nosotras mismas.

Los músculos y los ganglios linfáticos de la cabeza y el cuello constantemente están recogiendo, reaccionando y procesando estímulos. Usas la cabeza para pensar, hablar, oler, percibir, saborear y experimentar el mundo. La boca, los oídos, la nariz y la garganta son vulnerables a las toxinas ambientales. Si hay estancamiento bajo la superficie de la piel como resultado de apretar la mandíbula o estar mirando la pantalla todo el día, al flujo de nutrientes vitales y oxígeno le cuesta llegar a las células. La tensión muscular también puede obstaculizar la capacidad de los vasos linfáticos para eliminar los desechos.

Para mantener una salud resplandeciente en el exterior, debes cuidar el interior. Cuando se acumulan toxinas, se nota en la piel. El alcohol y el tabaco, por ejemplo, provocan que se dilaten los vasos sanguíneos, lo que conlleva retención de líquidos en forma de hinchazón.

Los desequilibrios en el intestino pueden manifestarse como problemas en la piel. Un microbioma dañado y una inflamación en los intestinos, unido al estrés emocional, altera la barrera antimicrobiana de la piel; cuanto menos pueda protegerse la piel de las bacterias, más probabilidades tienes de sufrir reacciones cutáneas como inflamación y acné. Si un cliente se queja de problemas digestivos y de la piel crónicos, siempre le recomiendo que eche un vistazo a su alimentación y estilo de vida. Por eso al final de esta secuencia te remitiré a la secuencia de «Masaje abdominal» de la página 153. Recomiendo alternar la secuencia «Piel resplandeciente» con el «Masaje abdominal» cada dos días durante unas semanas para conseguir resultados óptimos.

El automasaje linfático puede ser muy beneficioso para las personas que luchan contra el eczema. Tiempo atrás, una clienta que tenía eczema desde hacía más de un año vino a verme cuando le salió un sarpullido rojo en la base del cuello y las orejas. Había estado haciendo acupuntura y hot yoga, pero el eczema persistía. Me dijo que también le salían erupciones que iban y venían en los pliegues del codo, en las axilas y en la parte superior de los muslos, las zonas principales de los ganglios linfáticos. La vi mensualmente durante un tiempo, le enseñé el automasaje y le recomendé que dejara de hacer hot yoga, puesto que el calor podría estar inhibiendo su sistema linfático. Practicó el automasaje a conciencia varias veces a la semana y dejó de subir la calefacción cuando hacía yoga. En unos meses el sarpullido había desaparecido y el tono de la piel se le normalizó. Le sorprendió mucho el poder del sistema linfático en acción.

En mi consulta he visto a muchos pacientes de cáncer beneficiarse de esta secuencia, porque la quimioterapia hace que no tengan color en la cara. Si te has fijado en el tono de piel de alguien con una enfermedad crónica, los resultados de una sobrecarga en el flujo linfático por la lucha contra una enfermedad o por procesar una cantidad ingente de medicamentos son tangibles.

La linfa de la cara se vacía al final en el ángulo venoso de la vena subclavia en la clavícula. Este proceso drena de impurezas tu rostro y baja por el cuello, limpiando las bacterias atrapadas, una de las causas primordiales de las erupciones. El acné lo provoca la batería *Propionibacterium acnés,* así como las hormonas, ¡por eso el masaje linfático le dio a mi cuerpo la desintoxicación que necesitaba y me curó los granos! Esta secuencia también afecta a tu nervio vago, lo que te pone en el estado nervioso parasimpático, donde tu cuerpo hace lo máximo posible para repararse y puede obtener el máximo beneficio.

Esta secuencia tiene doble efecto. Notarás al instante una mejora considerable de la piel y activarás los ganglios linfáticos del cerebro, lo que ayudará a limpiar la placa acumulada que, como aprendiste en el capítulo 2, está relacionada con el deterioro cognitivo. Recuerda que eres la guardiana de tu cuerpo. Tócate la cara con amor, positividad, compasión y aceptación.

NOTA: Mucho más sobre el cuidado de la piel en el capítulo 5.

Paso 1

Estimula los ganglios linfáticos supraclaviculares izquierdos y derechos en la base del cuello justo encima de la clavícula. Presiona con las yemas de los dedos hacia los huecos sobre la clavícula. Haz el movimiento J mientras presionas ligeramente hacia abajo y hacia fuera, hacia los hombros. Repítelo diez veces.

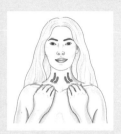

Paso 2

Realiza la secuencia «Cuello». Hay tres pasos.

1. Coloca las palmas de las manos en la base del cuello. Presiona la piel con cuidado mientras las mueves hacia abajo, hacia la clavícula. Repítelo diez veces.
2. Coloca las manos más arriba, de modo que los meñiques descansen en el hueco detrás de las orejas, con las yemas de los dedos señalando en diagonal hacia las orejas. Usa las palmas para estirar la piel hacia abajo, hacia el cuello. Repítelo cinco veces.

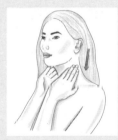 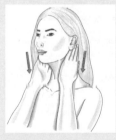 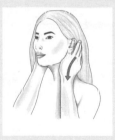

3. Acaricia suavemente detrás de las orejas hacia el cuello. Repítelo cinco veces. Traga saliva una vez.

Paso 3

Realiza la secuencia «Spock»: Separa los dedos corazón y anular (como Spock). Coloca el dedo corazón y el índice detrás de la oreja, en el surco del cartílago, y el dedo anular y el meñique delante de la oreja. Masajea con cuidado hacia atrás y hacia abajo con un movimiento C. Repítelo diez veces. Esto estimula tanto los ganglios linfáticos preauriculares como los retroauriculares de los oídos. Debería ser un movimiento rítmico y relajante. Traga una vez.

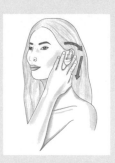

Paso 4

Coloca las yemas de los dedos en la base del cráneo, en la cresta occipital. Con los dedos tocándose, paséalos suavemente por la cresta y luego deslízalos hacia el cuello, como una cascada cayendo por una montaña. Repítelo diez veces.

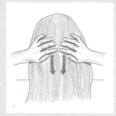

Paso 5

Estimula la zona linfática del cuello camisero: Coloca las manos encima de los hombros, con los codos apuntando rectos hacia delante. Inhala, luego deja caer los codos mientras exhalas, manteniendo las yemas de los dedos sobre los hombros. Repítelo cinco veces. Te ayudará a mover el líquido linfático desde la nuca hasta los ganglios sobre la clavícula.

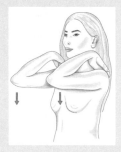

Paso 6

Da suaves pinceladas por la cara desde la barbilla hasta las orejas, desde las mejillas hasta las orejas, y desde el puente de la nariz hasta la frente y luego hasta las orejas. Luego pasa los dedos por las cejas hacia las orejas. Repítelo tres veces.

Paso 7

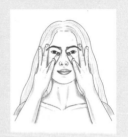

Presiona suavemente con el dedo en el ángulo interno de cada ojo. Aguanta tres segundos. Después lleva el dedo hacia arriba, hacia el interior de las cejas. Detente ahí tres segundos. Luego masajea las cejas hacia las sienes. Repítelo tres veces.

Paso 8

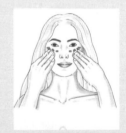

Coloca las yemas de los dedos debajo de los ojos, desplegando en abanico los dedos. Notarás la parte superior de los pómulos. Presiona con mucha suavidad por encima de los pómulos hasta las orejas. Repítelo tres veces.

Paso 9

Repite el paso 7: Presiona el ángulo interno de los ojos, luego sube masajeando hasta los huesos de la frente y por las cejas hasta las sienes.

Paso 10

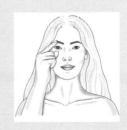

Coloca el pulgar derecho debajo del ojo derecho y el dedo índice en la ceja. Sube con cuidado el dedo índice como si estuvieras «abriendo» la cuenca del ojo, con la suavidad de una pluma. Con cuidado pasa los dedos por las cejas hacia las sienes tres veces. Repítelo en el lado izquierdo tres veces.

Paso 11

Con las yemas de los dedos, da ligeras pinceladas desde las cejas al nacimiento del pelo y después alisa la piel de la frente hacia las sienes. Este es el chakra del tercer ojo, el centro de la intuición. Esto alisará y desatascará tu frente arrugada (¡donde se pone el bótox!) Repítelo diez veces.

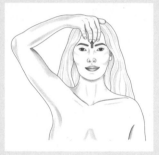 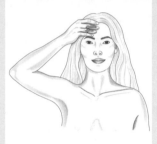

Paso 12

Empieza en el extremo interior de la ceja y pellízcala suavemente hacia fuera, hacia las sienes. Repítelo tres veces.

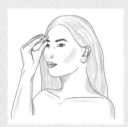

Paso 13

Con las yemas de los dedos, masajea las patas de gallo cerca de los ojos. Describe un 8 junto al ojo muy suavemente, diez veces.

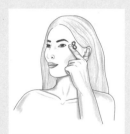

Paso 14

Con las yemas de los dedos, describe pequeños movimientos C en las sienes, allí donde
se frota la gente cuando tiene dolor de cabeza. Puedes encontrar ese punto abriendo y
cerrando la boca hasta que se toquen los
dientes. Los músculos en el lateral de la frente se moverán. Es una zona maravillosa para
masajearse si aprietas los dientes y tienes
DTM, pero ¡por favor, hazlo con suavidad y
cariño! Repítelo diez veces. Traga una vez.

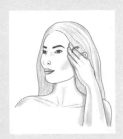

Paso 15

Con las yemas de los dedos describe como
una onda desde las sienes hacia las orejas,
después ve de detrás de las orejas hacia el
cuello y la clavícula. Traga cada vez que los
dedos lleguen al cuello. Esto te ayudará a
drenar el líquido linfático de la cara. Repítelo
tres veces.

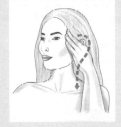

Paso 16

Masajea el cuero cabelludo con las yemas de los dedos como si estuvieras poniéndote champú en el pelo. Masajea toda la cabeza hacia
atrás y hacia abajo, hacia la nuca. Recomiendo masajear el cuero cabelludo unos treinta segundos para estimular el sistema glinfático del
cerebro.

Paso 17

Coloca la punta de dos dedos a cada lado de las fosas nasales donde están situados los senos. Presiona ligeramente hacia abajo y hacia fuera para drenar el fluido de la cavidad nasal. Por favor, hazlo con mucha suavidad para tocar el fluido justo debajo de la piel. Contén las ganas de apretar con fuerza. Repítelo cinco veces.

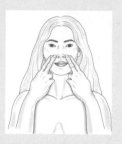

Paso 18

Da unos toquecitos con las yemas de los dedos desde la nariz a los pómulos y luego hasta las orejas. Repítelo cinco veces. Luego da suaves pinceladas desde la nariz hasta las orejas.

Paso 19

Pellízcate las mejillas con suavidad desde los pómulos hasta las orejas. Repítelo cinco veces.

Paso 20

Con las yemas de los dedos, haz movimientos C al revés o arcoíris en la mandíbula desde la barbilla hasta las orejas. Repítelo tres veces.

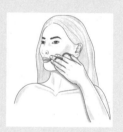

Paso 21

Repite el paso 6: Con las yemas de los dedos, da suaves pinceladas desde la barbilla hasta las orejas, de las mejillas a las orejas, y de la frente a las orejas. Repítelo tres veces.

Paso 22

Repite el paso 15: Con las yemas de los dedos, describe como una onda desde las sienes hacia las orejas, después ve desde detrás de las orejas hacia el cuello y la clavícula.

Paso 23

Repite el paso 3, la secuencia «Spock».

Paso 24

Con las yemas de los dedos, masajea alrededor de los labios, suavemente desde los labios hasta las orejas con movimientos C al revés.

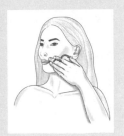

Paso 25

Con el pulgar y el índice derechos, pellizca suavemente encima y debajo de la parte derecha de los labios. Con suavidad pellizca la parte superior e inferior de los labios, del centro a la comisura. Repítelo tres veces. Luego repite tres veces en el lado izquierdo.

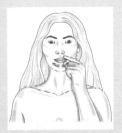

Paso 26

Repite el paso 20, pero esta vez usa la base de la mano para masajear la mandíbula desde la barbilla hasta las orejas. Repítelo tres veces.

Paso 27

Repite el paso 6: Da suaves pinceladas por la cara con las yemas de los dedos desde la barbilla hasta las orejas, desde las mejillas hasta las orejas, desde la frente hasta las orejas y baja por el cuello hasta la clavícula. Repítelo tres veces.

Paso 28

Repite el paso 4: Masajea la cresta occipital en la base del cráneo. Luego da suaves pinceladas detrás de la oreja y baja por el cuello.

Paso 29

Repite el paso 3, la secuencia «Spock».

Paso 30

Repite el paso 2, la secuencia «Cuello».

Paso 31

Repite el paso 5: Estimula la zona linfática del cuello camisero.

Paso 32

Repite el paso 1: Estimula los ganglios linfáticos supraclaviculares derechos e izquierdos en la base del cuello tres veces.

Paso 33

Frótate las palmas con energía. En cuanto se calienten, colócalas encima de los ojos. Quédate ahí diez segundos mientras respiras profundamente. Cuando levantes las manos, haz presión con las palmas en los pómulos.

Paso 34

Si tienes acné desde hace mucho tiempo o sufres erupciones cutáneas, te recomiendo que hagas también la secuencia de «Masaje abdominal» de la página 153 para ayudar a solucionar cualquier problema en el intestino que pueda estar afectándote a la piel.

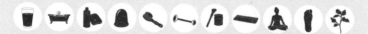

Mejora la celulitis

La celulitis ocurre cuando las células adiposas quedan atrapadas en el tejido conjuntivo cerca de la superficie de la piel. Las fibras conjuntivas bajo la piel se rompen, las toxinas se acumulan y las finas hebras de piel pierden elasticidad, lo que crea abultamientos hinchados por grasa. Esos grupos o depósitos adiposos se endurecen y se adhieren al tejido conjuntivo o fascia, lo que lleva a un ciclo de acumulación de grasa, mala circulación y cambios en la textura de la piel. Cuando la relación entre el tejido conjuntivo bajo la piel y la capa de grasa se ve comprometida, aparecen unos molestos hoyitos y bultos.

La celulitis normalmente está localizada en las nalgas, el abdomen, las caderas, los muslos o los brazos. Existen tres grados:

- **Grado 1, blanda.** No duele al tocarla. Por lo general, nos referimos a ella como «piel de naranja». La piel tiene un aspecto flácido. Si la aprietas con las yemas de los dedos, verás depresiones superficiales. Es la más fácil de tratar con el masaje.
- **Grado 2, moderada.** Esta fase es una mezcla de retención de líquidos (edema) y tejido conjuntivo adherido a la piel. Una circulación insuficiente puede llevar a la acumulación de depósitos adiposos en los tejidos bajo la piel. Si la aprietas con las yemas de los dedos, las depresiones en la piel son más profundas y puede doler al tocarla.
- **Grado 3, severa.** Esta celulitis, típicamente crónica, puede ser dura y dolorosa al tacto. Se la identifica por tener un aspecto de «colchón». El movimiento de líquido bajo la piel es muy limitado. Cuando la celulitis es fibrótica, el tratamiento es más largo.

La celulitis puede aparecer sin importar si pesas mucho o poco, o lo mucho que varíe tu peso. Puede estar causada por cambios hormonales, el embarazo o el estrés —lo que puede hacer que se contraiga el tejido conjuntivo circundante, alterando la circulación y evitando la eliminación adecuada—, así como por una mala digestión. La cantidad de celulitis que tengas puede variar dependiendo de tu dieta y régimen de ejercicio.

Algunas personas están plagadas de una afección llamada «lipedema» que no cambia demasiado al comer bien ni al hacer ejercicio con regularidad. A menudo los médicos le quitan importancia y su problema tampoco está validado ni se entiende. Hay todo un campo de la terapia de linfedema dedicado a estrategias para los clientes con lipedema que sufren de depósitos adiposos persistentes en la piel. Si este es tu caso, ve a Recursos en la página 351. Te animo a que trabajes con un terapeuta de linfedema especializado en lipedema.

La piel flácida, los hoyitos y un molesto aumento de peso son signos de que se ha estancado el líquido linfático. Esta secuencia puede ayudar a la larga con la celulitis, a recuperar una microcirculación sanguínea saludable para mejorar la circulación venosa y la circulación linfática. No es una solución inmediata. Para muchas, la aparición de la celulitis es frustrante, pero en gran medida es una realidad de la vida: del ochenta al noventa por ciento de las mujeres la experimentarán en cierto grado. Aunque el automasaje contribuye a disminuir su aparición, también puede estimular el flujo de la linfa en las zonas afectadas.

Como la grasa se almacena en los tejidos y el sistema linfático, al centrarte en limpiar las toxinas atrapadas contribuyes a desintoxicar la zona, lo que mejorará el tono de la piel. Además de los tratamientos linfáticos, cepíllate en seco a diario y practica la terapia linfática con ventosas (ver «Cómo realizar la ventosaterapia linfática» en la página 324). Reducir la ingesta de productos lácteos y gluten, aumentar el consumo de agua y verduras, y hacer ejercicio con regularidad ayudará a esta desintoxicación. Un entrenamiento específico de fuerza isométrica es muy beneficioso, sobre todo para el abdomen, las piernas y el trasero. Te tonificará los músculos y consumirás más oxígeno, necesario para eliminar esa grasa. También me encanta utilizar aceites y exfoliantes con cafeína. La cafeína deshidrata temporalmente las células adiposas, pero los efectos en la piel superficial duran solo unas horas.

Esta secuencia limpia las vías y los ganglios linfáticos eliminando toxinas primero y después se centra en descongestionar el difícil tejido adiposo con mayor presión usando técnicas en las que ruedan las manos y se doblan los dedos, dirigidas a los puntos difíciles para deshacer obstrucciones. Combina esta secuencia con la secuencia «Miembros doloridos: Piernas» de la página 249 para obtener un efecto máximo.

NOTA: Tal vez te apetezca usar un aceite linfático reafirmante de piernas para esta secuencia. Busca uno que contenga cafeína o aceite de linaza, que se encuentra en la mayoría de las tiendas que venden productos para el cuidado de la piel.

Paso 1

Siéntate en una posición cómoda. Empieza con unas respiraciones abdominales profundas, que aumentarán la absorción linfática y la velocidad de transporte. Coloca las manos sobre el abdomen. Inspira profundamente, expandiendo el abdomen hacia las manos como si inflaras un globo. Al exhalar, relaja el abdomen. Repítelo diez veces.

Paso 2

Coloca una mano en el abdomen y la otra, encima del corazón. Visualiza tu conducto torácico, que va del abdomen al corazón. Cuando inhales, visualiza el tronco de un árbol ascendiendo desde el ombligo, con las ramas extendidas por los pulmones y hacia el corazón. Al exhalar, visualiza las hojas del árbol meciéndose en el viento. Repítelo diez veces.

Paso 3

Estimula los ganglios linfáticos inguinales: Hay dos posiciones de manos. Coloca la mano en la parte superior del interior del muslo. Masajea hacia arriba con un movimiento C, hacia el pliegue de la parte superior del muslo. Repítelo diez veces. Repítelo en el exterior del muslo.

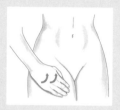
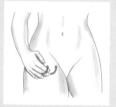

Paso 4

Levanta la pierna seis veces. Este movimiento estimula los ganglios linfáticos inguinales.

Paso 5

Masajea la parte superior del muslo derecho. Puedes usar una mano o las dos.

1. Exterior del muslo: Masajea con movimientos C superpuestos desde la parte externa de la rodilla hacia arriba, hacia los ganglios linfáticos inguinales en el lado externo del muslo. Repítelo diez veces.
2. Centro del muslo: Masajea con movimientos C superpuestos desde la parte central de la rodilla hacia arriba, desde el centro de la pierna hasta los ganglios linfáticos inguinales. Repítelo diez veces.
3. Interior del muslo: Masajea con movimientos C superpuestos desde la parte interna de la rodilla hacia arriba, hacia la zona superior del muslo interno. Repítelo diez veces.

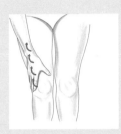
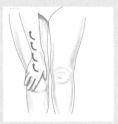
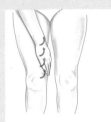

4. Dorso del muslo: Dobla la pierna para llegar debajo del muslo. Con ambas manos, barre el líquido desde los tendones de la corva hasta la parte delantera de la pierna y hacia los ganglios linfáticos inguinales. Repítelo diez veces. Bombea los ganglios linfáticos inguinales tres veces más.

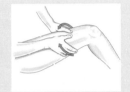

Paso 6

Repite el paso 5 en la parte superior del muslo izquierdo.

Paso 7

Masajea la rodilla derecha.

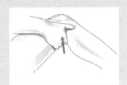

1. Coloca la palma de la mano derecha debajo de la rodilla. Lleva las manos hacia arriba desde detrás de la rodilla. Ahí, en la fosa poplítea, tienes ganglios linfáticos. Repítelo diez veces.
2. Coloca las manos a ambos lados de la rótula. Coge la piel a los lados de la rodilla y describe movimientos C hacia arriba. Repítelo diez veces.

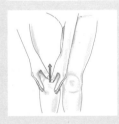

3. Coloca la mano en la parte superior de la rótula. Acaricia la piel hacia arriba y encima de la rodilla. Repítelo diez veces.

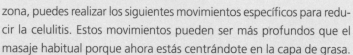

Paso 8

Repite el paso 7 con la rodilla izquierda.

Una vez has movido la linfa estancada de esta zona, puedes realizar los siguientes movimientos específicos para reducir la celulitis. Estos movimientos pueden ser más profundos que el masaje habitual porque ahora estás centrándote en la capa de grasa.

Paso 9

Busca una zona donde la celulitis esté concentrada. Extiende sobre esa zona una pequeña cantidad de aceite especial para celulitis. A continuación, pellizca un poco de piel con los dedos. Con más presión de la habitual en el automasaje linfático, coge y levanta la piel y luego llévala hacia arriba, hacia los ganglios linfáticos inguinales. Esta es la técnica secreta de las máquinas para reducir la celulitis: levantan y enrollan la piel. Repítelo diez veces. Ve a por otra zona de celulitis cercana y continúa levantando y llevando la piel hacia los ganglios linfáticos inguinales.

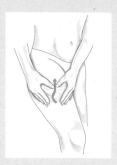

Paso 10

Masajea con los nudillos: Con el puño flojo sobre una zona de celulitis, rueda por encima de la piel con los nudillos en movimientos C superpuestos hacia los ganglios linfáticos inguinales. Repítelo diez veces.

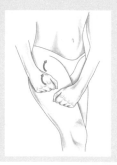

Paso 11

Amasa la piel con las manos en tres líneas verticales. Repite cada línea diez veces como si trabajaras una masa. En las mujeres la celulitis está dispuesta verticalmente, así que trabaja de manera vertical hacia los ganglios linfáticos inguinales.

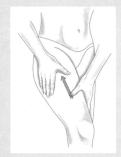

Paso 12

Haz espirales con los dedos: Con el pulgar o los otros dedos sobre una zona pequeña, concéntrate en alisar la piel como si quisieras estirar un trozo de papel arrugado. Estos movimientos ahora deben ser más tensos y cortos. Puede que notes la zona sensible o dolorida al presionar un poco más que en otras secuencias para romper los depósitos de grasa. Fíjate en la textura y el color de la piel. No

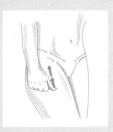

pretendemos amoratarla. Al llevar más sangre a esta zona, quizá cambie el color de la piel de forma temporal. Si esto persiste baja el ritmo y descansa un momento para que la piel vuelva a la normalidad.

Paso 13

Repite el paso 5: Masajea la parte superior del muslo derecho. Repítelo en la parte superior del muslo izquierdo.

Paso 14

Repite el paso 7: Masajea debajo de la rodilla derecha, luego encima de la rodilla y después haz lo mismo con la izquierda. Masajea los laterales de la rodilla hacia el muslo.

Paso 15
Repite el paso 3: Estimula los ganglios linfáticos inguinales.

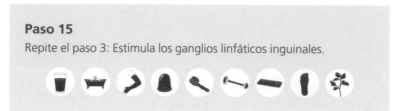

Adelgaza la cintura

El secreto de una cintura más delgada es lo que llamo una «triple amenaza»: dieta, masaje y ejercicio. Como has leído en los capítulos 1 y 2, el sistema linfático ayuda a mantener el equilibrio de líquidos en el cuerpo y absorbe el exceso de grasa en el intestino. El masaje linfático es famoso por facilitar que las personas consigan una cintura más delgada. Para eliminar el exceso de peso, tendrás que hacer ejercicios para aumentar la circulación linfática. Encontrarás una lista a partir de la página 341. Es primordial mantenerte hidratada para estimular el transporte de desechos linfáticos por su vascularización. Encontrarás una lista de alimentos que consumir y una lista de alimentos que evitar en las páginas 300 y 305 que te ayudarán a mantener un vientre más plano.

Por último, te recomiendo que te masajees el abdomen con regularidad, al menos de tres a cuatro veces por semana. Aumentar la peristalsis de los órganos internos favorece la eliminación de los residuos obstruidos, deshará la tensión del tejido conjuntivo y mantendrá regulares los movimientos del intestino. Es la manera linfática de perder unos centímetros y no recuperarlos.

También te recomiendo la secuencia «Masaje abdominal» de la página 153.

Tu paisaje interno

- Calma la ansiedad
- Claridad mental y energética
- Remedio para la resaca
- Abrir el corazón y los pulmones
- Dormir bien

Calma la ansiedad

Muchos de nosotros experimentamos cierto grado de ansiedad. Nuestro mundo está lleno de situaciones y factores estresantes que constantemente tratamos de gestionar, y el valor que se le da a la productividad y al éxito hace que muchas personas se sientan siempre ansiosas por si están o no «haciendo suficiente». 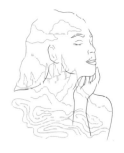 La investigación ha demostrado que estar pendiente de las noticias veinticuatro horas al día —agravado aún más por las redes sociales— ha añadido daño adicional a nuestra salud mental.

En mi consulta veo a diario cómo se manifiesta la ansiedad en el cuerpo y provoca inflamación. Te animo a tomar nota de las fuerzas internas y externas de tu vida que te hacen sentir ansiedad. ¿De qué puedes desprenderte que está provocándote preocupación y estrés innecesario? Tomarte un tiempo para hacer una autoevaluación sincera de las presiones que tienes encima es tan importante para mitigar la ansiedad como el automasaje. También recomiendo intentar la técnica de meditación descrita en la página 335, puesto que se ha comprobado que la meditación es una manera de ayudar a calmar el cuerpo y reducir la ansiedad.

Una razón por la que la ansiedad tiene un efecto fisiológico en nosotros es que nuestra respiración cambia drásticamente cuando estamos bajo estrés. Cuando estamos nerviosos o incómodos, tendemos a contener la respiración o respiramos de manera superficial. Sin darnos cuenta, la tensión se queda atrapada en los hombros y crea opresión en el pecho, en la caja torácica y en el diafragma. De forma similar, puede notarse como si se cerrara la garganta, lo que lleva a una incapacidad temporal para hablar o expresarse. Esto puede crear un bucle paralizador de ansiedad. Como la respiración es indispensable para bombear linfa, esta secuencia de masajes incluye respiración abdominal para abrir las vías respiratorias en el esternón y llevar más oxígeno a los pulmones.

El plexo solar, donde se sitúa el tercer chakra (autoestima y poder personal), cerca del timo, el órgano linfático que desarrolla y produce las defensoras células T que luchan contra la enfermedad, también desempeña un papel importante en esta secuencia. Esta secuencia estimulará la circulación linfática, aliviará la congestión, reducirá la ansiedad, calmará el sistema nervioso central y te sacará de la cabeza para meterte en el corazón.

Paso 1

Siéntate de forma que estés cómoda. Estimula los ganglios linfáticos supraclaviculares derechos e izquierdos en la base del cuello. Los ganglios linfáticos derechos e izquierdos están situados justo encima de la clavícula. Presiona con las yemas de los dedos hacia abajo, a los huecos encima de la clavícula. Describe una J mientras presionas con suavidad hacia abajo y hacia fuera, hacia los hombros. Repítelo diez veces.

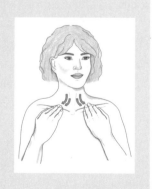

Paso 2

Estimula los ganglios linfáticos axilares en las axilas. Hay tres pasos:

1. Coloca la mano en el interior de la axila, con el dedo índice apoyado suavemente en el surco de la axila. Pulsa hacia arriba, hacia la axila. Repítelo diez veces.
2. Baja la mano al lateral del torso. Esta zona contiene tejido mamario, esencial para el drenaje. Con la palma de la mano, haz movimientos C desde el lateral del torso hacia arriba, hacia la axila. Repítelo diez veces.
3. Levanta el brazo y coloca la mano en la axila. Llévala hacia abajo por encima de la axila diez veces. Baja el brazo.

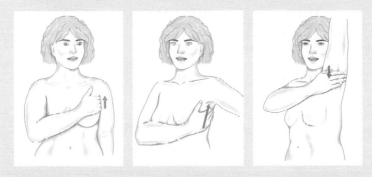

Paso 3

Repite el paso 2 en la otra axila.

Paso 4

Estimula la zona linfática del cuello camisero: Coloca las manos encima de los hombros, con los codos apuntando rectos hacia delante. Inhala, luego deja caer los codos mientras exhalas, mante-

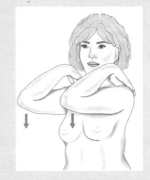

niendo las yemas de los dedos sobre los hombros. Repítelo cinco veces. Te ayudará a mover el líquido linfático desde la nuca hasta los ganglios sobre la clavícula. También contribuye a relajar el músculo trapecio, que se tensa con la ansiedad y la preocupación.

Paso 5

Coloca la palma de la mano derecha encima del pecho izquierdo, con las puntas de los dedos hacia la axila. Masajea con suaves movimientos C sobre la parte superior del pecho hacia la axila izquierda. Repítelo cinco veces.

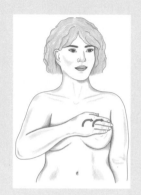

Paso 6

Repítelo en el lado derecho.

Paso 7

Coloca la palma en medio del pecho, encima del esternón. Masajea con movimientos C al revés como si dibujaras un arcoíris encima del corazón y de los pulmones. Lleva una inhalación lenta y profunda a tu mano. Cuenta hasta tres en cada inhalación, nota cómo el pecho sube hacia la mano. Al exhalar, deja que el pecho se relaje y se ablande. Repítelo al menos tres veces, pero hazlo todas las veces que necesites para liberar tensión.

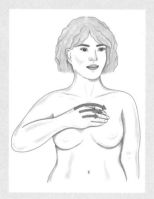

Paso 8

Coloca las yemas de los dedos de ambas manos encima del esternón. Los
surcos aquí están cerca de los músculos intercostales, que te ayudan a respirar. Con mucho cuidado, presiona
dentro y fuera diez veces. Como estás
trabajando solo en la capa de fluido,
contén las ganas de hacer mayor presión.

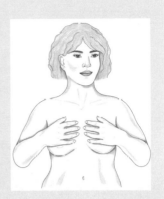

Paso 9

Repite el paso 7: Coloca la palma en medio del pecho, encima del
esternón. Masajea arcoíris sobre el pecho mientras respiras cinco veces profundamente. Balancea el cuerpo adelante y atrás. Este balan-
ceo imita el ritmo ondulante del drenaje linfático, que calma todo tu
ser. Repítelo cinco veces.

Paso 10

Repite el paso 5 y el 6: Masajea con movimientos C sobre el pecho
hacia las axilas.

Paso 11

Haz una respiración abdominal: Coloca las manos sobre el abdomen.
Inhala profundamente hacia el abdomen. Con cada inhalación, expande el abdomen hacia las manos como si inflaras un globo. Al
exhalar, relaja el abdomen. Repítelo cinco veces. Esto impulsará la
linfa desde la parte inferior del cuerpo y activará la respuesta de descansar y digerir del sistema nervioso parasimpático, donde se da
la curación.

Paso 12

Coloca una mano en el abdomen y la otra encima del corazón. Imagina que son discos de energía que van desde el vientre hasta el corazón. Cuando inhales, visualiza el color naranja en tu segundo chakra, justo debajo del ombligo. Lleva la respiración más arriba, por los pulmones, hacia el tercer chakra y visualiza el color amarillo, como un sol radiante. Cuando la respiración llegue al corazón, el cuarto chakra, imagina un color verde intenso en el pecho. Al exhalar, relaja el abdomen. Repítelo tres veces. Es el camino que recorre tu conducto torácico para devolver el líquido linfático a tu circulación sanguínea. Esta potente respiración se puede practicar cada vez que necesites liberar ansiedad y acceder a un estado más calmado.

Paso 13

Con una mano aún sobre el corazón y la otra en el abdomen, respira profundamente hacia el abdomen mientras masajeas con movimientos C encima del corazón. Di «Jiiiiiii» en voz alta mientras exhalas. Este sonido ayuda a equilibrar los centros energéticos del cuerpo desde el ombligo hasta el corazón. Repítelo cinco veces.

Paso 14

Da unos ligeros golpecitos sobre el esternón. Visualiza el sonido de los golpecitos bajando a tus células. Ahí es donde está localizado el timo, en el que se desarrollan las células T, encima del corazón. El timo almacena glóbulos blancos inmaduros y los prepara para que se conviertan en células T activas que organizan una respuesta inmunitaria para destruir las células infectadas y malignas. Mientras das los golpecitos, imagina todos los beneficios en tu timo.

Paso 15

Repite los pasos 2 y 3: Estimula los ganglios linfáticos axilares en tus axilas tres veces.

Paso 16
Repite el paso 4: Estimula la zona linfática
del cuello camisero.

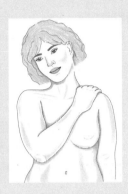

Paso 17
Estira el cuello para liberar tensión. Mirando al frente, lleva la oreja derecha hacia el
hombro. Aguanta ahí, inspira y espira tres
veces. Repítelo con el lado izquierdo.

Paso 18
Rota la cabeza en una dirección tres veces. (Si tiendes a marearte o
sufres vértigo, sáltate este paso).

Paso 19
Levanta los hombros y llévalos a las orejas. Aguanta ahí unos segundos, inhalando y exhalando. Relaja los hombros. Repítelo tres veces.

Paso 20
Da suaves pinceladas en la cara desde las mejillas hasta las orejas,
desde la barbilla hasta las orejas, desde el puente de la nariz hasta la
frente y luego desde la frente hasta las orejas. Repítelo tres veces.

Paso 21
Masajea el cuero cabelludo con las yemas de los dedos como si estuvieras poniéndote champú en el pelo durante el tiempo que tardas en
cantar «Cumpleaños feliz».

Paso 22
Coloca las yemas de los dedos en la base del
cráneo, en la cresta occipital. Con los dedos
tocándose, paséalos suavemente por la cresta y luego deslízalos hacia el cuello, como
una cascada cayendo por una montaña. Repítelo diez veces.

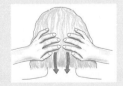

Paso 23

Da suaves pinceladas por la parte delantera del cuello hacia los ganglios linfáticos en la clavícula derecha e izquierda. Repítelo cinco veces. Traga dos veces.

Paso 24

Frótate las palmas con energía. En cuanto se calienten, colócalas encima de los ojos. Quédate ahí unos segundos mientras respiras profundamente. Imagina el color violeta desde la coronilla de la cabeza hasta los dedos de los pies. Relaja la frente, los ojos, la cara y la garganta. Al abrir los ojos, haz presión con la base de las manos en los pómulos hacia las orejas.

Paso 25

Repite el paso 4: Estimula la zona linfática del cuello camisero.

Paso 26

Repite los pasos 2 y 3: Estimula los ganglios linfáticos axilares en las axilas tres veces.

Paso 27

Repite el paso 1: Estimula los ganglios linfáticos supraclaviculares derechos e izquierdos en la base del cuello.

Paso 28

Traga dos veces. Coloca las manos en el regazo y sonríe. Echa un vistazo a tu cuerpo para ver cómo te sientes.

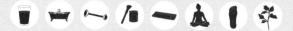

Claridad mental y energética

Energía

Cuando vienen clientes a una sesión, siempre les pregunto cómo se sienten y que me digan del uno al diez cuánta energía tienen. Me responden un número menor a cinco con demasiada frecuencia, están agotados. En algunos el cansancio es tal que no tienen ganas de hacer ejercicio o incluso no pueden ni siquiera pensar en hacer ejercicio, aunque saben que les daría más energía.

¿Qué es la energía y dónde la sentimos? ¿La reconoces cuando la tienes o solo cuando no la tienes? Te diré que cuando trabajas en el sistema linfático, tu energía cambia. La gente lo nota al instante. Muchos de mis clientes dicen sentirse «más ligeros» y «más despejados», y tienen menos dolor. A veces experimentan sensaciones asociadas a la desintoxicación, parecido a como te sientes en el día tres de una limpieza, un poco mareada y muy cansada. Esa sensación común puede ocurrir cuando empiezas a sacar de los tejidos los residuos atrapados.

Esta serie ofrece una combinación de ejercicios cortos diseñados para mover la energía estancada y aumentar el flujo linfático. Si alguna vez te han aplicado acupuntura, sabrás que la medicina china está basada en el concepto del *chi*, energía vital que fluye por ciertos meridianos de tu cuerpo. Las agujas de acupuntura insertadas en varios puntos meridianos pueden liberar ese *chi* tanto como el automasaje linfático libera la acumulación de toxinas en el espacio intersticial. Esta secuencia mueve la energía estancada por el cuerpo, limpiando la suciedad y los desechos que te hacen ir más lenta y te impiden sentirte mejor.

La manera más rápida de conseguir más energía es estimular todas las zonas de ganglios linfáticos, en el cuello, las axilas, el timo, el vientre y las ingles. Esta secuencia incorpora algunos movimientos del qigong (parecido al taichí, con movimientos lentos y concentrados, y énfasis en la respiración) y del yoga para activar las bisagras del cuerpo donde los ganglios linfáticos se agrupan, sirviendo como una limpieza total de toxinas para mejorar tu energía y recuperar la claridad mental.

Claridad mental

¿Alguna vez te has olvidado de una reunión o una llamada importante, aunque la tuvieras apuntada en la agenda? ¿O te ha costado recordar los detalles de una conversación? ¿Has perdido las llaves? La confusión mental puede interferir en tu vida de muchas maneras y también puede nublarte el juicio, que te cueste tomar decisiones o saber cuál es el camino que deberías seguir.

A menudo supone un reto identificar la causa de la confusión mental, ya que puede derivar de una mala alimentación, falta de sueño, medicamentos, desequilibrios hormonales o factores de salud mental. Si alguna vez has dicho que tienes amnesia, que parece que estés drogada, que no puedes pensar porque no has dormido, que necesitas café para pensar, que tu cerebro es multitarea o que tu mente es selectiva, esta secuencia es para ti.

Las vías glinfáticas que ayudan a drenar el cerebro, como se comentó en el capítulo 2, se estimulan en esta secuencia para facilitar la eliminación del estancamiento que te impide pensar con claridad y sentirte con energía. Como esta secuencia se centra en la cabeza, el cuello, la mandíbula y la respiración, crearás una onda linfática sistémica para ayudar a liberar tensión en la cara y estimular la absorción de líquido y la recirculación.

Paso 1

Ponte en una posición cómoda, ya sea sentada o de pie, y estimula los ganglios linfáticos supraclaviculares derechos e izquierdos en la base del cuello justo encima de la clavícula. Presiona con las yemas de los dedos hacia abajo, hacia los huecos encima de la clavícula. Describe una J mientras presionas con suavidad hacia abajo y hacia fuera, hacia los hombros. Repítelo diez veces.

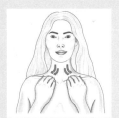

Paso 2

Realiza la secuencia «Cuello». Hay tres pasos:

1. Coloca las palmas de las manos en la base del cuello. Presiona la piel con cuidado mientras las mueves hacia abajo, hacia la clavícula. Repítelo diez veces.
2. Coloca las manos más arriba, de modo que los meñiques descansen en el hueco detrás de las orejas, con las yemas de los dedos señalando en diagonal hacia las orejas. Usa las palmas para estirar la piel hacia abajo, hacia el cuello. Repítelo cinco veces.
3. Acaricia suavemente detrás de las orejas hacia el cuello. Repítelo cinco veces. Traga saliva una vez.

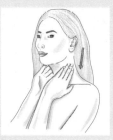
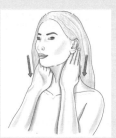
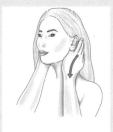

Paso 3

Realiza la secuencia «Spock»: Separa los dedos corazón y anular (como Spock). Coloca
el dedo corazón y el índice detrás de la oreja,
en el surco del cartílago, y el dedo anular y el
meñique delante de la oreja. Masajea con
cuidado hacia atrás y hacia abajo con un
movimiento C. Repítelo diez veces. Esto estimula tanto los ganglios linfáticos preauriculares como los retroauriculares de los oídos.
Debería ser un movimiento rítmico y relajante. Traga una vez.

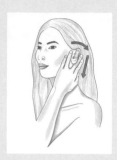

Paso 4

Da suaves pinceladas por la cara desde la barbilla hasta las orejas,
desde las mejillas hasta las orejas, y desde la frente hasta las orejas.

Paso 5

Coloca las yemas de los dedos en la base
del cráneo, en la cresta occipital. Con los
dedos tocándose, paséalos suavemente por
la cresta y luego deslízalos hacia el cuello,
como una cascada cayendo por una montaña. Repítelo diez veces.

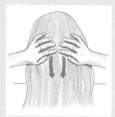

Paso 6

Masajea el cuero cabelludo con las yemas de los dedos como si estuvieras poniéndote champú en el pelo. Masajea toda la cabeza hacia
atrás y hacia abajo, hacia la nuca para estimular el sistema glinfático
del cerebro.

Paso 7

Estimula la zona linfática del cuello camisero: Coloca las manos encima de los hombros, con los codos apuntando rectos hacia delante. Inhala, luego deja caer los codos mientras exhalas, manteniendo las yemas de los dedos sobre los hombros. Repítelo cinco veces. Te ayudará a mover el líquido linfático desde la nuca hasta los ganglios sobre la clavícula.

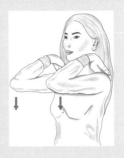

Paso 8

Estimula los ganglios axilares. Coloca la mano en el interior de la axila, con el dedo índice apoyado suavemente en el surco de la axila. Pulsa hacia arriba, hacia la axila. Repítelo diez veces.

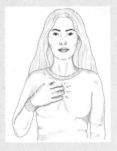

Paso 9

Repite el paso 8 en la otra axila.

Paso 10

Da golpecitos en el timo: Coloca una mano sobre el pecho y con las yemas de los dedos da unos golpecitos en la zona del timo encima del esternón. Ahí es donde está localizado el timo, en el que se desarrollan las células T, encima del corazón. El timo almacena glóbulos blancos inmaduros y los prepara para que se conviertan en células T activas

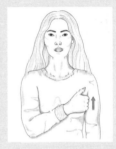

que organizan una respuesta inmunitaria para destruir las células infectadas y malignas. Mientras das los golpecitos, imagina todos los beneficios en tu timo. Parte de tu líquido mamario se drena a la cadena mamaria de los ganglios linfáticos de esta zona. Aquí también es donde se desarrollan las células T activas, que luchan contra las infecciones. Repítelo diez veces.

Paso 11

Haz una respiración abdominal: Coloca las manos sobre el abdomen. Al inspirar, expande el abdomen hacia las manos como un globo. Al exhalar, relaja el abdomen. Repítelo cinco veces. Esto estimula la cisterna del quilo y el conducto torácico para que se mueva la linfa de la parte inferior de tu cuerpo.

Paso 12

Estimula los ganglios linfáticos inguinales: Coloca la mano derecha en la parte superior del interior del muslo derecho. Aquí es donde están situados los ganglios linfáticos inguinales. Levanta la pierna seis veces. Masajea hacia arriba con movimientos C, hacia el pliegue del muslo. Repítelo cinco veces.

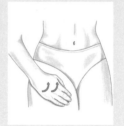

Paso 13

Repite el paso 12 en el muslo izquierdo.

Paso 14

Si estabas sentada, levántate. Estira el cuello, llevando la oreja derecha al hombro. Inspira profundamente y suelta el aire mientras aguantas el estiramiento durante diez segundos antes de relajarte. Repítelo en el lado izquierdo. Repítelo dos veces. Esta es una manera sencilla de eliminar la tensión en el chakra de la garganta.

Paso 15

Rota la cabeza cinco veces en cada dirección. Si tiendes a tener vértigo, sáltate este paso.

Paso 16

Haz levantamientos de hombros: Levanta los hombros hacia las orejas. Inhala, aguanta la respiración durante tres segundos, luego exhala y relaja los hombros. Repítelo cinco veces.

Paso 17

Rotación del torso: Coloca las manos encima de los hombros. Mientras respiras gira el torso de un lado a otro, manteniendo las manos en los hombros. Repítelo diez veces. Es una manera agradable de que fluya la energía por los chakras del corazón y el plexo solar.

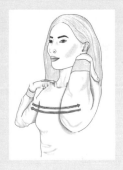

Paso 18

Flexiona un poco las rodillas y junta los codos delante de ti. Si no logras que se toquen, no pasa nada si están ligeramente separados. Con los codos doblados, inhala y mira hacia arriba mientras estiras los brazos tanto como puedas a los lados y sacas el trasero hacia atrás. Exhala, lleva de nuevo los codos, las caderas y el trasero al centro del cuerpo, y baja la vista a los codos. De forma gradual, aumenta la velocidad y muévete adelante y atrás rápido. (Se parece a la postura del gato/vaca en yoga, pero de pie). Repítelo veinte veces rápido. Estarás moviendo el suelo pélvico y el chakra raíz.

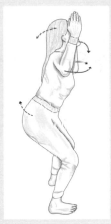

Paso 19

Con los brazos sueltos, gira el cuerpo entero de un lado a otro como Wonder Woman. Deja que las manos den en la parte trasera del cuerpo a la altura de los hombros, a la altura de la cintura, y a la altura de las caderas. Repítelo veinte veces.

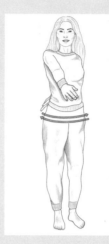

Paso 20

Coloca las manos en las caderas y rótalas. Describe diez círculos en cada dirección.

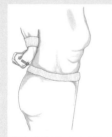

Paso 21

Flexiona las rodillas y junta las manos cerrando los puños sin apretar. Con el dorso de las manos, da unos toquecitos en la parte baja de la espalda, en los riñones. Así estimularás y despertarás los riñones y las glándulas suprarrenales. Repítelo veinte veces.

Paso 22

Coloca las manos en las rodillas. Haz círculos con las rodillas, diez veces en cada dirección.

Paso 23

Ponte recta. Levanta los brazos a los costados y por encima de la cabeza hacia arriba, reuniendo nueva energía y fuerza vital por el camino hasta que se toquen las palmas. Luego lleva las manos al corazón en oración o en la posición *namasté*. Repítelo cinco veces.

Paso 24

Frota una palma contra la otra con energía. Cuando se hayan calentado, colócalas encima de los ojos mientras respiras profundamente. Al quitar las manos, presiona los pómulos con las palmas.

Paso 25

Sonríe. Inhala profundamente y, al exhalar, sonríe y di «Ja» como si estuvieras riéndote. Hazlo al menos cinco veces. Activarás los órganos internos, así que ¡ríe todo el tiempo que quieras!

NOTA: Cuando no tengo mucho tiempo, suelo hacer solo una parte de esta secuencia. No pasa nada si te saltas la abertura de los ganglios linfáticos si vas apurada de tiempo. Pero si puedes hacer la secuencia entera, notarás un cambio importante en tu nivel de energía y mejorarás tu claridad mental.

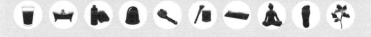

Remedio para la resaca

Ocurre. Se han escrito muchos artículos y se han pasado recetas populares sobre cuál es la mejor manera de tratar la resaca. El automasaje linfático es muy útil para acelerar el proceso de desintoxicación, porque, al fin y al cabo, el trabajo del sistema linfático es eliminar el exceso de toxinas de los tejidos.

Recuerda que la desintoxicación es lo principal para deshacernos de la resaca. ¿Cuántas veces has oído que una de las mejores maneras para quitarnos la resaca es sudar? Eso es porque al sudar, limpiamos de toxinas el organismo y aumentamos el flujo sanguíneo.

Además, al beber demasiado alcohol, se puede limitar la capacidad del estómago para destruir las bacterias dañinas, lo que podría hacer que estas entrasen en la parte superior del intestino delgado. Desde el punto de vista linfático, eso puede afectar a las células mucosas que protegen la pared del estómago para que no se dañen por los ácidos y las enzimas digestivas, provocando inflamación. Este es el motivo por el que se te hincha el estómago después de demasiados vasos de vino o martinis.

Tengo que admitir que he hecho esta secuencia para mí muchas veces y funciona de verdad. Es una mezcla de las secuencias «Dolor de oídos» de la página 124 y «Dolor de cabeza» de la página 131, con un breve masaje abdominal por si acaso. Está especialmente diseñada para contribuir a la recuperación, para quitarnos el dolor de cabeza, para evitar la inflamación, para recuperar la energía y hacer que nos sintamos mejor. Asegúrate de beber mucha agua después. Un baño con sales de Epsom también ayuda a eliminar toxinas y acelerar tu recuperación.

A veces empiezo esta secuencia inmediatamente después de beber un vaso de vino en una cena o antes de irme a la cama. No te preocupes si no estás tan organizado, puedes hacer la secuencia al día siguiente. Como el hígado está implicado en procesar el alcohol y es susceptible a la inflamación si sueles consumir alcohol, te recomiendo probar la secuencia «Masaje abdominal» de la página 153 y pasar más tiempo estimulando el hígado para liberar la carga tóxica.

Paso 1

Estimula los ganglios linfáticos supraclaviculares en la base del cuello justo encima de las clavículas. Presiona con las yemas de los dedos hacia abajo, hacia los huecos encima de la clavícula. Describe una J mientras presionas con suavidad hacia abajo y hacia fuera, hacia los hombros. Repítelo diez veces.

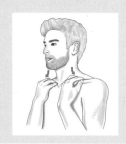

Paso 2

Realiza la secuencia «Cuello». Hay tres pasos:

1. Coloca las palmas de las manos en la base del cuello. Presiona la piel con cuidado mientras las mueves hacia abajo, hacia la clavícula. Repítelo diez veces.
2. Coloca las manos más alto, de modo que los meñiques descansen en el hueco detrás de las orejas, con las yemas de los dedos señalando en diagonal hacia las orejas. Usa las palmas para estirar la piel hacia abajo, hacia el cuello. Repítelo cinco veces.
3. Acaricia suavemente detrás de las orejas hacia el cuello. Repítelo cinco veces. Traga saliva una vez.

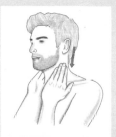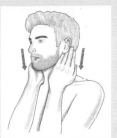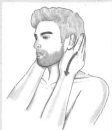

Paso 3

Realiza la secuencia «Spock»: Separa los dedos corazón y anular (como Spock). Coloca el dedo corazón y el índice detrás de la oreja, en el surco del cartílago, y el dedo anular y el meñique delante de la oreja. Masajea con cuidado hacia atrás y hacia abajo con un movimiento C. Repítelo diez veces. Esto estimula tanto los ganglios linfáticos preauriculares como los retroauriculares de los oídos. Debería ser un movimiento rítmico y relajante. Traga una vez.

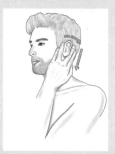

Paso 4

Coloca las yemas de los dedos en la base del cráneo, en la cresta occipital. Con los dedos tocándose, paséalos suavemente por la cresta y luego deslízalos hacia el cuello, como una cascada cayendo por una montaña. Repítelo diez veces.

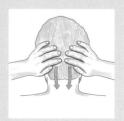

Paso 5

Estimula la zona linfática del cuello camisero: Coloca las manos encima de los hombros, con los codos apuntando rectos hacia delante. Inhala, luego deja caer los codos mientras exhalas, manteniendo las yemas de los dedos sobre los hombros. Repítelo cinco veces. Te ayudará a mover el líquido linfático desde la nuca hasta los ganglios sobre la clavícula.

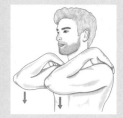

Paso 6

Da suaves pinceladas con los dedos desde la barbilla hasta las orejas, desde las mejillas hasta las orejas, y desde el puente de la nariz a la frente y luego hasta las orejas. Repítelo tres veces.

Paso 7

Masajea el cuero cabelludo con las yemas de los dedos como si estuvieras poniéndote champú en el pelo. Masajea toda la cabeza hacia atrás y hacia abajo, hacia la nuca para estimular el sistema glinfático del cerebro.

Paso 8

Dibuja arcoíris en el cuero cabelludo. Hay tres pasos:

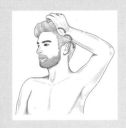

1. Coloca la mano izquierda encima de la cabeza en medio del cuero cabelludo. Haz arcoíris con la base de las manos hacia el lado izquierdo para mover el fluido hacia la nuca. Detente justo detrás de la oreja izquierda. Repítelo cinco veces. Repítelo en el lado derecho cinco veces.

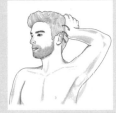

2. Coloca la mano izquierda un poco más abajo en la cabeza, más cerca del oído. Haz arcoíris con la base de la mano hacia abajo, hacia la nuca. Repítelo cinco veces. Repítelo en el lado derecho cinco veces.

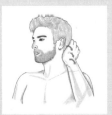

3. Coloca ambas manos en la cabeza, cerca del occipucio en la base del cráneo. Con la parte inferior de las manos, haz movimientos C bajando hacia la nuca. Repítelo cinco veces.

Paso 9

Coloca las manos detrás de las orejas, apoyando los meñiques en el surco del cartílago. Lleva hacia abajo con suavidad la base de las manos describiendo una C. Repítelo diez veces.

Paso 10

Repite el paso 3, la secuencia «Spock».

Paso 11

Acaríciate suavemente la frente desde el centro hasta las orejas, desde el nacimiento del pelo hasta las orejas, y desde el cuello bajando hacia la clavícula. Repítelo tres veces.

Paso 12

Repite el paso 1: Estimula los ganglios linfáticos supraclaviculares derechos e izquierdos en la base del cuello. Traga una vez.

Paso 13

Tira de las orejas:

1. Con el dedo índice y el pulgar izquierdos estira suavemente el cartílago en el interior del lóbulo hacia abajo y hacia fuera, hacia la parte posterior de la cabeza. Aguanta diez segundos mientras respiras profundamente. Suelta la oreja, abre y cierra la boca dos veces y traga saliva una vez.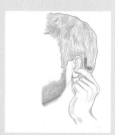
2. Mueve el dedo índice y el pulgar a otro sitio dentro del lóbulo de la oreja. Estira suavemente el lóbulo hacia abajo y hacia fuera, hacia la parte posterior de la cabeza. Aguanta diez segundos mientras respiras profundamente. Suelta el lóbulo de la oreja, abre y cierra la boca dos veces y traga saliva una vez.
3. Continúa trabajando por todo el lóbulo hacia la parte superior de la oreja. Estira con suavidad el cartílago en cada parte hacia fuera, hacia la parte posterior del cuero cabelludo y aguanta ahí diez segundos. (Si llevas pendientes, tenlo en cuenta y evita tocarlos).

Paso 14

Repite el paso 13 en la oreja derecha.

Paso 15

Repite el paso 8: Dibuja arcoíris en el cuello cabelludo.

Paso 16

Acaríciate suavemente la frente desde el centro hasta las orejas, desde las cejas hasta las orejas, desde las mejillas hasta las orejas, desde la barbilla hasta las orejas, desde las orejas bajando por el cuello y desde los laterales de la cabeza hasta la nuca.

Paso 17

Repite el paso 5: Estimula la zona linfática del cuello camisero.

Paso 18

Repite el paso 1: Estimula los ganglios linfáticos supraclaviculares derechos e izquierdos en la base del cuello. Traga una vez.

Paso 19

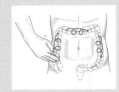

Haz un masaje abdominal. Te ayudará a desintoxicar el hígado y eliminará cualquier tensión acumulada en el abdomen. Con la palma de la mano, haz círculos superpuestos alrededor del colon: sube por el lado derecho, cruza el abdomen y baja por el lado izquierdo. Haz círculos bajo el ombligo hacia la cadera izquierda. Que los movimientos sean sencillos y calmantes. Usa la palma y los dedos lo máximo posible. Masajea el abdomen al menos diez veces.

Paso 20

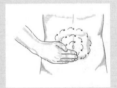

Describe pequeños círculos alrededor del ombligo. Aquí puedes presionar un poco más, puesto que es donde se encuentra la red linfática más profunda. Si descubres zonas más tensas, masajéalas más rato.

Paso 21

Repite el paso 19: Haz un masaje abdominal, amasándote alegremente el vientre como si acariciaras a un gato ronroneando. Vuelve a las zonas que necesiten más atención.

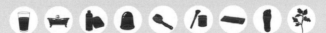

Abrir el corazón y los pulmones

Los pulmones son unos bonitos órganos en forma de cono situados a cada lado del corazón. Conectados a la tráquea, se extienden desde justo debajo de la clavícula hasta la sexta costilla. Los ganglios linfáticos bronquiales y pulmonares reciben líquido linfático de los pulmones. La respiración diafragmática profunda estimula el conducto torácico, que mueve la linfa de tus extremidades inferiores y el abdomen de vuelta al corazón. La respiración profunda aumenta la capacidad pulmonar y tiene un efecto positivo en la respuesta de descansar y digerir parasimpática. Para la mayoría de las operaciones importantes en las que se administra anestesia, los pacientes deben mostrar una capacidad pulmonar estable, que se mide con un oxímetro de pulso, antes de que les den el alta del hospital. Mantener una buena salud respiratoria te permitirá defenderte contra infecciones, reoxigenar las células y expulsar el dióxido de carbono. Los ganglios linfáticos lumbares están situados entre el diafragma y la pelvis, que drena los órganos pélvicos y la pared abdominal.

Desde que empezó la pandemia de la COVID-19, se ha prestado más atención a la importancia de mantener una función pulmonar saludable. A algunos supervivientes de la COVID-19 les han quedado cicatrices importantes en los pulmones; otros infectados eran asintomáticos e ignoraban que sus niveles de oxígeno eran peligrosamente bajos hasta que el virus les causó graves daños en los pulmones; y los que habían recibido radioterapia en la zona del pecho (por un tratamiento del cáncer) o ya tenían una enfermedad pulmonar preexistente corrieron un grave riesgo de desarrollar daños a largo plazo. Por otro lado, las personas capaces de realizar respiraciones profundas descubrieron que les ayudaba en su recuperación.

El drenaje de los pulmones es complejo, como leíste en el capítulo 2. En esta secuencia practicarás la respiración profunda para aumentar tu capacidad pulmonar, así como para subir tus niveles de oxígeno, y apoyar y mantener los movimientos de los músculos intrínsecos que bombean la linfa. También estarás estimulando varios grupos de ganglios linfáticos que activan las vías involucradas en drenar los pulmones de exceso de residuos que rodean la pleura (bolsas de fluido alrededor de los pulmones) y la capa que amortigua el tracto respiratorio, que reduce la fricción entre los pulmones, la caja torácica y la cavidad pectoral. Cuanta más movilidad haya en tu pecho, menos fluido se acumulará y más aliviarás la inflamación, las adhesiones y el estancamiento.

Como mi madre tuvo cáncer de pulmón, dar a los pulmones cariño extra siempre ha sido una prioridad para mí, y eso incluye atender el trauma emocional de la pérdida. A menudo repaso la Teoría China de los Cinco Elementos y recurro al yoga para equilibrar mis chakras cuando me siento abrumada por las emociones. La Medicina Tradicional China (MTC) ofrece un modo para moverse por los bloqueos físicos y emocionales, y la respiración diafragmática es una piedra angular de este trabajo. La veo como la intersección de la MTC y la salud linfática. El trabajo de respiración aminora el sistema nervioso activo y promueve un estado de curación. En la MTC los pulmones están asociados a la tristeza y la pena. Cada vez que me siento melancólica o cuando es el aniversario del fallecimiento de mi madre o su cumpleaños, hago la secuencia de «Abrir el corazón y los pulmones» de la página 202 (y me pongo una película divertida, porque la risa es muy buena para mover el diafragma). También abre el chakra del corazón, cuando la respiración se atasca y afecta a la postura. Me he dado cuenta con mis clientes de que cuando aceptas tus sentimientos y te das el espacio para experimentarlos y pasar por ellos, las asociaciones dolorosas son menos propensas a arraigar en tu cuerpo.

NOTA: No realices esta secuencia si tienes una infección pulmonar no tratada. Para resultados óptimos, evita fumar productos que contengan nicotina y limita los cigarrillos electrónicos.

Paso 1

Estimula los ganglios linfáticos supraclaviculares derechos e izquierdos en la base del cuello justo encima de la clavícula. Presiona con las yemas de los dedos hacia abajo, hacia los huecos encima de la clavícula. Describe una J mientras presionas con suavidad hacia abajo y hacia fuera, hacia los hombros. Repítelo diez veces.

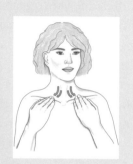

Paso 2

Realiza la secuencia «Cuello». Hay tres pasos:

1. Coloca las palmas de las manos en la base del cuello. Presiona la piel con cuidado mientras las mueves hacia abajo, hacia la clavícula. Repítelo diez veces.
2. Coloca las manos más arriba, de modo que los meñiques descansen en el hueco detrás de las orejas, con las yemas de los dedos señalando en diagonal hacia las orejas. Usa las palmas para estirar la piel hacia abajo, hacia el cuello. Repítelo cinco veces.
3. Acaricia suavemente detrás de las orejas hacia el cuello. Repítelo cinco veces. Traga saliva una vez.

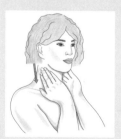
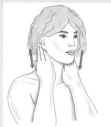
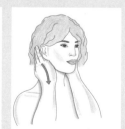

Paso 3

Estimula los ganglios linfáticos axilares en las axilas. Comienza estimulando la axila izquierda con la mano derecha. Hay tres pasos:

1. Coloca la mano en el interior de la axila, con el dedo índice apoyado suavemente en el surco de la axila. Pulsa hacia arriba, hacia la axila. Repítelo diez veces.
2. Baja la mano al lateral del torso. Esta zona contiene tejido mamario, esencial para el drenaje. Con la palma de la mano, haz movimientos C desde el lateral del torso hacia arriba, hacia la axila. Repítelo diez veces.
3. Levanta el brazo y coloca la mano en la axila. Llévala hacia abajo por encima de la axila diez veces. Baja el brazo.

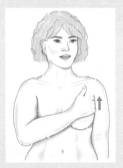 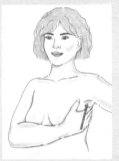 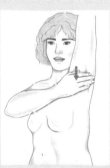

Paso 4

Repite el paso 3 en la axila derecha.

Paso 5

Describe grandes círculos con los brazos hacia atrás y hacia delante para crear movilidad alrededor del pecho. Repítelo diez veces con cada lado.

Paso 6

Parte del líquido linfático se drena a los ganglios intercostales en el esternón, en la cavidad del torso. Al estimular los ganglios del
esternón, creas un efecto vacío. Coloca las
yemas de los dedos en el pecho, en los espacios intercostales del esternón. Notarás la
caja torácica. Presiona con cuidado los surcos de los intercostales. Inhala y exhala profundamente. Te ayudará a bombear aire fue-

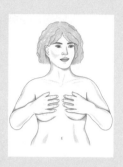

ra de los pulmones. Céntrate en el tejido, no en los músculos. No
presiones con fuerza, puesto que la piel es fina en esta zona y solo
estás trabajando en la capa de fluido. Aquí es donde está situado el
chakra del corazón. Trátalo con aceptación, amor propio y ternura.
Repítelo veinte veces.

Paso 7

Dibuja un arcoíris encima del pecho: Coloca
la palma de la mano en medio del pecho,
encima del esternón. Inspira lenta y profundamente, y nota cómo el pecho sube hacia
la mano. Exhala despacio. Vuelve a inspirar y
nota cómo el pecho sube hacia la mano. Al
exhalar, siente cómo se relaja el pecho. Masajea con movimientos C al revés encima del
corazón y de los pulmones. Al inhalar, imagi-

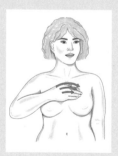

na un magnífico arcoíris en tu corazón. Al
exhalar, libera una nube de tu pecho. Repítelo diez veces.

Paso 8

Da unos ligeros golpecitos con las yemas de los dedos sobre el esternón. Esta percusión puede soltar la mucosidad estancada. La terapia
de sonido ha demostrado tener propiedades curativas en el cuerpo.
Visualiza el sonido de los golpecitos bajando a tus células. Ahí es
donde está localizado el timo, en el que se desarrollan las células T,
encima del corazón. El timo almacena glóbulos blancos inmaduros y
los prepara para que se conviertan en células T activas que organizan
una respuesta inmunitaria para destruir las células infectadas y malignas (incluido el cáncer). Mientras das los golpecitos, imagina todos los
beneficios en tu timo.

Paso 9

Túmbate. Es más fácil acceder a la caja
torácica boca abajo. Levanta la mano
derecha por encima de la cabeza si te
es cómodo. Recomiendo colocar una
almohada debajo del brazo para po-
derlo relajar del todo. Coloca la otra
mano en la caja torácica, con los dedos
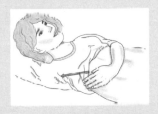
señalando al lateral de la cintura. Notarás los espacios entre las costi-
llas. Pon los dedos en medio de todas las costillas a las que llegues.
Masajea con movimientos C suaves hacia dentro y hacia arriba en
diagonal, hacia la axila. Respira profundamente hacia las manos y
deja que la exhalación salga despacio por la boca. Repítelo diez veces.

Paso 10

Masajea el fluido del lateral de la cintura con movimientos C superpuestos hacia la axila. Repítelo cinco veces.

Paso 11

Repite los pasos 3 y 4: Estimula los ganglios linfáticos axilares de las
axilas cinco veces.

Paso 12

Repite los pasos 9 y 11 en el otro lado.

Paso 13

Coloca las manos debajo de los pechos, con los dedos mirándose. Notarás los espacios entre las costillas. Bombea las manos con delicadeza hacia el centro del pecho. Este es el segundo patrón de drenaje de los pulmones. Repítelo diez veces.

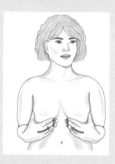

Paso 14

Repite el paso 7: Dibuja arcoíris encima del pecho.

Paso 15

Repite el paso 6: Estimula los ganglios intercostales en el esternón.

Paso 16

Repite el paso 8: Da unos toquecitos en los intercostales del esternón.

Paso 17

Haz respiraciones diafragmáticas profundas. Se pueden hacer sentada, de pie o tumbada. Recomiendo tumbarse porque te permite inhalar más tiempo y estar más cómoda. Este ejercicio es esencial para meter más oxígeno en los pulmones, sobre todo si estás recuperándote de algún problema pulmonar. Coloca una mano en el pecho y la otra mano en el abdomen.

1. Inhala profundamente por la nariz, expandiendo el abdomen hacia las manos. Exhala por la boca, relaja el estómago y después retrocede hacia la columna vertebral. Inhala de nuevo. Usa la res-

piración para influir en la circunferencia del abdomen. Exhala. Siente la parte trasera (la espalda) de tu cuerpo y la superficie que hay debajo de ti. Este es el chakra de tu plexo solar, entre el ombligo y el esternón.

2. Respira hacia los costados del torso, el lateral de la cintura. Siente cómo las inhalaciones expanden la caja torácica a cada lado.

3. Inhala ahora más alto, llevando la respiración al esternón. Siente la expansión hacia el corazón y el esternón. Que la respiración levante la parte delantera de tu cuerpo, desde el estómago hasta el pecho. Exhala despacio y piensa en liberarte de lo que ya no te sirve. Repítelo tres veces.

4. Imagina que tienes una bola de algodón en el abdomen. Al inhalar, deja que esa bola de algodón suba a los pulmones y vaya al corazón. Al exhalar, masajea arcoíris en el pecho con la mano mientras visualizas la bola de algodón bajando otra vez al abdomen. Repítelo cinco veces.

5. Sube inhalando hasta los hombros, llena el corazón y los pulmones de aire. Exhala despacio, dejando que la parte trasera del cuerpo se relaje en la superficie que hay debajo de ti. Repítelo tres veces.

Paso 18

Repite el paso 1: Estimula los ganglios linfáticos supraclaviculares derechos e izquierdos en la base del cuello.

TAMBIÉN ES ÚTIL: Consumir alimentos (véase la lista de la página 300) y hierbas (véase la página 307) ricos en antiinflamatorios, beber té verde e incluir vapor de eucaliptos y saunas.

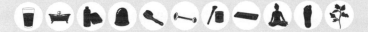

Dormir bien

Muchos de mis clientes me dicen que tienen problemas para dormir y esto es lo que les digo: todas las funciones de vuestro cuerpo mejorarán cuando consigáis dormir bien. Así de importante es.

Todos sabemos que necesitamos dormir bien por la noche, pero ¿cuántos de nosotros lo conseguimos hacer con regularidad? La privación del sueño puede ser responsable de síntomas como la pérdida de memoria, el aumento de peso, la irritabilidad, fluctuaciones hormonales, infertilidad, depresión y problemas respiratorios y cardiacos, y puede provocar accidentes peligrosos. Dormir bien por la noche también es esencial para tu salud inmunitaria. Como leíste en el capítulo 2, los vasos glinfáticos del cerebro se estrechan al envejecer, lo que dificulta la limpieza de la placa. Con horas de sueño suficientes y el drenaje linfático, puedes estimular una saludable desintoxicación cerebral.

Esta secuencia se estructura en torno al nervio vago, el nervio craneal más grande del cuerpo, que se extiende desde el cerebro por la cara hacia el tórax y baja al abdomen. Transmite información hacia y desde la superficie del cerebro hasta los órganos de tu cuerpo y es el responsable de regular las funciones internas de los órganos como el ritmo cardiaco, el ritmo respiratorio, e incluso algunas acciones reflejas como toser y estornudar. Es parte del circuito del sistema digestivo y nervioso que conecta el cuello, el corazón, los pulmones y el abdomen con el cerebro. «Vago» significa que va de un lugar a otro y es una bonita imagen para describir el camino sinuoso que toma el nervio vago por el cuerpo. También está conectado con las cuerdas vocales, pues recorre el lado derecho de la garganta, y por esa razón tararearás en esta secuencia. Cantar o tararear es una manera maravillosa de poner en marcha este nervio.

Además, el nervio vago es parte del sistema nervioso autónomo, que controla la respuesta de descansar y digerir parasimpática. Tu tono vagal se mide siguiendo tu frecuencia cardiaca junto a tu frecuencia respiratoria. El ritmo del corazón se acelera al inhalar y disminuye al exhalar. Cuanta más diferencia haya entre el ritmo del corazón en la inhalación y el ritmo del corazón en la exhalación, más alto será tu tono vagal. Y quieres tenerlo alto, porque significa que tu cuerpo puede relajarse más rápido tras una situación estresante. Es uno de los motivos por los que respirar es tan beneficioso durante la meditación. Aumentar el tono vagal de tu cuerpo es la clave para activar el nervio vago, que te permitirá salir más rápido del estado simpático lucha o huida y bajar a un estado parasimpático, que hace posible que la frecuencia cardiaca, la presión sanguínea y la digestión vuelvan a la homeostasis. Por consiguiente, te será más fácil dormirte y permanecer dormida.

Esta secuencia está diseñada para ayudar al cuerpo a entrar en un estado parasimpático que te permita descansar, recuperarte, y procesar de forma adecuada la comida y las emociones de tus actividades diarias. La libre circulación de linfa y la eliminación de toxinas y desechos en tus tejidos y el tracto digestivo no solo hará que duermas más profundamente, sino que también beneficiará a tu salud inmunitaria.

Para esta secuencia, te recomiendo que te tumbes. Si sueles practicar yoga, puedes colocarte en la postura Supta Baddha Konasana (la mariposa echada) o Savasana (cadáver en reposo). Básicamente, túmbate con algunos cojines debajo de la espalda y asegúrate de que la cabeza esté más alta que el corazón. Puedes juntar las plantas de los pies en posición mariposa o dejar las piernas rectas, estiradas. Si no te resulta cómodo o no tienes cojines suficientes, no pasa nada. Puedes tumbarte con un cojín debajo de las rodillas y otro debajo de la cabeza. ¡Lo importante es estar cómoda!

Paso 1

Estimula los ganglios linfáticos supraclaviculares derechos e izquierdos en la base del
cuello justo encima de la clavícula. Presiona
con las yemas de los dedos hacia abajo, a los
huecos encima de la clavícula. Describe una
J mientras presionas con suavidad hacia abajo y hacia fuera, hacia los hombros. Repítelo
diez veces.

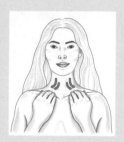

Paso 2

Realiza la secuencia «Cuello». Hay tres pasos:

1. Coloca las palmas de las manos en la base del cuello. Presiona la
   piel con cuidado mientras las mueves hacia abajo, hacia la clavícula. Repítelo diez veces.
2. Coloca las manos más arriba, de modo que los meñiques descansen en el hueco detrás de las orejas, con las yemas de los dedos
   señalando en diagonal hacia las orejas. Usa las palmas para estirar
   la piel hacia abajo, hacia el cuello. Repítelo cinco veces.
3. Acaricia suavemente detrás de las orejas hacia el cuello. Repítelo
   cinco veces. Traga saliva una vez.

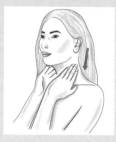
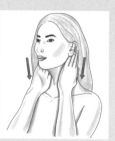
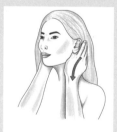

Paso 3

Realiza la secuencia «Spock»: Separa los dedos corazón y anular (como Spock). Coloca el dedo corazón y el índice detrás de la oreja, en el surco del cartílago, y el dedo anular y el meñique delante de la oreja. Masajea con cuidado hacia atrás y hacia abajo con un movimiento C. Repítelo diez veces. Esto estimula tanto los ganglios linfáticos preauriculares como los retroauriculares de los oídos. Debería ser un movimiento rítmico y relajante. Traga una vez.

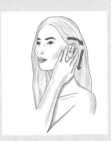

Paso 4

Coloca las manos detrás de las orejas, apoyando los meñiques en el surco del cartílago. Lleva hacia abajo con suavidad la base de las manos describiendo una C. Repítelo diez veces.

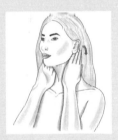

Paso 5

Tira de las orejas:

1. Con el índice y el pulgar derecho estira suavemente el cartílago en el interior del lóbulo hacia abajo y hacia fuera, hacia la parte posterior de la cabeza. Aguanta diez segundos mientras respiras hondo. Abre y cierra la boca dos veces. Suelta el lóbulo de la oreja y traga saliva una vez.

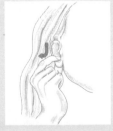

2. Mueve el dedo índice y el pulgar a otro sitio dentro del lóbulo de la oreja. Estira suavemente el lóbulo hacia abajo y hacia fuera,

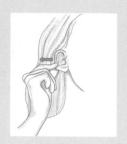

hacia la parte posterior de la cabeza. Aguanta diez segundos mientras respiras profundamente. Abre y cierra la boca dos veces. Suelta el lóbulo de la oreja y traga saliva una vez.

3. Continúa trabajando por todo el lóbulo hacia la parte superior de la oreja. Estira con suavidad el cartílago en cada parte hacia fuera, hacia la parte posterior del cuero cabelludo y aguanta ahí diez segundos. (Si llevas pendientes, evita tocarlos).

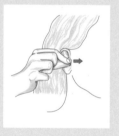

4. Con el dedo índice dentro de la oreja, coge el pequeño nódulo puntiagudo delante de la oreja, donde esta se encuentra con la mejilla, llamado trago. Tira hacia la mejilla. Aguanta diez segundos. Mueve el nódulo hacia arriba y hacia abajo y de nuevo hacia la mejilla. Suelta la oreja, abre y cierra la boca dos veces y traga una vez.

Paso 6
Repite el paso 5 en la oreja izquierda.

Paso 7
Repite el paso 3, la secuencia «Spock».

Paso 8
Masajea detrás de la oreja y baja por el cuello. Traga dos veces. Como el nervio vago está relacionado con el seno carotídeo, estos movimientos ayudarán a estimular el tono vagal.

Paso 9

Coloca las yemas de los dedos en la base del cráneo, en la cresta occipital. Con los dedos tocándose, paséalos suavemente por la cresta y luego deslízalos hacia el cuello, como una cascada cayendo por una montaña. Repítelo diez veces.

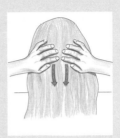

Paso 10

Coloca una mano sobre el pecho. Inspira hondo, hacia el corazón. Exhala y di «Jauuuu». Repítelo tres veces. Da unos toquecitos en el esternón. Repítelo diez veces.

Paso 11

Dibuja un arcoíris encima del pecho: Coloca la palma de la mano en medio del pecho, encima del esternón. Inspira lenta y profundamente, y nota cómo el pecho sube hacia la mano. Exhala despacio. Vuelve a inspirar y nota cómo el pecho sube hacia la mano. Al exhalar, siente cómo se relaja el pecho. Masajea con movimientos C al revés encima del corazón y de los pulmones. Al inhalar, imagina un magnífico arcoíris en tu corazón. Al exhalar, libera una nube de tu pecho. Repítelo diez veces.

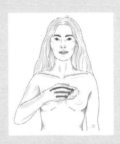

Paso 12

Haz una respiración abdominal: Coloca las manos sobre el abdomen y respira lenta y profundamente. Al inspirar, expande el abdomen hacia las manos. Al exhalar, relájate. Respira hacia los costados del torso, el lateral de la cintura. Siente cómo tus inhalaciones y exhalaciones llegan a cada lado de la caja torácica.

Al inspirar, lleva el aire hasta tu corazón. Imagina tu flor favorita florceciendo cada vez que coges aire. Nota la expansión en el corazón y los pulmones. Al exhalar, visualiza el tallo de la flor en la base de tu ombligo, arraigado y fuerte. Vuelve a inhalar. Usa la respiración para colorear la circunferencia entera del abdomen con un campo de flores. Al exhalar despacio, imagina el viento meciendo las flores.

Paso 13

Con la palma de una mano, haz círculos superpuestos alrededor del colon: sube por el lado derecho, cruza el abdomen y baja por el lado izquierdo. Haz círculos bajo el ombligo hacia la cadera izquierda. Imagina que estás dibujando soles y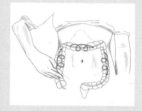
lunas por todo el abdomen. Visualiza tu vientre radiante, como un cielo despejado. Que los movimientos sean sencillos y calmantes. Usa la palma y los dedos lo máximo posible. Nota que el tejido alrededor se funde bajo tus manos. Rodea el abdomen al menos diez veces.

Paso 14

Masajea con pequeños círculos alrededor de la circunferencia de tu ombligo. Puedes presionar un poco más, puesto que aquí es donde reside tu red linfática profunda. Si notas alguna zona tensa, pasa un poco más de tiempo ahí mimándola.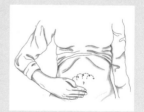

Paso 15

Repite el paso 13: Haz círculos superpuestos en el colon, amasándote alegremente el vientre como si acariciaras a un gato ronroneando. Vuelve a las zonas que necesiten más atención.

Paso 16

Respira desde el estómago hacia el corazón, exhalando despacio.
Repite «Jum» tres veces. ¡SONRÍE!

Paso 17

Repite el paso 1: Estimula los ganglios linfáticos supraclaviculares
derechos e izquierdos en la base del cuello.

Paso 18

Da suaves pinceladas por la cara desde la barbilla hasta las orejas,
desde las mejillas hasta las orejas, desde la frente hasta las orejas y
baja por el cuello.

Paso 19

Frótate las palmas con energía. En cuanto se calienten, colócalas encima de los ojos. Quédate ahí unos segundos mientras respiras profundamente tres veces y visualiza el color violeta desde la coronilla de
la cabeza hasta los dedos de los pies, emanando de tu cuerpo. Al
quitar las manos, presiona con las palmas los pómulos.

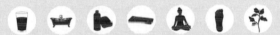

LA SALUD DE LA MUJER

- El cuidado del pecho
- Alivio de los síntomas del síndrome premenstrual y peri-menopáusico/menopáusico
- Embarazo y posparto

El cuidado del pecho

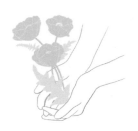

La mayoría de las mujeres no se tocan el pecho con regularidad a menos que estén amamantando o como parte de las relaciones sexuales, aunque por lo general es el amante quien toca. Quiero que intimes con el paisaje de tus pechos y el terreno del tejido mamario. Quizá estés acostumbrada a tocarte los pechos solo cuando vas a hacerte una mamografía, ¡lo que quizá te asuste! Pero estaría bien que cultivaras el amor hacia ellos y que reconocieras que cuando te masajeas los pechos, estás mejorando la circulación linfática para ayudar a eliminar el estancamiento en los tejidos y crear un paisaje más sano y armonioso en tu pecho. Es normal acumular tensión en los hombros y en el cuello, pero la tensión también queda atrapada en el resto de tu cuerpo. Los senos están asociados al cuarto chakra, el del corazón, que representa tus emociones. Piensa por un momento lo fácil que es permitir que el estrés te desequilibre emocionalmente; ese cambio te afecta fisiológicamente. Aunque con el estrés lidies con la mente, es buena idea cuidarte físicamente.

Las fluctuaciones hormonales durante el mes pueden dar lugar a síntomas dolorosos en los pechos, en concreto que estén más sensibles o que se te hinchen. Los anticonceptivos como la píldo-

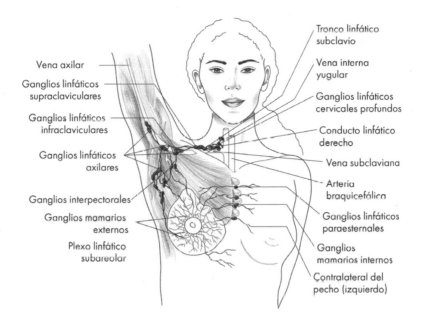

Vena axilar

Ganglios linfáticos
supraclaviculares

Ganglios linfáticos
infraclaviculares

Ganglios linfáticos
axilares

Ganglios interpectorales

Ganglios mamarios
externos

Plexo linfático
subareolar

Tronco linfático
subclavio

Vena interna
yugular

Ganglios linfáticos
cervicales profundos

Conducto linfático
derecho

Vena subclaviana

Arteria
braquicefálica

Ganglios linfáticos
paraesternales

Ganglios
mamarios internos

Contralateral del
pecho (izquierdo)

ra pueden provocar un incremento temporal del tamaño de los senos; la falta de ejercicio puede exacerbar el estancamiento de linfa, el aumento de peso puede añadir células adiposas a los pechos, aumentar el nivel de estrógenos y el riesgo de desarrollar cáncer de mama, y el consumo de alcohol, que también acrecienta el riesgo de cáncer puesto que beber más de la cuenta puede alterar tu ADN celular, puede cambiar el paisaje de tus senos.

Es todo un reto mover solo con ejercicio la linfa de los pechos, pero por suerte, el automasaje linfático va fenomenal para mejorar la congestión mamaria y el flujo de la linfa. Médicos y cirujanos recomiendan el drenaje linfático si has pasado por un cáncer de mama, una lumpectomía, la extracción de un ganglio linfático, cirugía, reconstrucción, radioterapia, biopsias, reducción, un lifting o aumento de pecho. Las técnicas suaves del masaje linfático son beneficiosas para curar traumas en los tejidos, aunque la operación haya sido un aumento de pecho optativo.

También es muy potente para cualquiera interesada en mantener una buena salud mamaria. Si has recibido tratamiento para el cáncer de mama, te irá bien trabajar con un terapeuta certificado de linfedema. Por favor, dirígete a los apartados de linfedema en este libro, que incluyen la secuencia de brazos para linfedema y la secuencia de pecho para linfedema en las páginas 268 y 279 para ayudarte a redirigir el líquido y tratar cualquier inflamación que estés experimentando.

Muchas mujeres tienen un tejido mamario denso, sin importar la talla que tengan, lo que dificulta más detectar cáncer en las mamografías. En los últimos veinte años, la mayoría de las consultas que he tenido han sido de pacientes con cáncer. El porcentaje de mujeres a las que diagnostican cáncer es asombroso; actualmente, una de cada cuatro mujeres lo desarrollará. Muchísimas jóvenes han acudido a mí porque ha habido casos de cáncer en su familia o tienen una mutación genética cancerígena y quieren cuidar de su salud de algún modo con la esperanza de evitar la enfermedad.

Sensibilidad en los senos, densidad mamaria y calcificaciones no es algo con lo que tengas que vivir para siempre. Puedes cuidar tus pechos con un masaje suave y relajante. Algunas de las mamografías de mis clientes han mostrado una importante reducción de la densidad mamaria respecto a años anteriores gracias a las rutinas de automasaje. No solo es importante mantener el flujo linfático en los senos para reducir la acumulación de toxinas, sino que permite que se detecte el cáncer más fácilmente en las mamografías.

Si estás amamantando, consulta con tu médico antes de realizar esta secuencia. En cuanto el doctor te dé vía libre, esta secuencia podrá ayudarte en la lactancia, evitando la mastitis y que se obstruyan los conductos lácteos. Solo masajea más suave y haz menos repeticiones.

Al usar las manos, aumentarás la sensibilidad y a la larga notarás un cambio en la calidad de tu tejido mamario. He tenido clientas que me dicen que la sensibilidad en los pechos disminuyó en sus periodos, y otras me han comentado que este masaje les alivió la hinchazón cerca de las axilas que tuvieron durante la menopausia. También he visto mejorar tejido cicatrizal de operaciones.

Muchas mujeres (y hombres) han sufrido autocrítica, miedo y decepción por el aspecto y el tacto de sus pechos —por ellos y por los demás— en algún momento de su vida. Tengo la esperanza de que cultives la aceptación de tu cuerpo. Te invito a crear una nueva relación con tus pechos, de gratitud radical y gracia. El automasaje linfático trata de mirar bajo la piel exterior hacia el interior de un ambiente rico en nutrientes, donde tus células, fluidos e inmunidad crean un impresionante ecosistema de salud.

Secuencia para el cuidado del pecho

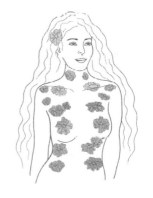

Si actualmente estás recibiendo tratamiento para el cáncer de mama o tienes un bulto en el pecho, por favor, consulta con tu médico antes de empezar esta secuencia. Si tienes linfedema o estás en riesgo debido al tratamiento contra el cáncer, dirígete a la secuencia del pecho para linfedema de la página 279.

Usa el contacto de piel sobre piel con la máxima frecuencia posible. No pasa nada si te masajeas encima de la ropa, pero es mejor que te acostumbres a masajearte directamente sobre la piel para obtener el máximo beneficio.

Paso 1

Estimula los ganglios linfáticos supraclaviculares derechos e izquierdos en la base del
cuello justo encima de la clavícula. Presiona
con las yemas de los dedos hacia abajo, a los
huecos encima de la clavícula. Describe una
J mientras presionas con suavidad hacia abajo y hacia fuera, hacia los hombros. Repítelo
diez veces.

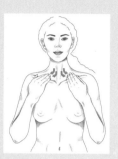

Paso 2

Estimula los ganglios linfáticos axilares de la axila izquierda. Hay tres
pasos:

1. Coloca la mano derecha en el interior de la axila izquierda, con el
   dedo índice apoyado suavemente en el surco de la axila. Pulsa
   hacia arriba, hacia la axila. Repítelo diez veces.
2. Baja la mano al lateral del torso. Esta zona contiene tejido mamario, esencial para el drenaje. Con la palma de la mano, haz movimientos C desde el lateral del torso hacia arriba, hacia la axila.
   Repítelo diez veces.
3. Levanta el brazo izquierdo y coloca la mano derecha en la axila
   izquierda. Llévala hacia abajo por encima de la axila diez veces.
   Baja el brazo.

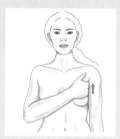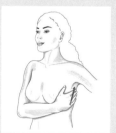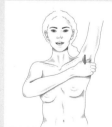

Paso 3

Estimula la zona linfática del cuello camisero: Coloca las manos encima de los hombros, con los codos apuntando rectos hacia delante. Inhala, luego deja caer los codos mientras exhalas, manteniendo las yemas de los dedos sobre los hombros. Repítelo cinco veces. Te ayudará a mover el líquido linfático desde la nuca hasta los ganglios sobre la clavícula.

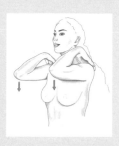

Paso 4

Dibuja un arcoíris encima del pecho: Coloca la palma de la mano en medio del pecho, encima del esternón. Inspira lenta y profundamente, y nota cómo el pecho sube hacia la mano. Exhala despacio, sintiendo cómo se relaja el pecho. Vuelve a inspirar y nota cómo el pecho sube hacia la mano. Al exhalar, siente cómo este se relaja. Masajea con movimientos C al revés encima del corazón y de los pulmones. Al inhalar, imagina un magnífico arcoíris en tu corazón. Al exhalar, libera una nube de tu pecho. Aquí es donde se encuentra el chakra del corazón. Trátalo con aceptación, amor y ternura. Repítelo diez veces.

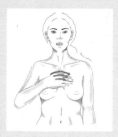

Paso 5

Masajea la parte superior del pecho izquierdo. Coloca la palma de la mano derecha encima del pecho izquierdo, con los dedos hacia la axila. Masajea suavemente con movimientos C encima de la parte superior del pecho hacia la axila. Repítelo cinco veces.

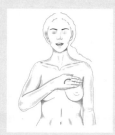

Paso 6

Repite el paso 2: Estimula los ganglios linfáticos axilares de la axila tres veces.

Paso 7

Masajea el pecho por debajo de la línea del sujetador: Coloca la palma derecha debajo del pecho izquierdo, con las yemas de los dedos apuntando hacia el lateral del torso. Suavemente, como una onda, masajea con movimientos C hacia el lateral del torso. Continúa masajeando el fluido en el lateral del torso hacia la axila. Repítelo tres veces.

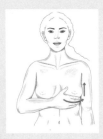

Paso 8

Coloca la mano en el esternón, en los surcos de los intercostales. Presiona muy suavemente hacia dentro y hacia fuera. Estás trabajando solo en la capa de fluido, así que contén las ganas de hacer mayor presión. Inhala y exhala. Se drenará parte del fluido en el pecho a la cadena mamaria de los ganglios linfáticos. Este movimiento ayuda a bombear aire fuera de los pulmones. Repítelo diez veces.

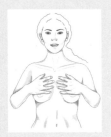

Paso 9

Bombea la caja torácica: Estos dos siguientes pasos son más fáciles de llevar a cabo si te recuestas o te tumbas, aunque no es necesario. Coloca la mano derecha encima de la caja torácica. Apoya los dedos en los surcos entre las costillas. Al inhalar, expande el aire hacia las costillas. Al exhalar, masajea suavemente con movimien-

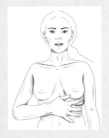

tos C hacia arriba, con las manos en los sitios blandos de las costillas. Esta zona se pone más sensible de vez en cuando. Atiende un poco más de tiempo las costillas, es una zona protectora poderosa que resguarda tus órganos vitales. Aliviarás y eliminarás la tensión sin usar la fuerza.

Paso 10

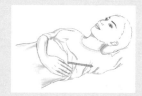

Con la mano todavía en la caja torácica, debajo del pecho, bombea el tejido mamario en diagonal hacia arriba, hacia la axila. Es más fácil si estás tumbada. Evita mover el líquido hacia el pezón. Repítelo cinco veces.

Paso 11

Da unos ligeros golpes con las yemas de los dedos sobre el esternón. Visualiza el sonido de los golpecitos bajando a tus células. Ahí es donde está localizado el timo, en el que se desarrollan las células T, encima del corazón. El timo almacena glóbulos blancos inmaduros y los prepara para que se conviertan en células T activas que organizan una respuesta inmunitaria para destruir las células infectadas y malignas. Mientras das los golpecitos, imagina todos los beneficios en tu timo.

Paso 12

Repite el paso 5: Masajea la parte superior del pecho.

Paso 13

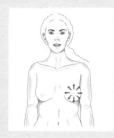

Amasa con cuidado el pecho alrededor de toda la circunferencia. Usa si quieres la mano entera y las yemas de los dedos, lo que te sea más cómodo. Masajea con movimientos C superpuestos para apartar el fluido del pezón. Piensa en los rayos de sol irradiando del pezón hacia fuera. Parte del fluido del pectoral medial se drenará a los ganglios linfáticos en el esternón, la cadena interna de los ganglios linfáticos mamarios, mientras que el líquido en el lateral del pecho se drenará a los ganglios linfáticos axilares de la axila. No masajees líquido hacia el pezón. Detente aquí un tiempo familiarizándote con el tejido mamario. Algunos pechos son más grumosos que otros. Otros son más pequeños o más grandes. Quiero que conozcas los tuyos. Siéntete cómoda con su tacto. Notarás cosas distintas en diferentes momentos del mes. Presta atención a la sensación, a los detalles. Si tienes alguna parte más sensible, si das con un pequeño quiste, no presiones; céntrate en suavizar la zona que lo rodea. Crea un ambiente relajante y apacible. ¡No seas tímida! Te animo a que pases todo el tiempo que necesites hasta sentirte cómoda. Suelo decir que cuanto más tiempo dedicas a conocer tu cuerpo, más cultivas un nuevo paisaje.

NOTA: Consulta con tu médico siempre que detectes un bultito extraño.

Paso 14
Repite el paso 9: Bombea la caja torácica.

Paso 15
Repite el paso 7: Masajéate el pecho debajo de la línea del sujetador.

Paso 16
Repite el paso 5: Masajea la parte superior del pecho izquierdo.

Paso 17
Repite el paso 2: Estimula los ganglios linfáticos axilares en la axila.

Paso 18
Repite el paso 3: Estimula la zona linfática del cuello camisero.

Paso 19

Repite el paso 1: Estimula los ganglios linfáticos supraclaviculares derechos e izquierdos en la base del cuello.

Paso 20

Repite del paso 2 al 17 en el otro pecho.

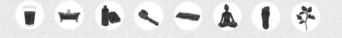

Alivio de los síntomas del síndrome premenstrual y perimenopáusico/menopáusico

Alivio de los síntomas del síndrome premenstrual (SPM)

Antiguamente, la menstruación se celebraba entre las mujeres y las chicas como un momento sagrado del mes. En muchas culturas era y todavía es un bienvenido descanso para recuperarse, para cuidarse y recibir nueva energía, en sintonía con los ciclos de la luna.

Sin embargo, algunas mujeres se sienten incómodas con sus periodos, tienen dolores menstruales y cambios de humor. El sacro es donde se encuentra el segundo chakra, asociado a la sensualidad, los sentimientos, la intimidad, las emociones y la conexión. No nos suelen enseñar cómo dirigir y asimilar nuestros cuerpos emocionales. Es común reprimir esa parte de nosotras mismas en nuestra vida profesional o desconfiar de nuestros sentimientos cuando difieren de nuestro intelecto. Esta disociación puede irse levantando como una ola que alcanza su cumbre durante la ovulación o la menstruación.

La cavidad pélvica está llena de ganglios linfáticos que drenan el líquido linfático de la región pélvica hacia los ganglios linfáticos lumbares, y luego hacia el conducto torácico, donde se vacía de vuelta a la circulación sanguínea. No hace falta que trabajes internamente para estimularlos. Al trabajar externamente, aumentarás la circulación linfática de esta zona.

- Los ganglios iliacos externos también reciben líquido de los ganglios linfáticos inguinales en la parte superior del muslo antes de que vuelva la linfa a los ganglios iliacos comunes, y por eso trabajarás los ganglios linfáticos inguinales en esta secuencia.
- Los ganglios iliacos internos reciben fluido del perineo, de la región glútea y de las vísceras pélvicas antes de drenar a los ganglios iliacos comunes.
- Los ganglios iliacos comunes también reciben líquido de los ganglios sacros, así como de la vejiga urinaria y partes de la vagina. Estos ganglios linfáticos drenan hacia los ganglios linfáticos lumbares donde se encuentran con líquido que se ha drenado de los ovarios y las trompas uterinas (y los testículos en los hombres).

Cuando empecé con el masaje linfático, uno de los beneficios más sorprendentes era que eliminaba el dolor y la hinchazón cada mes cuando me venía la regla. Prácticamente todas mis pacientes marcaron varias casillas relacionadas con el SPM en el formulario de admisión de clientes. Dolores en el vientre, sensibilidad en los pechos, aumento de peso, mal humor y otros síntomas desagradables muy comunes, que pueden empeorar por el DIU, la píldora y otros anticonceptivos. Muchas mujeres asumen que nada les alivia los dolores menstruales salvo los analgésicos, pero a muchas de mis clientas esta secuencia les ha resultado tan eficaz como un analgésico. Es maravilloso ponerla en práctica cuando notas molestias, ya sea cuando estés ovulando, menstruando o en algún punto intermedio.

Si alguna vez has vivido un trauma sexual, si tuviste un trauma al dar a luz o cualquier otro tipo de trauma o dolor en esta zona (como resultado de una operación o de un problema crónico como la endometriosis), el flujo de linfa puede haberse visto afectado, y se puede haber creado más inflamación es esta zona. Cuando trabajas la linfa, eliminas las toxinas estancadas, así como las emociones que se han quedado atrapadas en el cuerpo. La adrenalina acompaña a los sucesos traumáticos, y la importancia de ese recuerdo queda grabada en las partes del cerebro llamadas amígdala e hipocampo. La amígdala tiene el impacto emocional del suceso, incluidos la intensidad y el impulso de las emociones. También puede liberar hormonas cuando el cuerpo cree que hay una amenaza susceptible de provocar una reacción adversa en el sistema reproductor. El hipocampo es donde se almacenan los recuerdos episódicos, desde recuerdos a corto plazo hasta recuerdos a largo plazo. He trabajado con muchas clientas en el último par de décadas que han notado un cambio positivo en cómo sentían esta zona de sus cuerpos tras practicar el automasaje.

Alivio de los síntomas menopáusicos/perimenopáusicos

La aparición y los síntomas de la menopausia y perimenopausia son impredecibles y varían en cada mujer. Desencadenados por un deterioro normal de las hormonas femeninas cuando las mujeres envejecen, los síntomas pueden incluir sofocos espontáneos, sudores nocturnos, cambios en la piel, debilitamiento del pelo, aumento de peso, fluctuaciones en la libido, sequedad vaginal, confusión mental, alteración del sueño, cambios de humor y depresión.

Con mis clientas hablo de la cuestión más profunda en la base de estos síntomas: la transición en las etapas de la vida. La menopausia termina la era del «desprendimiento», cuando el útero elimina el revestimiento con la menstruación. Para algunas, el final de la menstruación es un alivio. Muchas mujeres se sienten capaces de aumentar su poder a esta edad. Piensa en los arquetipos de sabias ancianas a lo largo de la historia.

Mi objetivo es que las mujeres acepten este momento y reclamen su poder interior y autoaceptación. Porque la sensibilidad en el pecho, la hinchazón, el aumento de peso y los cambios de humor a lo largo del mes no van a desaparecer así de fácil con la menopausia. Es frecuente notar que los pechos han crecido y que se te inflan los laterales más que cuando menstruabas. Pero quiero que sepas que tienes un mecanismo innato a tu disposición para eliminar hormonas y exceso de líquido de tu cuerpo. Considera los vasos linfáticos como los medios para fluir. Solo porque una mujer ya no tenga más la regla no significa que no experimente síntomas asociados con el ciclo. Los ejercicios para la sensibilidad en los pechos pueden ser un reto y los síntomas pueden acumularse en tu cuerpo con el tiempo y provocarte molestias continuas. Esta secuencia se desarrolló para ayudar a aliviar el tejido conjuntivo obstruido, fibrótico o con cicatrices, y estimulará un «desprendimiento» natural al acelerar el flujo de la linfa con el poder del tacto.

Cuando mis clientas realizan con regularidad el automasaje linfático, me dicen que tienen menos dolor y menos síntomas durante y después del ciclo. Esta secuencia es una mezcla de la secuencia de pecho para linfedema y de la secuencia «Masaje abdominal». Me han escrito muchas personas diciéndome que había disminuido la sensibilidad en el pecho, el dolor y la inflamación al practicarla con frecuencia.

Como el abdomen tiende a hincharse y fluctúa con los cambios hormonales —algunas mujeres también tienen estreñimiento—, te animo a masajearte el estómago. Cuando seas experta en esta secuencia, podrás dividirla en dos y alternar entre la secuencia de pecho por linfedema y el masaje abdominal.

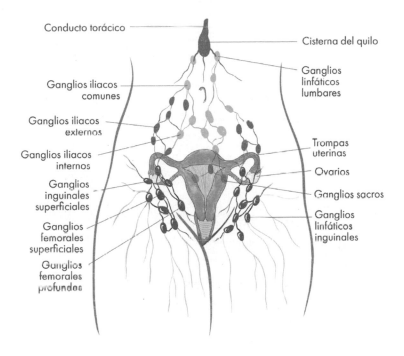

Conducto torácico

Cisterna del quilo

Ganglios iliacos comunes

Ganglios linfáticos lumbares

Ganglios iliacos externos

Ganglios iliacos internos

Trompas uterinas

Ovarios

Ganglios inguinales superficiales

Ganglios sacros

Ganglios femorales superficiales

Ganglios linfáticos inguinales

Ganglios femorales profundos

Alivio del SPM

Muchas de mis clientas dicen que las técnicas de automasaje linfáti-co reducen los temidos y dolorosos síntomas menstruales y les ayudan a equilibrar las hormonas. (Recuerda que una de las funciones del sistema linfático es recoger el exceso de hormonas demasiado gran-des para entrar en el torrente sanguíneo) Me han informado de que sienten menos dolor en los pechos antes del ciclo menstrual y han encontrado un alivio continuo de los dolores crónicos y los síntomas del SPM. Por lo general, recomiendo esta secuencia tantas veces como sea necesaria, normalmente una o dos veces durante la ovu-lación, justo antes de que empiece la menstruación o si tienes dolo-res durante el periodo. Es una forma maravillosa de propiciar la cu-ración y de que esta fluya por el cuerpo.

Paso 1

Estimula los ganglios linfáticos supraclaviculares izquierdos y derechos en la base del cuello justo encima de la clavícula. Presiona con las yemas de los dedos hacia los huecos sobre la clavícula. Haz el movimiento J mientras presionas ligeramente hacia abajo y hacia fuera, hacia los hombros. Repítelo diez veces.

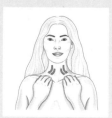

Paso 2

Realiza la secuencia «Cuello». Hay tres pasos:

1. Coloca las palmas de las manos en la base del cuello. Presiona la piel con cuidado mientras las mueves hacia abajo, hacia la clavícula. Repítelo diez veces.
2. Coloca las manos más arriba, de modo que los meñiques descansen en el hueco detrás de las orejas, con las yemas de los dedos señalando en diagonal hacia las orejas. Usa las palmas para estirar la piel hacia abajo, hacia el cuello. Repítelo cinco veces.
3. Acaricia suavemente detrás de las orejas hacia el cuello. Repítelo cinco veces. Traga saliva una vez.

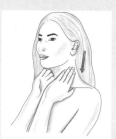 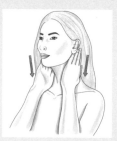 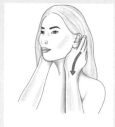

Paso 3

Estimula los ganglios linfáticos axilares en las axilas. Comienza estimulando la axila izquierda con la mano derecha. Coloca la mano en el interior de la axila, con el dedo índice apoyado suavemente en el surco de la axila. Pulsa hacia arriba, hacia la axila. Repítelo diez veces.

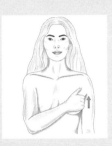

Paso 4

Masajea la parte superior del pecho. Coloca la palma de la mano derecha encima del pecho izquierdo, con las yemas de los dedos hacia la axila. Masajea suavemente con movimientos C encima de la parte superior del pecho hacia la axila. Repítelo cinco veces.

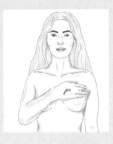

Paso 5

Repite el paso 3: Estimula los ganglios linfáticos axilares de la axila

Paso 6

Masajea el pecho por debajo de la línea del sujetador. Coloca la palma contraria debajo del pecho, con las yemas de los dedos apuntando hacia el lateral del torso. Suavemente, como una onda, masajea con movimientos C hacia el lateral del torso. Continúa masajeando el fluido en el lateral del torso hacia la axila. Repítelo tres veces.

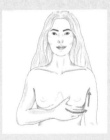

Paso 7

Amasa con cuidado el pecho alrededor de toda la circunferencia, apartando el líquido del pezón, irradiando hacia fuera, como los rayos de sol. No masajees líquido hacia el pezón. Detente aquí un rato familiarizándote con el tejido mamario. Siéntete cómoda con su tacto. Puede que estés acostumbrada a tocarte el pecho para comprobar que no 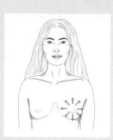 haya bultos, lo que puede asustar, pero puedes notar los senos distintos en ciertos momentos del mes. Presta atención a los detalles y cambios que ocurran. Infunde amor y cuidado a tus pechos. Si tienes alguna parte más sensible o si das con un pequeño quiste, no presiones; céntrate en suavizar la zona que lo rodea. Crea un ambiente relajante y apacible.

NOTA: Consulta a tu médico siempre que detectes un bulto extraño.

Paso 8

Parte de tu líquido linfático se drena a la cadena mamaria de los ganglios linfáticos en los intercostales del esternón, en la cavidad del torso. Al estimular los ganglios del esternón, creas un efecto vacío. Coloca las manos en los espacios intercostales del esternón. Nota las marcas de la caja torácica. 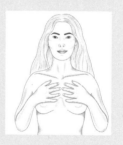 Con mucho cuidado, presiona hacia dentro y hacia fuera los surcos de los intercostales. Inhala y exhala profundamente. Te ayudará a bombear aire fuera de los pulmones. No presiones con fuerza, puesto que la piel es fina en esta zona y solo estás trabajando en la capa de fluido. Aquí es donde está situado el chakra del corazón. Trátalo con aceptación, amor y ternura. Repítelo diez veces.

Paso 9

Da unos ligeros golpes en el esternón. Visualiza el sonido de los golpecitos bajando a tus células. Ahí es donde está localizado el timo, en el que se desarrollan las células T, encima del corazón. El timo almacena glóbulos blancos inmaduros y los prepara para que se conviertan en células T activas que organizan una respuesta inmunitaria para destruir las células infectadas y malignas. Mientras das los golpecitos, imagina todos los beneficios en tu timo.

Paso 10

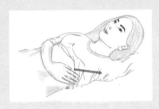

Estimula la caja torácica: Coloca la mano encima de la caja torácica. Es más fácil si lo haces tumbada. Apoya las yemas de los dedos en los surcos entre las costillas. Al inhalar, expande el aire hacia las costillas. Al exhalar, masajea suavemente con movimientos C hacia arriba, en los espacios blandos de las costillas. Bombea el tejido mamario en diagonal hacia arriba, hacia la axila. Evita mover el líquido hacia el pezón. Repítelo diez veces. A veces esta zona está sensible. Pasa un rato más mimando las costillas. El objetivo es eliminar la tensión sin usar la fuerza.

Paso 11

Repite el paso 3: Estimula los ganglios linfáticos axilares en la axila.

Paso 12

Repite los pasos del 3 al 8 y el paso 10 en el otro pecho.

Paso 13

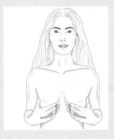

Coloca las manos debajo de los pechos, con los dedos mirándose. Notarás los espacios entre las costillas. Bombea las manos con delicadeza hacia el centro del pecho. Este es el segundo patrón de drenaje de los pulmones. Repítelo diez veces.

Paso 14

Haz una respiración diafragmática profunda: Túmbate en una posición cómoda. Coloca las manos en el abdomen. Inhala cinco veces profundamente hacia el abdomen. Exhala lentamente. Nota cómo se eleva el abdomen al inhalar y se relaja al exhalar. Imagina el conducto torácico llevando todo el líquido linfático desde la pelvis y la parte inferior de tu cuerpo hasta el centro del pecho y liberándolo limpio y fresco de vuelta al torrente sanguíneo.

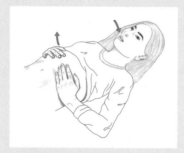 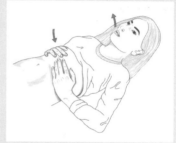

Paso 15

Masajéate el abdomen: Masajea el abdomen con suavidad en el sentido de las agujas del reloj, con círculos superpuestos. El colon tiene la forma de una C al revés. Sigue las líneas de eliminación. El colon ascendente va de la cadera derecha a las costillas derechas. El colon transver- 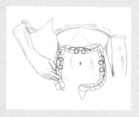 so cruza por encima del ombligo desde las costillas derechas hasta las izquierdas. El colon descendente va desde las costillas izquierdas y baja por la cadera izquierda, donde se encuentra con el recto. Haz circulitos alrededor del colon: sube, cruza y baja. Aquí está el chakra sacro, relacionado con la sensibilidad, la creatividad, la intimidad y la autoexpresión.

Paso 16

Describe pequeños círculos alrededor del ombligo mientras respiras profundamente. Repítelo cinco veces.

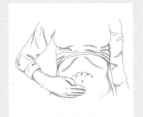

Paso 17

Tira del ombligo, es una manera estupenda de aliviar pequeñas tensiones y desajustes en el abdomen debido a patrones que llevan tensión a los músculos y los órganos. Usa las yemas de los dedos de una mano para tirar suavemente de los bordes del ombligo hacia fuera. Usa los dedos que te sean más cómodos. Para empezar, tira recto hacia arri-

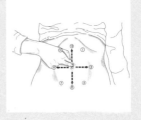

ba, como si el ombligo fuera un reloj y marcase las 12.00 (este punto corresponde al corazón). Estira y aguanta la piel al menos un minuto en cada sitio mientras inspiras y espiras. Luego muévete a las 3.00 (el riñón izquierdo), a las 6.00 (la vejiga y los órganos genitales), a las 9.00 (el riñón derecho) y a cualquier otra «hora» que necesite tu atención; por ejemplo, la 1.00 (estómago y bazo), las 5.00 (intestinos), las 7.00 (intestinos), las 11.00 (hígado y vesícula biliar). Puede que sientas alivio en otras partes del estómago. Me gusta pasar bastante rato en esta zona si tengo tiempo. Es mi paso favorito de esta secuencia. Es muy eficaz para relajar todo el abdomen, pues libera la tensión y la energía emocional que se acumula cuando se tensa el tejido conjuntivo alrededor de los órganos.

Paso 18

Repite el paso 15: Masajea el abdomen.

Paso 19

Recoge el abdomen delante del hueso de la cadera hacia el ombligo. Empieza delante del hueso de la cadera derecha. Ahí es donde se encuentran el intestino ciego, el ilion y la válvula ileocecal, y es el inicio del colon ascendente. También es la zona donde el intestino delgado se une 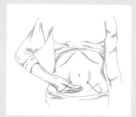 al intestino grueso (colon). Podría estar sensible o tenso si has tenido estreñimiento crónico de larga duración. Usa la palma para recoger desde delante de la cadera derecha hacia el ombligo. A continuación, ve de delante de la cadera izquierda hacia el ombligo. Aquí termina el colon descendente, donde el colon sigmoide se une al recto. Esta parte puede estar sensible si has estado estreñida últimamente, así que ten cuidado. No estires la piel, ¡podría ser doloroso! Destensa la piel empujando primero hacia la cadera, después masajea hacia el vientre y luego hacia el ombligo. Repítelo cinco veces en cada lado.

Paso 20

Recoge por debajo de ambos lados de la caja torácica hacia el ombligo. El hígado y la vesícula biliar están situados bajo la caja torácica derecha, cerca de donde el colon ascendente se dobla para convertirse en el colon transverso. Con cuidado, destensa la piel primero y luego lleva la mano 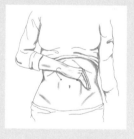 hacia abajo y hacia fuera, desde la caja torácica izquierda, similar al paso 19. El estómago y el bazo se encuentran bajo la caja torácica izquierda. Está cerca de la flexura esplénica o la curva del colon transverso al colon descendente. Coloca la palma debajo de la caja torácica y da unos golpecitos hacia abajo y hacia fuera, hacia el ombligo. Repítelo cinco veces en cada lado.

Paso 21

Repite los pasos 15 y 16: Masajea el abdomen y el ombligo. Visualiza la temperatura perfecta en tu abdomen. El sol brilla, sopla una brisa agradable y el ambiente está calmado y sereno. Termina con unas respiraciones purificadoras.

Paso 22

Coloca la palma de una mano sobre el hueso púbico. Respira hondo hacia la palma. Visualiza un lago tranquilo rodeado de árboles frondosos en tu cavidad pélvica. Imagina que el sol se está poniendo y hay un brillante resplandor naranja en el cielo. Mantén la mano ahí unas cuantas respiraciones mientras relajas todos los músculos de esta zona. Quédate ahí hasta que notes calmarse las ondas del lago.

Paso 23

Estimula los ganglios linfáticos inguinales. Coloca la mano derecha en la parte superior del interior del muslo derecho. Masajea hacia arriba con movimientos C, hacia el pliegue del muslo. Repítelo cinco veces. Repítelo en el muslo izquierdo.

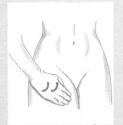

Paso 24

Repite el paso 3: Estimula los ganglios linfáticos axilares en ambas axilas.

Paso 25

Repite el paso 1: Estimula los ganglios linfáticos supraclaviculares derechos e izquierdos en la base del cuello.

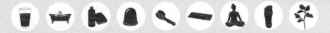

Embarazo y posparto

Primer trimestre

No recomiendo el automasaje en el primer trimestre. Es un momento sagrado para el desarrollo del bebé. Como profesora de yoga pre y postnatal que fui durante años, les decía a mis alumnas que aprovecharan ese momento para escuchar internamente el desarrollo de sus cuerpos y cómo cambiaban sus necesidades. Aunque estés contentísima por la noticia de tu embarazo, también es muy normal que tengas miedos e inseguridades sobre cómo se siente tu cuerpo, los cambios hormonales, el aumento de peso o incluso el acné que puede aparecer.

Si llevas un tiempo practicando el automasaje linfático, en cuanto tu médico te dé permiso, continúa trabajando instintivamente y puedes ser incluso más delicada contigo misma. Evita la secuencia «Masaje abdominal» si estás embarazada.

Segundo y tercer trimestre

Las siguientes secuencias son adecuadas para esta etapa, pero haz el masaje abdominal con mucha suavidad. Que sean pinceladas ligeras. Al frotarte la barriga, aprovecha para conectar con el bebé que crece en tu interior. Me gusta decirles a las mujeres embarazadas que piensen en crear un espacio para que el bebé crezca. Tus órganos abdominales están alterados, así que es normal tener estreñimiento. Un masaje suave con movimientos en la dirección del colon te ayudará a la digestión, pero repito: ¡Con mucha suavidad!

Estas secuencias incluyen «Calma la ansiedad» (página 179), «Miembros doloridos: Brazos» (página 242), «Cuidado del pecho» (página 218) (simplifica, abrevia y ve con suavidad para expulsar la leche que se esté formando), «Congestión/Dolor de garganta» (página 116), «Dolor de oídos» (página 124), «Piel resplandeciente» (página 160), «Dolor de cabeza» (página 131), «Miembros doloridos: Piernas» (página 249), «Abrir el corazón y los pulmones» (página 202) y «Dormir bien» (página 210).

Posparto

Muchas mujeres están ansiosas por volver a sentirse ellas mismas después de dar a luz. El mejor consejo que puedo darte es que tengas paciencia y que aproveches este momento mágico para conectar con tu bebé. La pregunta más frecuente que oigo es: «¿Cuándo es seguro hacer el masaje linfático posparto?». La respuesta es: «Depende». Asegúrate siempre de tener permiso de tu médico antes de masajearte. Además, hay factores que debes tener en cuenta, como si has tenido un parto vaginal o por cesárea, o si estás o no dando el pecho. Si te han hecho la cesárea, tienes que asegurarte de que las incisiones se han cerrado y curado totalmente, y que tu médico te dé permiso. En cuanto a dar el pecho, debes tener presente la mastitis, una infección en el tejido mamario debido a la inflamación y obstrucción de los conductos lácteos. Dolor de pecho, hinchazón, calor, rojez, fiebre y escalofríos son signos de una mastitis que debería tratarse de inmediato (a menudo con antibióticos). Si estás amamantando, hazlo durante menos tiempo para no desintoxicarte el cuerpo demasiado rápido. También es preferible practicar el automasaje poco después de haber dado el pecho o sacado la leche. En cuanto tengas las indicaciones de tu médico sobre otras precauciones que debes tomar, aquí tienes una lista de secuencias recomendadas si quieres probarlas.

- Para estimular la circulación linfática de los pechos, haz la secuencia para el cuidado del pecho de la página 279.

- Si estás estreñida, haz la secuencia «Masaje abdominal» de la página 153.
- Si tienes celulitis, haz la secuencia «Mejora la celulitis» de la página 171.
- Si te han hecho una cesárea o una abdominoplastia, no te masajees hasta que las incisiones se hayan cerrado del todo —lo que normalmente tarda de ocho a diez semanas— y después de que tu médico te dé permiso. Solo entonces realizarás la secuencia «Recuperación de lesiones deportivas, pre y postoperatorio, y tejido cicatrizal» en esta misma página.

Recuperación de lesiones deportivas, pre y postoperatorio, tejido cicatrizal y enfermedades crónicas

- Miembros doloridos: Brazos
- Miembros doloridos: Piernas
- Lesiones deportivas, recuperación en el pre y postoperatorio, y tejido cicatrizal
- Secuencia de brazos para el linfedema
- Secuencia mamaria para el linfedema
- Secuencia de piernas para el linfedema
- Cuidados paliativos

Miembros doloridos: Brazos

Usamos los brazos todos los días en casi todo lo que hacemos. Tendemos a subestimarlos y solo nos acordamos de lo importantes que son cuando están lesionados. Tus brazos están conecta-

dos al chakra del corazón. Conocemos
su conexión neurológica porque ciertas
sensaciones en los brazos pueden ser
advertencias sobre la salud (de un ataque al corazón incipiente, de una apo-
plejía, un daño neurológico o una
enfermedad inflamatoria como la diabetes). Nuestros brazos también de-
sempeñan un papel para llegar a las cosas: dar y recibir, ayudar
(trabajando) y cuidar (protegiendo). Usamos los brazos para
crear, dar y recibir amor, cocinar o coger a nuestros hijos. ¡Se
merecen todo el reconocimiento y la atención del mundo!

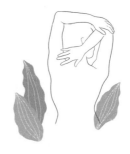

Es normal sentir hinchazón en los dedos de vez en cuando.
Puede que los notes hinchados después de comer salado, durante los meses de más calor, si tienes artritis reumatoide, o cuando
vuelas a gran altitud. Algunas habréis experimentado lesión por
esfuerzo repetitivo (LER), como el síndrome del túnel carpiano
por escribir en el teclado todo el día o del uso excesivo de los
dedos de las manos con el móvil. Las lesiones deportivas como
el desgarro del manguito rotador, el codo de tenista y el esguince
de muñeca también pueden dejar líquido estancado mucho después de que se cure la lesión. Esta secuencia es una manera maravillosa de aliviar dicho estancamiento, de mejorar la amplitud
de movimiento y estimular la circulación linfática en los brazos,
las manos y los dedos.

NOTA: Si has tenido cáncer de mama, te han extirpado un ganglio linfático o te han dado radioterapia, por favor, consulta la
secuencia de brazos para linfedema de la página 268. Consulta
con tu médico si corres el riesgo de desarrollar o tener linfedema.

Paso 1

Estimula los ganglios linfáticos supraclaviculares derechos e izquierdos en la base del cuello justo encima de la clavícula. Presiona con las yemas de los dedos hacia abajo, hacia los huecos encima de la clavícula. Describe una J mientras presionas con suavidad hacia abajo y hacia fuera, hacia los hombros. Repítelo diez veces.

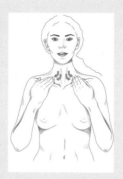

Paso 2

Estimula los ganglios linfáticos axilares en la axila. Hay tres pasos:

1. Coloca la mano en el interior de la axila, con el dedo índice apoyado suavemente en el surco de la axila. Pulsa hacia arriba, hacia la axila. Repítelo diez veces.
2. Baja la mano al lateral del torso. Esta zona contiene tejido mamario, esencial para el drenaje. Con la palma de la mano, haz movimientos C desde el lateral del torso hacia arriba, hacia la axila. Repítelo diez veces.
3. Levanta el brazo y coloca la mano en la axila. Llévala hacia abajo por encima de la axila diez veces. Baja el brazo.

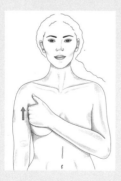
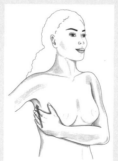
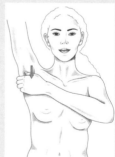

Paso 3

Estimula la zona linfática del cuello camisero: Coloca las manos encima de los hombros, con los codos apuntando rectos hacia
delante. Inhala, luego deja caer los codos
mientras exhalas, manteniendo las yemas de
los dedos sobre los hombros. Repítelo cinco
veces. Te ayudará a mover el líquido linfático desde la nuca hasta los ganglios sobre la
clavícula.

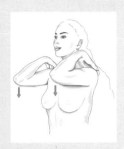

Paso 4

Coloca la mano encima del hombro y haz
movimientos C sobre el hombro y hacia el
cuello. Repítelo cinco veces. El patrón de
drenaje es hacia los ganglios linfático supraclaviculares de la clavícula.

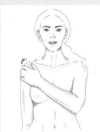

Paso 5

Acaricia suavemente el exterior de la parte
superior del brazo, desde el codo hasta el
hombro. Repítelo cinco veces.

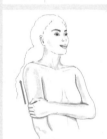

Paso 6

Masajea con movimientos C superpuestos
por el exterior de la parte superior del brazo,
empezando en el codo y subiendo por el
tríceps y el deltoides hacia el hombro. Crea
un movimiento ondulante. Repítelo cinco
veces.

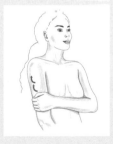

Paso 7

Repite el paso 4: Masajea el hombro.

Paso 8

Acaricia suavemente el interior de la parte superior del brazo, del codo a la axila. Repítelo cinco veces.

Paso 9

Masajea con movimientos C superpuestos por el interior de la parte superior del brazo, desde el pliegue del codo hasta los ganglios linfáticos axilares. Repítelo cinco veces.

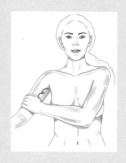

Paso 10

Repite el paso 2: Estimula los ganglios linfáticos axilares de la axila.

Paso 11

Masajea el pliegue del codo, la fosa cubital. Cubre con la palma de la mano la parte interior del codo y haz movimientos C fijos hacia arriba. En el codo hay ganglios linfáticos que reciben líquido de la parte inferior del brazo y de la mano, por lo que es importante estimular esta zona antes de masajear la parte inferior del brazo. Repítelo diez veces.

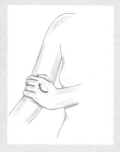

Paso 12
Acaricia suavemente desde la muñeca hasta el pliegue del codo. Repítelo cinco veces.

Paso 13
Usa el movimiento bombeante para masajear la parte superior del antebrazo desde la muñeca hasta el pliegue del codo. Repítelo tres veces.

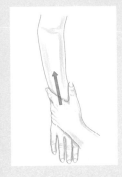

Paso 14
Masajea debajo del antebrazo desde la muñeca hasta el pliegue del codo. Repítelo tres veces.

Paso 15
Repite el paso 11: Con la mano, masajea el pliegue del codo. Repítelo 15 veces.

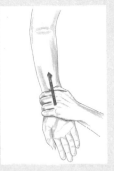

Paso 16
Masajea con movimientos C la parte superior y la inferior de la muñeca. Cubre la muñeca con la palma de la mano y haz movimientos C por encima. Es un masaje fijo, la mano se quedará en el mismo sitio. Si tienes la mano hinchada, puede que sientas que se drena líquido de la mano durante este masaje. No pasa nada, significa que estás eliminando el estancamiento. Esta zona tiende a inflamarse debido al uso excesivo de los móviles y los teclados de ordenador, así como que aparezcan lesiones por esfuerzo repetitivo (LER). Repítelo cinco veces.

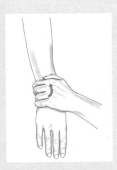

Paso 17

Masajea con movimientos C la palma de la mano hacia la muñeca. Repítelo cinco veces.

Paso 18

Levanta el brazo por encima de la cabeza si es posible. Rota en el sentido de las agujas del reloj unas cuantas veces, y después hacia el lado contrario. Puedes empezar con pequeños círculos e ir agradándolos conforme te sientas cómoda.

Paso 19

Entrelaza los dedos de la mano derecha con los de la mano izquierda. Masajea el interior de los dedos hacia la base. Repítelo cinco veces.

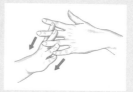

Paso 20

Masajea cada dedo por separado. Tapa la punta del dedo con los dedos de la otra mano y masajea cada dedo desde la uña hacia la membrana interdigital. Repítelo diez veces.

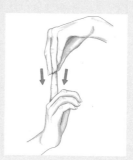

Paso 21

Repite el paso 17: Masajea la palma.

Paso 22

Repite el paso 16: Masajea la muñeca.

Paso 23

Paso el paso 13: Masajea el antebrazo desde la muñeca hasta el pliegue del codo.

Paso 24

Repite el paso 11: Masajea el pliegue del codo.

Paso 25

Repite el paso 9: Masajea con movimientos C superpuestos el interior de la parte superior del brazo.

Paso 26

Repite el paso 2: Estimula los ganglios linfáticos axilares en la axila.

Paso 27

Repite el paso 3: Estimula la zona linfática del cuello camisero.

Paso 28

Repite el paso 1: Estimula los ganglios linfáticos supraclaviculares derechos e izquierdos en la base del cuello.

Paso 29

Repite los pasos del 1 al 28 con el otro brazo según sea necesario.

Miembros doloridos: Piernas

Las piernas son tus cimientos, las raíces de tu cuerpo. Te mantienen de pie por la mañana y te tumban a descansar por la noche. Te proporcionan flexibilidad a lo largo del día, llevando a cabo las señales enviadas desde el cerebro y físicamente poniéndote los pies sobre la tierra. Emocionalmente hablando, las piernas representan el movimiento, tu posición en la vida y tu capacidad de fluir y avanzar. Pueden ser fuertes, pilares atléticos, pero también son las primeras extremidades en sufrir dolores y debilitarse cuando tienes la gripe. La operación de rodilla está entre las cirugías más comunes, y el trasplante de cadera es bastante normal a partir de cierta edad, como la artritis. Estas bisagras del cuerpo están llenas de ganglios linfáticos para ayudar a eliminar el exceso de inflamación, pero a su vez son susceptibles a una sobrecarga linfática y a problemas de la capacidad de transporte porque el líquido debe moverse en dirección contraria a la gravedad, hacia el corazón. Además, el hecho de acumularse dolor y traumas con los años contribuye a tener muchos problemas en las piernas. Hay estudios que han descubierto que el estrés y la ansiedad causan tensión y constricción en los músculos de la pierna que, con el tiempo, pueden llevar a la incompetencia y la fatiga. A estas alturas, ya habrás entendido que cuando los músculos no funcionan bien, el movimiento linfático se ve afectado negativamente. Es más, el tejido cicatrizal por operaciones puede que haya atravesado algunas vías y que cueste más limpiar el líquido linfático de esas zonas, que sean más susceptibles de una inflamación crónica.

Es habitual tener estancamiento en las piernas. La mayoría de la gente lleva una vida sedentaria, sentados todo el día frente al escritorio en sus trabajos. O si por trabajo tienes que estar todo el día de pie, tendrás las piernas hinchadas al final de la jornada. Nuestras piernas son unas bombas para nuestro sistema circulatorio. La articulación de las rodillas y las caderas crea un mecanismo para lubricar las juntas e impulsar la linfa. Las zonas detrás de las rodillas (la fosa poplítea) y el pliegue del muslo están llenos de ganglios linfáticos.

Una mala alimentación, la falta de ejercicio y otros factores genéticos (como la hinchazón de tobillo crónica) pueden dificultar el flujo de la linfa. Si se te hinchan las piernas a gran altitud, debido al trabajo que desempeñas o cuando vas en avión, es una indicación de que tu linfa no se mueve bien. Recuerda que la linfa fluye desde la parte inferior del cuerpo, desafiando la gravedad, y sube hacia el corazón.

Cada vez que trabajas la linfa, estás eliminando tanto toxinas como emociones almacenadas en el cuerpo. Cuando experimentas un trauma, incluido un trauma sexual, la adrenalina recorre tu cuerpo y se graba un recuerdo en la parte de tu sistema límbico llamada «amígdala». La amígdala guarda la importancia emocional del suceso, incluida la intensidad y el impulso de la emoción asociada. También puede liberar hormonas que el cuerpo percibe como una amenaza y tienen una reacción adversa en el sistema digestivo, en el sistema reproductor, e incluso en la reparación celular durante un largo periodo de tiempo.

Si te has echado a llorar en la posición de la paloma en el suelo durante una clase de yoga, sabrás de qué te estoy hablando. Aunque hayas procesado mentalmente el suceso, puede reactivársete el cuerpo emocional y encontrarte con que el cerebro y el sistema nervioso han almacenado algunos sentimientos residuales en las grietas de tu cuerpo.

Me he dado cuenta de que trabajar los ganglios linfáticos de la zona inguinal o abdominal puede ser doloroso para mis clientas que han sido víctimas de abusos sexuales. Una de las razones por las que enseño el automasaje es para darte el dominio de tu cuerpo. Cuanto más recuperes para ti misma esas zonas delicadas, más podrás cambiar el trauma alojado en los músculos y tejidos, más armonizarás con tu cuerpo y empezarás a curarte física y emocionalmente.

NOTA: Si tienes linfedema en las piernas o te han extirpado ganglios linfáticos del abdomen o la ingle, o te han dado radiación en la parte inferior del cuerpo, ve a la secuencia de piernas para linfedema de la página 291 para los pasos adicionales que debes realizar.

Usa el automasaje linfático para ayudar a curar un trauma sexual

Una de mis clientas virtuales, Lucy, una joven entusiasta, buscadora del bienestar, estaba interesada en aprender sobre el sistema linfático y cómo incorporar el automasaje a su rutina de cuidados diaria. Ya practicaba el cepillado en seco del cuerpo y el masaje facial con rodillo de jade, pero había oído hablar tanto del automasaje linfático que sintió curiosidad. Durante nuestra sesión virtual, cuando estaba explicándole la interconexión de los vasos linfáticos y cómo recorren el cuerpo, incluyendo la cavidad pélvica y las piernas, Lucy me confió que había vivido un trauma sexual cuando era más joven. Me dijo que había ido a terapia durante años, pero no siempre le resultaba cómodo que le dieran un masaje porque le traía malos recuerdos. Le expliqué que los recuerdos se almacenan en el cuerpo y que uno de los beneficios del automasaje linfático es que crea más movimiento en el líquido del tejido para que el cuerpo se deshaga de los desechos celulares que pueden acumularse en lugares que no se mueven mucho. El otro beneficio es que cuando te masajeas tú misma, estás cuidando tu cuerpo y cultivando una relación positiva con él. Añadí que, a nivel celular, el dolor y el alivio del dolor se deben a dos vías de señalización diferentes, pero no son necesariamente independientes la una de la otra. En el cerebro, las neuronas en la amígdala que almacena recuerdos están activas durante el dolor y también se relacionan con las emociones negativas. Cuando sucede un trauma físico, se registra a su vez la emoción desagradable, que el cuerpo recuerda más tarde. El hipocampo es la zona del cerebro donde se almacenan los recuerdos episódicos, donde los recuerdos a corto plazo se convierten en recuerdos a largo plazo. Las investigaciones demuestran que cuando alivias el dolor, puedes alterar cómo las neuronas reaccionan y reprimir los recuerdos dolorosos del cuerpo. Esta es una de las razones por las que animo a mis clientas a usar técnicas de meditación y visualización cuando trabajan con ellas mismas. Por eso también llamo a los movimientos «arcoíris» y «medialunas», para proporcionarte un modo de decirle a la amígdala que estás vertiendo energía positiva en tu cuerpo mientras das un masaje con base científica y fisiológica. Como me gusta decir, tiene lo mejor de ambos mundos.

Dos meses después de nuestra sesión, Lucy me escribió para contarme que el automasaje linfático regular estaba cambiando su relación con su cuerpo y ayudándola a curarse. Me siento muy agradecida por haber tenido la oportunidad de ayudarla.

Paso 1

Estimula los ganglios linfáticos supraclaviculares derechos e izquierdos en la base del cuello justo encima de la clavícula. Presiona con las yemas de los dedos hacia abajo, hacia los huecos encima de la clavícula. Describe una J mientras presionas con suavidad hacia abajo y hacia fuera, hacia los hombros. Repítelo diez veces.

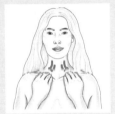

Paso 2

Coloca la mano izquierda en el interior de la axila derecha, con el dedo índice apoyado suavemente en el surco de la axila. Pulsa hacia arriba, hacia la axila. Repítelo diez veces.

Paso 3

Estimula los ganglios linfáticos inguinales. Hay dos pasos:

1. Coloca la mano derecha en la parte superior del interior del muslo derecho. Masajea hacia arriba con un movimiento C, hacia el pliegue de la parte superior del muslo. Repítelo 10 veces. Repítelo en el muslo izquierdo.

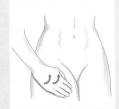

2. Coloca la mano derecha en la parte superior del exterior del muslo derecho. Masajea hacia arriba con un movimiento C, hacia el pliegue de la parte superior del muslo. Repítelo 10 veces. Repítelo en el muslo izquierdo.

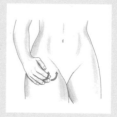

Paso 4

Levanta cada pierna seis veces. Este movimiento estimula los ganglios linfáticos inguinales.

Paso 5

Haz una respiración abdominal: Empieza esta secuencia con unas cuantas respiraciones profundas para crear un efecto de succión al vacío para las extremidades inferiores. Coloca las manos en el abdomen y respira profundamente hacia el abdomen. Al inspirar, expande el abdomen hacia las manos como un globo. Al exhalar, relaja el abdomen. Repítelo diez veces.

Paso 6

Una vez hayas «limpiado los ganglios», puedes trabajar las piernas, las rodillas (en la parte delantera y posterior), la parte inferior de las piernas, los tobillos y los pies. Está bien si prefirieres hacerlo con un poco de loción o aceite.

Masajea la parte superior del muslo derecho. Puedes usar una mano o las dos. Hay cuatro pasos:

1. Interior del muslo: Masajea con movimientos C superpuestos desde la parte interna de la rodilla hacia arriba, hacia la zona superior del muslo interno. Repítelo cinco veces.

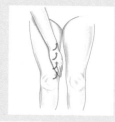

2. Exterior del muslo: Masajea con movimientos C superpuestos desde la parte externa de la rodilla hacia arriba, hacia los ganglios linfáticos inguinales en el lado externo del muslo. Repítelo cinco veces.

3. Centro del muslo: Masajea con movimientos C superpuestos desde la parte central de la rodilla hacia arriba, desde el centro de la pierna hasta los ganglios linfáticos inguinales. Repítelo cinco veces.

4. Dorso del muslo: Dobla la pierna para llegar debajo del muslo. Con ambas manos, barre el líquido desde los tendones de la corva hasta la parte delantera de la pierna hacia los ganglios linfáticos inguinales. Repítelo diez veces. Bombea los ganglios linfáticos inguinales tres veces más.

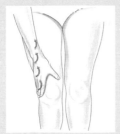 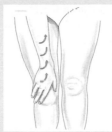 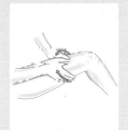

Paso 7

Masajea la rodilla derecha. Hay tres pasos:

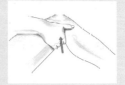

1. Coloca la palma de la mano debajo de la rodilla. Bombea directamente hacia los ganglios linfáticos situados detrás de la rodilla (la fosa poplítea). Repítelo diez veces.

2. Coloca las manos a ambos lados de la rótula. Coge la piel a los lados de la rodilla y masajea hacia arriba. Repítelo diez veces.

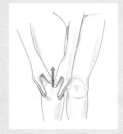

3. Coloca la mano en la parte superior de la rótula. Acaricia la piel hacia arriba y encima de la rodilla. Repítelo diez veces.

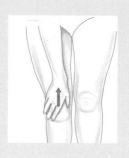

Paso 8
Masajea la parte inferior de la pierna. Hay cuatro pasos:

1. Exterior de la parte inferior de la pierna: Usando ambas manos, masajea el exterior de la pierna desde el tobillo hasta la rodilla bombeando y con movimientos C superpuestos. Repítelo cinco veces.

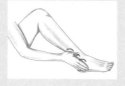

2. Interior de la parte inferior de la pierna: Usando ambas manos, masajea el interior de la pierna desde el tobillo hasta la rodilla bombeando y con movimientos C superpuestos. Repítelo cinco veces.

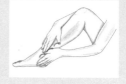

3. Centro de la parte inferior de la pierna: Usando ambas manos, masajea el centro de la pierna desde el tobillo hasta la rodilla bombeando y con movimientos C superpuestos. Repítelo cinco veces.

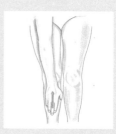

4. Dorso de la parte inferior de la pierna: Usando ambas manos, masajea la pantorrilla hacia la parte posterior de la rodilla. Bombea la parte posterior de la rótula para estimular los ganglios linfáticos de la fosa poplítea. Repítelo cinco veces.

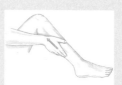

Paso 9

Masajea alrededor del hueso del tobillo. Esta zona se congestiona con facilidad, así que dedícale más tiempo si te apetece para eliminar el exceso de líquido. Hay tres pasos:

1. Coloca ambas manos en el exterior del tobillo. Masajea con movimientos C superpuestos hacia arriba. Repítelo cinco veces.

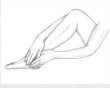

2. Coloca ambas manos en el interior del tobillo. Masajea con movimientos C superpuestos hacia arriba. Repítelo cinco veces.

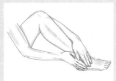

3. Coloca una mano en el interior y otra en el exterior del tobillo. Masajea simultáneamente ambos lados hacia arriba. Repítelo cinco veces.

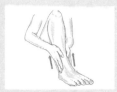

Paso 10

Masajea el pie derecho: Coloca la palma de la mano en la parte superior del pie derecho. Masajea con movimientos C hacia arriba, hacia el hueso del tobillo. Repítelo diez veces.

Paso 11

Presiona con las yemas de los dedos el surco entre el dedo gordo y el segundo dedo del pie. Este es un buen punto de reflexología para la linfa. Presiona los surcos entre los cinco dedos del pie. Repítelo cinco veces.

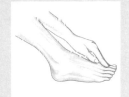

Paso 12

Repite el paso 10: Masajea el pie derecho.

Paso 13

Coloca una mano debajo del pie, en la almo-
hadilla en la base de los dedos, y la otra encima del pie. Masajea con ambas manos simultáneamente veinte veces.

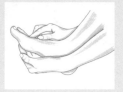

Paso 14

Repite del paso 6 al 10 en orden inverso: Masajea la pierna desde el
pie hacia los ganglios linfáticos inguinales.

Paso 15

Repite el paso 3: Estimula los ganglios linfáticos inguinales.

Paso 16

Repite el paso 1: Estimula los ganglios linfáticos supraclaviculares
derechos e izquierdos en la base del cuello.

Paso 17

Repite del paso 1 al 15 en la pierna izquierda.

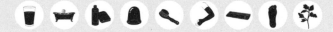

Lesiones deportivas, recuperación en el pre y postoperatorio, y tejido cicatrizal

Todas las lesiones tienen una cosa en común: la inflamación. Si
alguna vez te has torcido el tobillo o roto un hueso, habrás visto
la hinchazón que ocurre por naturaleza como parte del proceso
curativo. Si te han operado para extraerte ganglios linfáticos o
por otros motivos, es posible que se haya dañado o atravesado
un vaso linfático. La hinchazón, el dolor, el entumecimiento y la

sensibilidad a menudo pueden permanecer más tiempo del que esperabas.

Lesiones deportivas, dolor muscular y recuperación

Durante décadas, se ha estado dando masajes a los atletas profesionales después de los entrenamientos, de los grandes partidos y de lesiones deportivas como parte del proceso curativo. Médicos, fisioterapeutas y entrenadores recomiendan el drenaje linfático para acelerar el tiempo de curación.

Un estudio alemán observó el efecto del drenaje linfático manual en los niveles séricos de las enzimas musculares (las proteínas que ayudan a las células a realizar las funciones necesarias) después de usar la cinta de correr y descubrieron que las enzimas musculares disminuían más rápidamente después del masaje de drenaje linfático. También midieron el tiempo de recuperación después del masaje linfático comparado con el masaje sueco. Los resultados mostraron que los pacientes que recibieron el masaje linfático se recuperaban más rápido y tenían menos inflamación que aquellos a quienes les habían dado el masaje sueco.

Todos conocemos lo importante que es el ejercicio y moverse para una buena salud, pero la mayoría de la gente que entrena con regularidad casi seguro sufrirá una lesión en algún momento de su vida. Esto puede tener un efecto dominó en el patrón de compensación del cuerpo, en el que los músculos más fuertes sustituyen a los más débiles. Un ejemplo son los bíceps delante de la parte superior del brazo, que están mucho más desarrollados que los tríceps en la parte trasera. Un entrenamiento duro puede llevar asimismo a un aumento del ácido láctico en los músculos, pero el automasaje linfático ayudará a limpiar los tejidos. La inflamación también puede ocurrir después de un entrenamiento intenso.

Si te has lesionado y necesitas parar tu entrenamiento, puede afectarte mentalmente, sobre todo si estás acostumbrada a los efectos positivos emocionales y físicos que proporciona el ejercicio. Un cambio en tu rutina a su vez puede ser difícil porque el ejercicio baja los niveles de la hormona del estrés cortisol. Además, puesto que el sistema linfático está impulsado por contracciones musculares, una pérdida de movimiento de los músculos puede llevar a un estancamiento de la linfa.

En cuanto tengas permiso de tu médico, podrás usar el automasaje linfático para estimular la recuperación. La inflamación puede persistir mucho después de que la lesión se haya curado, y el tejido cicatrizal con el tiempo puede dificultar la recuperación. Si puedes trabajar los ganglios linfáticos, dependiendo de cómo te encuentres y de tu rango de movilidad, ayudarás a estimular el crecimiento de nuevas células y estar de nuevo en marcha más rápido. El automasaje contribuirá a eliminar las hormonas del estrés, lo que mejorará tu estado de ánimo.

En cuanto el dolor agudo haya disminuido, sigue la secuencia relacionada con la zona de la lesión. Por ejemplo, si te has torcido el tobillo, dirígete a la secuencia «Miembros doloridos: Piernas» de la página 249. Si te has lesionado la muñeca, dirígete a la secuencia «Miembros doloridos: Brazos» en la página 242, etc.

Recuperación pre y postoperatoria

El haber pasado por una operación es una de las principales razones por las que es recomendable hacerse un drenaje linfático. El automasaje pre y postoperatorio es increíblemente terapéutico para el sistema nervioso y para aumentar la circulación de las células inmunitarias por el cuerpo para acelerar la recuperación al tiempo que te proteges de infecciones.

Los cirujanos a menudo tienen que atravesar la intrincada

red de vasos linfáticos durante sus operaciones. Da igual que la cirugía sea opcional (como un lifting facial, una liposucción, cirugía abdominal o rinoplastia) o necesaria (como el trasplante de rodilla o de cadera, una cesárea, la extracción de tejido cancerígeno o de los ganglios linfáticos), porque siempre tendrá un impacto en el sistema linfático superficial.

Si alguna vez has entrado en quirófano, sabrás que la cura ción lleva su tiempo. La inflamación aparece después de la operación, junto con los morados y el dolor. Algunos médicos prescriben sesiones de drenaje linfático pre y postoperatorias para acelerar el proceso curativo. Si trabajas tu cuerpo antes de la cirugía, estimularás la circulación linfática. Esto puede ayudar con la formación de queloide (tejido fibrótico) y el tejido cicatrizal. Después de la operación, deberás esperar a que tu médico te dé permiso y te asegure que la incisión se ha cerrado completamente y está curada antes de hacer ningún tipo de automasaje en la zona afectada. No masajees donde te han operado mientras aún tengas los puntos. Cuando te hayas curado y tengas permiso de tu médico, puedes elegir la secuencia de este capítulo que más se adapte a tus necesidades. Por ejemplo, si te han operado el pecho, dirígete a la secuencia mamaria para el linfedema (página 279). Si te has operado el abdomen, haz la secuencia «Masaje abdominal» (página 153). Si te han hecho un trasplante de cadera, haz la secuencia «Miembros doloridos: Piernas» (página 249). Si te han hecho una operación en la cara, cualquiera de las siguientes secuencias te irá bien: «Dolor de oídos» (página 124), «Piel resplandeciente» (página 160), «Dolor de cabeza» (página 131) y «Congestión/Dolor de garganta» (página 116).

NOTA: Si te han extirpado ganglios linfáticos, has pasado por una lumpectomía, te han dado radioterapia o corres el riesgo de desarrollar linfedema, por favor consulta con un terapeuta certificado de linfedema. Esta secuencia debería revisarla tu médico o tu terapeuta antes de que empieces a practicar el autocuidado. Encontrarás una guía de terapeutas en el apartado Recursos.

Tejido cicatrizal

Alguien me dijo una vez que le escribiera una carta a una persona en mi vida con la que ya no quisiera tener contacto y la quemara, porque así evitaría entregarle mi fuerza o mi energía a esa persona. Así que escribí una carta y la quemé, pero terminé en el hospital con una quemadura de tercer grado en el dedo. (Si quieres poner ese límite, te recomiendo que simplemente escribas el nombre en un trozo de papel, lo dobles hasta formar un cuadradito y lo metas en el congelador. Así congelarás metafóricamente a la persona fuera de tu campo de energía y ¡es mucho más seguro!). Me quedó una cicatriz queloide muy profunda en el dedo. Puesto que trabajo con tejido cicatrizal en mi consulta a diario, me puse a trabajar conmigo misma tres veces al día durante meses. Los resultados fueron increíbles. No tengo concentración de tejido cicatrizal y ni siquiera me acuerdo de la cicatriz.

La mayoría de los terapeutas certificados de linfedema practican el cuidado de heridas y la movilización de tejido cicatrizal porque las cicatrices de operaciones impiden el flujo de la linfa. He trabajado en miles de cicatrices en mi consulta y les enseño constantemente a mis clientes cómo tratar ellos mismos este problema. Pero también he observado que hay dos tipos de cicatrices ligadas entre sí: las emocionales y las físicas. El trauma físico a menudo da lugar a un trauma mental y emocional, que tu sistema nervioso se esfuerza por procesar. Muchos de los sucesos que crean estas profundas cicatrices —enfermedades, operaciones y accidentes— nos afectan fisiológicamente tanto a la mente como al cuerpo. Los traumas mentales y emocionales no procesados se quedan atrapados en los tejidos. Mientras haces el trabajo físico para liberar las dolorosas cicatrices, es probable que se despierten fuertes emociones. Te animo a buscar el apoyo que necesites para curar esas cicatrices.

Físicamente, las cicatrices pueden impedir el flujo linfático y la amplitud de movilidad. Pueden incluso envolver órganos. Esta secuencia deshará el tejido cicatrizal insidioso. Ablandará el tejido fibrótico y reducirá el queloide (sobrecrecimiento grumoso del tejido cicatrizal provocado por el exceso de proteínas en la piel) alrededor de la cicatriz. También ayudará a tu cuerpo a redirigir las vías linfáticas y aumentar la circulación linfática.

Antes de masajear una cicatriz, asegúrate de que la herida está completamente curada y que no hay aberturas. La mayoría de los profesionales recomiendan de cuatro a ocho semanas para que se cierre la herida del todo, pero asegúrate de tener el permiso de tu médico antes de empezar la secuencia de automasaje.

Paso 1

Localiza los ganglios linfáticos que recibirán el líquido de la región donde está localizada la cicatriz. Por ejemplo, si la cicatriz está en el pie, los ganglios linfáticos inguinales en la parte superior del muslo y los ganglios poplíteos detrás de la rodilla son los principales que debes estimular. Si te han operado la mano, estimularás los ganglios linfáticos del pliegue en el codo y los ganglios linfáticos axilares en la axila. Si te han operado el pecho, ve a la secuencia mamaria por linfedema de la página 279 (tienes un mapa de los linfótomos en la página 32).

Paso 2

Masajea con suavidad la zona alrededor, por encima y por debajo de la cicatriz, hacia el grupo de ganglios linfáticos.

Paso 3

Masajea la cicatriz. Esta técnica usa un poco más de presión que otras secuencias de automasaje linfático. Está bien usar un poco de aceite si quieres. Dependiendo de cuánto tiempo haga que tienes la cicatriz, puede que notes tejido fibrótico duro debajo de la superficie de la piel. Con el tiempo, puedes aliviar la acumulación de tejido cicatrizal masajeándolo. Hay cinco pasos:

1. Por encima de la incisión: Con las yemas de los dedos, masajea en zigzag por encima de la cicatriz hacia los extremos de la incisión. Repítelo con movimientos C superpuestos.
2. Por debajo de la incisión: Con las yemas de los dedos, masajea en zigzag por debajo de la cicatriz hacia los extremos de la incisión. Repítelo con movimientos C superpuestos.
3. Directamente sobre la incisión: Con las yemas de los dedos, masajea en zigzag directamente sobre la cicatriz hacia los extremos de la incisión. Repítelo con movimientos C superpuestos.
4. Masajea ambos extremos de la incisión. El exceso de fluido y el tejido fibrótico tienden a acumularse aquí.
5. Repite el paso 3: Masajea directamente sobre la incisión.

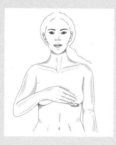
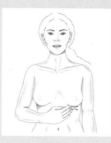
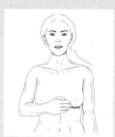

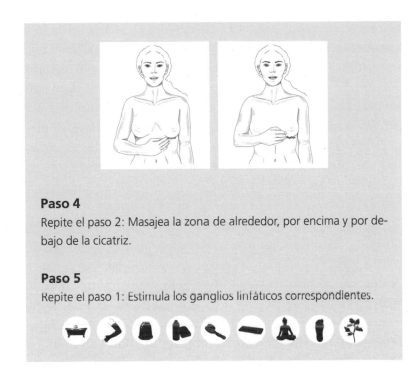

Paso 4

Repite el paso 2: Masajea la zona de alrededor, por encima y por debajo de la cicatriz.

Paso 5

Repite el paso 1: Estimula los ganglios linfáticos correspondientes.

Linfedema

Cuando trabajaba de terapeuta de linfedema en el Centro Médico de UCLA, me di cuenta del verdadero poder de la linfa. El linfedema es una afección en la que se acumula líquido linfático en los tejidos, causando una hinchazón crónica. Es el resultado de una obstrucción en el sistema linfático y se localiza normalmente en las extremidades, pero también puede afectar al torso, la cabeza y otras partes del cuerpo. El linfedema puede ser debido a la genética (el linfedema primario es una afección congénita en la que una persona nace con un sistema linfático subdesarrollado o mal desarrollado), debido a un trauma en una zona del cuerpo, a un efecto secundario del tratamiento contra el cáncer durante el que se han extirpado ganglios linfáticos por radiación o debido a una operación (linfedema secundario). Hay otras situaciones que pueden provocar linfedema, incluidos el lipedema y la filariasis linfática. El lipedema es genético y está provocado por depósitos irregulares de grasa en el cuerpo. Como estos depósitos de grasa tienden a concentrarse en ciertas zonas, pueden terminar bloqueando los vasos linfáticos. La filariasis linfática es una enfermedad parasitaria que transmite un mosquito que se encuentra en países tropicales donde las ascárides entran en el torrente sanguíneo y al final obstruyen los vasos linfáticos de las extremidades.

Según la Red de Investigación y Educación Linfática (LE&RN), cuando durante una operación se extirpan no más de cuatro ganglios linfáticos, el riesgo de desarrollar linfedema es de aproximadamente un seis por ciento. Si se extirpan más de cuatro, el riesgo aumenta del quince al veinticinco por ciento. Al menos el treinta por ciento de pacientes con cáncer tiene linfedema, y diez millones de estadounidenses lo padecen. Aunque es una enfermedad menos mortífera, esa cifra es superior a las de los pacientes de Parkinson, Alzheimer, ELA y sida juntas. La cifra es impactante en todo el mundo: el linfedema puede afectar de 140 a 250 millones de personas.

Desde el principio, descubrí que cuando los pacientes empezaban sus sesiones conmigo al comienzo de su diagnóstico y eran coherentes con los tratamientos linfáticos y usaban compresión cuando era necesario, el linfedema era moderado, independientemente de cuántos ganglios linfáticos les hubieran extirpado. No solo se redujo su riesgo de desarrollar un linfedema más grave, sino que tuvieron menos efectos secundarios. Experimentaron menos entumecimiento, neuropatía, hinchazón, indigestión y rango de movilidad limitada. De hecho, la comunidad médica ahora recomienda un tratamiento temprano para minimizar la proliferación de la enfermedad.

Ánimo a todos mis clientes que se enfrentan al linfedema a echarle un vistazo a sus niveles de estrés. Con el tiempo, algunos han cambiado de trabajo, han puesto fin a relaciones tóxicas o simplemente manifestaron los sentimientos o resentimientos que escondían. También les recomiendo adquirir hábitos de buena salud, en la dieta y el sueño, y crear rutinas de ejercicio. Muchos de ellos necesitan apoyo adicional, como vendajes, prendas o bombas de compresión para continuar su régimen en casa. Este acercamiento multidimensional les ayuda a recuperar su energía y les da esperanza.

El tratamiento para linfedema se llama terapia descongestiva compleja (TDC) y normalmente la administran terapeutas de linfedema certificados (TLC) en hospitales y clínicas de rehabilitación. Una de las maneras más efectivas mediante la cual los terapeutas pueden asegurar la reducción de la inflamación linfática del cliente es enseñándoles el autocuidado (el drenaje linfático manual así como los pilares que leerás en el capítulo 5: la dieta, la compresión, el ejercicio y el cuidado de la piel y las uñas). Nunca se insistirá demasiado en que al ser autosuficiente es cuando se consiguen los mejores resultados.

NOTA: Si tienes linfedema o corres el riesgo de desarrollarlo, por favor, consulta con un terapeuta de linfedema certificado. Esta secuencia debería revisarla tu médico o terapeuta antes de empezar a practicarla tú misma. Encontrarás una guía de terapeutas en el apartado Recursos.

Los manguitos de presión sanguínea y el linfedema

Si has recibido tratamiento para el cáncer de mama, quizá te hayan dicho que evites tomarte la tensión o te inserten agujas intravenosas en el brazo en el mismo lado en el que tienes cáncer. Eso es porque

los manguitos de presión sanguínea pueden actuar como tornique-
tes —o compresión focal de alta presión— y pueden provocar la
constricción de una extremidad en peligro si no se usan correctamente. De igual manera, evitarás que te pinchen la piel muchas veces
con una aguja en una extracción de sangre porque puede aumentar
el edema en el tejido y dejar una herida abierta por la que entren bacterias. Como el linfedema es una afección progresiva, siempre que
sea posible usa otra extremidad que no esté en peligro para tomarte
la presión sanguínea o muestras de sangre.

Secuencia de brazos para el linfedema

Esta secuencia (así como la secuencia mamaria para el linfedema
que hay a continuación) está diseñada para quienes corren el riesgo de linfedema debido al tratamiento del cáncer de mama, así
como para aquellas a las que ya se lo han diagnosticado. Con frecuencia se experimenta hinchazón en el brazo en mayor o menor
grado inmediatamente después de la operación o incluso años más
tarde. Si tú o alguien que conoces se encuentra en riesgo, por favor,
busca un terapeuta certificado de linfedema y trabájalo con él.

Algunas personas tienen entumecimiento en los brazos además de la inflamación si les han extirpado los ganglios linfáticos
axilares o como resultado de daño por radiación. Cuanto antes
empieces el automasaje linfático, más fácil será controlar el linfedema, si se desarrolla. No esperes a ver la hinchazón para comenzar esta secuencia. El sistema linfático puede hincharse
cientos de veces antes de que sea visible. A lo largo de mi carrera
he visto personas, a las que les han extirpado cuarenta ganglios
linfáticos bajo la axila, mantener el tamaño del brazo con atención constante, compresión y automasaje.

Fíjate en cuánto trabajas en el ordenador y el móvil, porque puede contribuir al estancamiento de líquido e incluso provocarte síndrome de túnel carpiano. Esta secuencia es muy beneficiosa para que fluya la linfa en las extremidades superiores.

Si corres el riesgo de desarrollar linfedema, redirige el líquido linfático a un grupo adicional de ganglios linfáticos. Esta secuencia es parecida a la de «Miembros doloridos: Brazos» de la página 242. El paso extra en esta secuencia incluye estimular la anastomosis, las vías de los vasos que esperan recoger el exceso de líquido que pudiera estar estancado.

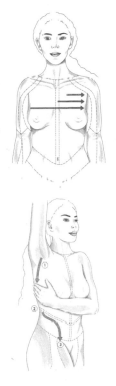

Hay dos anastomosis. La primera es la anastomosis axilar-axilar, que cruza el pecho a la otra axila, al otro grupo de ganglios linfáticos axilares.

La segunda es la anastomosis axilar-inguinal, que va desde la axila y baja por el costado hasta los ganglios linfáticos inguinales en la parte superior del muslo.

NOTA: Hay otra anastomosis que cruza la espalda y conecta el drenaje de los ganglios axilares del mismo modo que los del pecho. Es casi imposible que la estimules tú sola. Si quieres intentarlo, puedes colocar un trapo sobre un cepillo seco y deslizarlo suavemente por la piel de la parte superior de la espalda de una axila a otra.

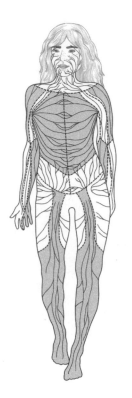

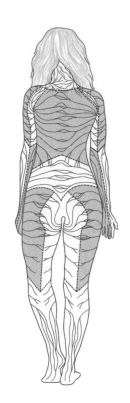

Paso 1

Estimula los ganglios linfáticos supraclaviculares izquierdos y derechos en la base del
cuello justo encima de la clavícula. Presiona
con las yemas de los dedos hacia los huecos
sobre la clavícula. Haz el movimiento J mientras presionas ligeramente hacia abajo y hacia fuera, hacia los hombros. Repítelo diez
veces.

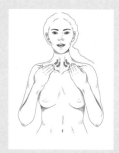

Paso 2

Estimula la zona linfática del cuello camisero: Coloca las manos encima de los hombros, con los codos apuntando rectos hacia delante. Inhala, luego deja caer los codos mientras exhalas, manteniendo las yemas de los dedos sobre los hombros. Repítelo cinco veces. Te ayudará a mover el líquido linfático desde la nuca hasta los ganglios sobre la clavícula.

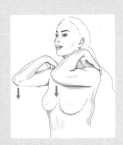

Paso 3

Estimula los ganglios linfáticos axilares en la axila del lado no afectado, el lado en el que no tengas cáncer o linfedema. Si has tenido cáncer de mama en el lado derecho, el lado izquierdo es el no afectado. Si has tenido cáncer de mama en ambos pechos, estimularás las dos axilas así como los ganglios linfáticos inguinales. También redirigirás el líquido a ambos lados de los ganglios linfáticos inguinales en la parte superior de los muslos. Hay tres pasos:

1 Coloca la palma de la mano en el interior de la axila no afectada, con el dedo índice apoyado suavemente en el surco de la axila. Pulsa hacia arriba con cuidado, hacia la axila. Repítelo diez veces.
2. Baja la mano al lateral del torso. Esta zona contiene tejido mamario, esencial para el drenaje. Con la palma de la mano, pulsa el lateral del torso hacia arriba, hacia la axila. Repítelo cinco veces.
3. Levanta el brazo y coloca la mano en la axila. Bombea hacia abajo por encima de la axila cinco veces. Baja el brazo.

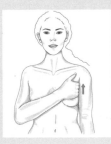
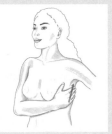
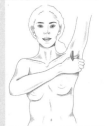

Paso 4

Despeja la anastomosis axilar-axila que cruza el pecho. Parte del líquido mamario se drena a los ganglios linfáticos de la cadena mamaria en el centro del pecho, así que también se estimularán en este paso. Hay tres pasos:

1. Coloca la palma de la mano encima del pecho no afectado, con las puntas de los dedos hacia la axila no afectada. Masajea con suaves movimientos C o arcoíris sobre la parte superior del pecho hacia la axila no afectada. Repítelo cinco veces.
2. Coloca la mano en el centro del pecho, con las puntas de los dedos hacia la axila no afectada. Masajea con suaves arcoíris por el pecho hacia la axila no afectada. Repítelo cinco veces.

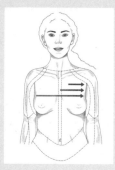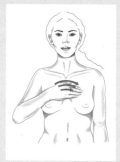

3. Coloca la mano encima del pecho afectado (el lado que tiene cáncer), con las puntas de los dedos hacia la axila no afectada. Masajea con suaves arcoíris por el pecho desde el lado afectado hacia la axila no afectada. Repítelo cinco veces.

Paso 5

Repite el paso 3: Estimula los ganglios linfáticos axilares de la axila no afectada.

Paso 6

Ahora estimula la axila del lado afectado, la que tenga cáncer o linfedema: Coloca la mano dentro de la axila afectada, con el dedo índice
apoyado suavemente en el surco de la axila. Pulsa con mucho cuidado
hacia arriba, hacia los ganglios linfáticos axilares. Repítelo diez veces.

Paso 7

Estimula los ganglios linfáticos inguinales en
la parte superior del muslo del lado afectado
para prepararlos para recibir el líquido del
torso. Hay dos pasos:

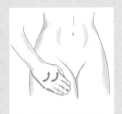

1. Coloca la mano del lado afectado en la
   parte superior del interior del muslo. Masajea hacia arriba con un movimiento C,
   hacia el pliegue de la parte superior del
   muslo. Repítelo diez veces. Repítelo en el
   exterior del muslo.
2. Coloca la mano en la parte superior del
   exterior del muslo. Masajea con un movimiento C fijo, hacia arriba hacia el pliegue del muslo. Repítelo diez veces.

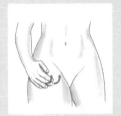

Paso 8

Despoja la anastomosis axilar-inguinal, o
«cataratas del Niágara», del lado afectado:
Acaricia suavemente desde la axila afectada
hacia los ganglios linfáticos inguinales. Masajea desde la axila por el lateral del torso
hasta los ganglios linfáticos inguinales. Hay
tres pasos:

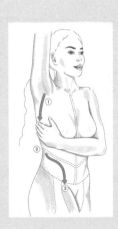

1. Coloca la palma de la mano directamente debajo de la axila afectada. Masajea con movimientos C desde la axila hasta la cintura. Repítelo cinco veces.
2. Coloca la mano en la cintura. Masajea con movimientos C desde la cintura hacia los ganglios linfáticos inguinales en la parte superior del muslo. Repítelo cinco veces.
3. Coloca la mano en la parte inferior del abdomen encima del hueso de la cadera. Masajea con movimientos C como una cascada desde la cadera hasta los ganglios linfáticos inguinales en la parte superior del muslo. Repítelo cinco veces.

Ahora que has despejado el camino a los ganglios linfáticos no afectados, estás lista para redirigir el líquido desde el brazo, realizando la secuencia de brazo en la extremidad en riesgo.

Paso 9

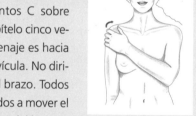

Coloca la mano encima del hombro en el lado afectado. Haz movimientos C sobre el hombro y hacia el cuello. Repítelo cinco veces. Recuerda, el patrón de drenaje es hacia los ganglios linfáticos de la clavícula. No dirijas el líquido hacia abajo por el brazo. Todos tus movimientos están orientados a mover el líquido hacia arriba y hacia fuera del brazo.

Paso 10

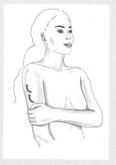

Con la mano, da suaves pinceladas en el exterior de la parte superior del brazo, hacia arriba, hacia el hombro del lado afectado. Repítelo cinco veces. Luego masajea con movimientos C superpuestos por el exterior de la parte superior del brazo, empezando en el codo y subiendo por el tríceps y el deltoides hacia el hombro. Crea un movimiento ondulante con tus movimientos. Repítelo cinco veces.

Paso 11

Repite el paso 9: Masajea con movimientos C por encima del hombro.

Paso 12

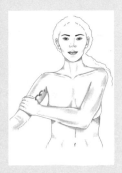

Con la mano, da suaves pinceladas hacia arriba por el interior de la parte superior del brazo en el lado afectado. Repítelo cinco veces. Luego masajea con movimientos C superpuestos hacia arriba por el interior del brazo, empezando en el pliegue del codo y masajeando por encima del bíceps hacia los ganglios linfáticos axilares para luego ir al exterior del brazo y subir al hombro. Repítelo cinco veces. Bombea la axila cinco veces. Parte del líquido del brazo irá a la axila porque, aunque te hayan extirpado algunos ganglios linfáticos, el líquido linfático seguirá drenándose hacia los que quedan. Para no desbordar la axila, masajea desde el interior del brazo al exterior del brazo y hacia arriba, hacia la clavícula.

Paso 13

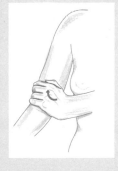

Con la mano, masajea el pliegue del codo, la fosa cubital, del lado afectado. Cubre con la palma de la mano la parte interior del codo y haz movimientos C fijos hacia arriba. En el codo hay ganglios linfáticos que reciben líquido de la parte inferior del brazo y de la mano, por lo que es importante estimular esta zona antes de masajear la parte inferior del brazo. Repítelo diez veces.

Paso 14

Acaricia suavemente desde la muñeca hasta la parte inferior del antebrazo del lado afectado. Repítelo cinco veces. Luego masajea con movimientos C superpuestos por la parte exterior e interior del antebrazo. Cubre con la mano la muñeca para que envuelva la piel. Puede que notes una franja de líquido bajo la piel. Recuerda que menos es más. Ve con cuidado. Detente en el pliegue del codo. Repítelo cinco veces.

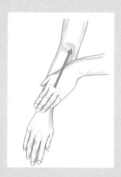

Paso 15

Repite el paso 13: Masajea el pliegue del codo. Repítelo cinco veces.

Paso 16

Cubre con la palma la muñeca del lado afectado y masajéala con movimientos C superpuestos por encima y por debajo. Este es un movimiento fijo, la mano permanecerá en el mismo sitio. Si tienes la mano hinchada, puede que sientas que se drena líquido de la mano durante este masaje. No pasa nada, significa que estás eliminando el estancamiento. Esta zona tiende a inflamarse debido al uso excesivo de los móviles y los teclados de ordenador, y suelen aparecer lesiones por esfuerzo repetitivo (LER). Repítelo cinco veces.

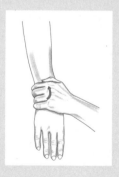

Paso 17

Masajea con movimientos C la palma del lado afectado, moviéndote hacia la muñeca. Repítelo cinco veces.

Paso 18

Levanta el brazo del lado afectado, por encima de la cabeza si es posible. Rota en el sentido de las agujas del reloj unas cuantas veces y después hacia el lado contrario. Puedes empezar con pequeños círculos e ir agrandándolos conforme te sientas cómoda.

Paso 19

Entrelaza los dedos de las manos. Empieza en las puntas de los dedos, masajea el lateral de los dedos moviendo las manos adelante y atrás, bajando con los dedos entrelazados. Repítelo cinco veces.

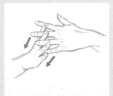

Paso 20

Masajea cada dedo por separado. Tapa la punta del dedo con los dedos de la mano del lado no afectado y masajea cada dedo de la mano del lado afectado desde la uña hacia la membrana interdigital. Repítelo diez veces.

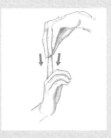

Paso 21

Repite el paso 17: Masajea la palma con movimientos C.

Paso 22

Repite el paso 16: Masajea la muñeca.

Paso 23

Repite el paso 14: Masajea el antebrazo.

Paso 24

Repite el paso 13: Masajea el pliegue del codo.

Paso 25

Repite el paso 12: Masajea la parte superior del brazo.

Paso 26

Repite el paso 6: Estimula los ganglios linfáticos axilares de la axila afectada.

Paso 27

Repite el paso 8: Despeja la anastomosis axilar-inguinal.

Paso 28

Repite el paso 4: Despeja la anastomosis axilar-axilar en el pecho.

Paso 29

Repite el paso 1: Estimula los ganglios linfáticos supraclaviculares derechos e izquierdos en la base del cuello.

Paso 30

Haz una respiración diafragmática profunda: Ponte en una posición cómoda. Coloca ambas manos en el abdomen. Inhala hacia el abdomen, expandiendo el abdomen hacia tus manos. Exhala relajando el abdomen. Así ayudarás a bombear el líquido que estarás redirigiendo a los ganglios linfáticos inguinales en la parte superior del muslo.

NOTA: Si tienes linfedema, por favor, consulta con un terapeuta de linfedema certificado antes de empezar un nuevo régimen de ejercicios.

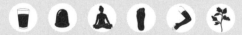

Alivio del linfedema con automasaje

Una de mis clientas, Sharlene, vino a verme después de la radioterapia posquirúrgica para el cáncer de mama. Junto a las cicatrices
debajo del pecho por una lumpectomía, tenía incisiones en la axila
por la extracción de varios ganglios linfáticos. El pecho en ese lado
estaba ligeramente más inflamado que en el otro debido al tratamiento, lo notaba congestionado, y con frecuencia dolorido. La amplitud de movilidad también estaba limitada. La vi dos veces al mes
durante seis meses y le enseñé a hacer el automasaje linfático entre
visita y visita. Solía masajearse tres veces a la semana, pero admitió
saltarse algún día porque estaba demasiado ocupada con sus hijos.
Cada vez que la veía me daba cuenta de algún cambio importante
en la hinchazón del pecho dependiendo de si había hecho o no el
automasaje. Sharlene se daba cuenta de esos cambios y me dijo lo
asombrada que estaba por lo mucho mejor que se sentía después
de solo unos minutos de automasaje, con menos dolor y sensibilidad, y que había recuperado bastante amplitud de movilidad en el
brazo, cuyo hombro habían considerado «congelado» después de
la operación. Además, se alegraba por sentir el cuerpo entero más ligero y porque su estado general había mejorado.

Secuencia mamaria para el linfedema

Si has recibido tratamiento para el cáncer de mama, radioterapia o te han extirpado ganglios linfáticos, corres el riesgo de
desarrollar hinchazón linfática y tejido cicatrizal en el pecho
tratado. La inflamación de la mama puede ocurrir inmediatamente después de una operación (incluso después de una biop-
sia) o unos años más tarde. Cuando se ha dañado el sistema linfático o se ha extirpado parcialmente, los ganglios linfáticos que
quedan pueden sobrecargarse y no ser capaces de eliminar los

desechos de los tejidos de forma eficiente, dejándote vulnerable al linfedema. El automasaje linfático puede mejorar la amplitud de movilidad y el daño en el tejido blando.

NOTA: Es importante redirigir el líquido del pecho a las múltiples regiones de ganglios linfáticos en el cuerpo. También te recomiendo intentar la secuencia de brazos para linfedema en la página 268. El automasaje linfático en el brazo puede reducir ahí la inflamación.

Por ahora sabes que los ganglios linfáticos axilares en la axila reciben el líquido linfático de la parte delantera y trasera del torso así como del tejido mamario. Parte del líquido de los senos también se drena en los ganglios linfáticos mamarios en el esternón. Si corres el riesgo de desarrollar linfedema, añade un paso y redirige el líquido linfático a los ganglios de la axila en el lado donde no tuviste cáncer, así como a los ganglios linfáticos inguinales del lado donde sí lo tuviste. Si lo has tenido en ambos senos, redirigirás el líquido de las axilas por el torso a los ganglios linfáticos inguinales en la parte superior de los muslos. A esto lo llamamos anastomosis «cataratas del Niágara». Cuando rediriges el líquido linfático a otro grupo de ganglios linfáticos, hay menos probabilidades de sobrecargar el sistema linfático. Puedes estimular la anastomosis o abrir otra vía para drenar las toxinas acumuladas y atrapadas, de forma similar a como los múltiples ríos desembocan en el mar. Como puedes ver en la ilustración de linfótomos en la página 42, el exceso de líquido que pueda estar estancado debido a la extracción de ganglios linfáticos o a la radioterapia tiene un sinnúmero de rutas a las que desviarse. Solo necesita que le lleven por un curso distinto.

Se han obtenido imágenes recientes en las que los ganglios linfáticos se habían extirpado de la axila, pero el líquido linfático podía seguir drenándose en los ganglios linfáticos axilares que quedaban, así que es importante estimular los ganglios debajo de ambas axilas. Tienes entre quince y cuarenta ganglios linfáticos en cada axila, así que si te han quitado siete, todavía tienes ganglios linfáticos en esa zona que pueden recibir líquido. También hay vías a los ganglios subdiafragmáticos y al hígado, por lo que la respiración profunda durante esta secuencia aumentará el movimiento linfático. Y si tienes tejido cicatrizal por una lumpectomía, que puede adherirse al tejido y causar dolor y una amplitud de movilidad limitada, te recomiendo practicar la secuencia «Lesiones deportivas, recuperación en el pre y postoperatorio, y tejido cicatrizal» de la página 258. Cuando realices el automasaje linfático, experimentarás menos inflamación, verás una mejora en tu amplitud de movilidad y es posible que ganes sensación en los brazos, el torso y los pechos.

NOTA: Siempre que sea posible, sobre todo en esta secuencia, toca directamente sobre la piel. No pasa nada si te masajeas encima de la ropa, pero es mejor adquirir el hábito de masajear directamente en la piel para un máximo beneficio.

Paso 1

Estimula los ganglios linfáticos supraclaviculares izquierdos y derechos en la base del cuello justo encima de la clavícula. Presiona con las yemas de los dedos hacia los huecos sobre la clavícula. Haz el movimiento J mientras presionas ligeramente hacia abajo y hacia fuera, hacia los hombros. Repítelo diez veces.

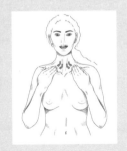

Paso 2

Estimula la zona linfática del cuello camisero: Coloca las manos encima de los hombros, con los codos apuntando rectos hacia delante. Inhala, luego deja caer los codos mientras exhalas, manteniendo las yemas de los dedos sobre los hombros. Repítelo cinco veces. Te ayudará a mover el líquido linfático desde la nuca hasta los ganglios sobre la clavícula.

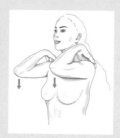

Paso 3

Estimula los ganglios linfáticos axilares en la axila del lado no afectado, el lado en el que no tengas cáncer o linfedema. Es decir, si has tenido cáncer de mama en el lado derecho, el lado izquierdo es el no afectado. Si has tenido cáncer de mama en ambos pechos, estimularás los ganglios linfáticos en las dos axilas así como los ganglios linfáticos inguinales, primero de un lado y, después, del otro. También redirigirás el líquido a ambos lados de los ganglios linfáticos inguinales en la parte superior de los muslos. Hay tres pasos:

1. Coloca la palma de la mano en el interior de la axila no afectada, con el dedo índice apoyado suavemente en el surco de la axila. Pulsa hacia arriba con cuidado, hacia la axila. Repítelo diez veces.
2. Baja la mano al lateral del torso. Esta zona contiene tejido mama-

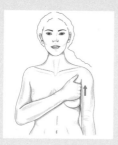 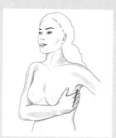 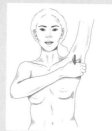

rio, esencial para el drenaje. Con la palma de la mano, pulsa el lateral del torso hacia arriba, hacia la axila. Repítelo cinco veces. Esto limpia el lateral del torso.

3. Levanta el brazo y coloca la palma de la mano en la axila. Bombea hacia abajo por encima de la axila cinco veces. Baja el brazo.

Paso 4

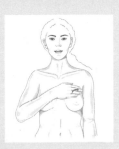

Masajea primero el pecho no afectado. Es decir, si has tenido cáncer en la mama derecha, masajea la izquierda antes y viceversa. Es importante masajear ambos senos para limpiar tanta linfa como sea posible y deshacernos de la inflamación del pecho. Esto creará el efecto vacío de mover la linfa. Coloca la palma de tu otra mano encima del pecho, con las puntas de los dedos hacia la axila. Masajea suavemente con movimientos C en la parte superior del pecho, hacia la axila. Repítelo cinco veces.

Paso 5

Repite el paso 3: Estimula los ganglios linfáticos axilares de la axila no afectada.

Paso 6

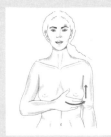

Masajea el pecho no afectado por debajo de la línea del sujetador: Coloca la palma de la otra mano debajo del pecho, con las puntas de los dedos apuntando hacia el lateral del torso. Suavemente, como una onda, masajea con movimientos C hacia el lateral del torso, hacia la axila. Repítelo tres veces.

Paso 7

Repite el paso 3: Estimula los ganglios linfáticos axilares de la axila no afectada. Repítelo tres veces.

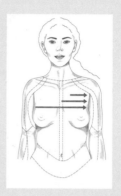

Paso 8

Despeja la anastomosis axilar-axila que cruza el pecho. Parte del líquido mamario se drena a los ganglios linfáticos de la cadena mamaria en el centro del pecho, así que también se estimularán en este paso. Hay tres pasos:

1. Coloca la palma de la mano encima del pecho no afectado, con las puntas de los dedos hacia la axila no afectada. Masajea con suaves movimientos C sobre la parte superior del pecho hacia la axila no afectada. Repítelo cinco veces.
2. Coloca la mano en el centro del pecho, con las puntas de los dedos hacia la axila no afectada. Masajea suavemente el pecho hacia la axila no afectada. Repítelo cinco veces.
3. Coloca la mano encima del pecho afectado, con las puntas de los dedos hacia la axila no afectada. Masajea suavemente el pecho desde el lado afectado hacia la axila no afectada. Repítelo cinco veces.

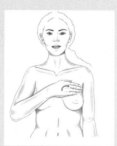 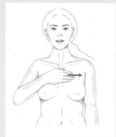 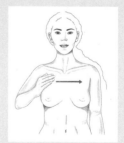

Paso 9

Coloca las yemas de los dedos en los espacios intercostales del esternón. Con mucho cuidado, presiona hacia dentro y hacia fuera los surcos de los intercostales. Inhala y exhala profundamente. Este movimiento te ayudará a bombear aire fuera de los pulmones. No presiones con fuerza, puesto que la piel es fina en esta zona y solo estás trabajando en la capa de fluido. Aquí es donde está situado el chakra del corazón. Trátalo con aceptación, amor y ternura. Repítelo diez veces.

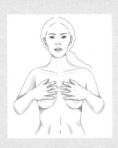

Paso 10

Ahora estimula los ganglios linfáticos axilares de la axila del lado afectado, en la que tuviste cáncer o linfedema. Si te han extirpado ganglios linfáticos o te han dado radioterapia, puede que aún tengas esta zona dolorida o entumecida y esté algo hinchada. Por favor, ten muchísimo cuidado aquí y hazlo con todo el amor del mundo. Hay tres posiciones de manos:

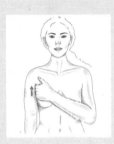

1. Coloca la palma de la mano en el interior de la axila afectada, con el dedo índice apoyado suavemente en el surco de la axila. Pulsa hacia arriba con cuidado, hacia la axila. Repítelo diez veces.
2. Baja la mano al lateral del torso. Esta zona contiene tejido mamario, esencial para el drenaje. Con la palma de la mano, pulsa el lateral del torso hacia arriba, hacia la axila. Repítelo cinco veces. Esta acción ayudará a limpiar el lateral del torso.

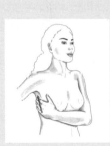

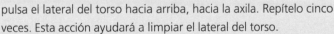

3. Levanta el brazo y coloca la palma de la mano en la axila. Bombea hacia abajo por encima de la axila cinco veces. Baja el brazo.

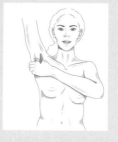

Paso 11

Despeja la anastomosis axilar-inguinal, o «cataratas del Niágara», del lado afectado, desde la axila afectada, bajando por el torso del cuerpo hacia los ganglios linfáticos inguinales en la parte superior del muslo del mismo lado. Hay tres pasos:

1. Coloca la palma de la mano directamente debajo de la axila afectada. Masajea ligeramente con movimientos C desde la axila hasta la cintura. Repítelo cinco veces.

2. Coloca la mano en la cintura. Masajea ligeramente con movimientos C desde la cintura hacia los ganglios linfáticos inguinales en la parte superior del muslo. Repítelo cinco veces.

3. Coloca la mano en la parte inferior del abdomen encima del hueso de la cadera. Masajea ligeramente con movimientos C como una cascada desde la cadera hasta los ganglios linfáticos inguinales. Repítelo cinco veces.

Paso 12

Estimula los ganglios linfáticos inguinales en la parte superior del muslo del lado afectado para prepararlos para recibir el líquido del torso. Coloca la palma de la mano del mismo lado en la parte superior del muslo. Masajea hacia arriba con movimientos C, hacia arriba en el muslo. Repítelo diez veces.

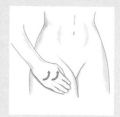

Paso 13

Ahora que ya has despejado las vías (anasto-mosis), estás preparada para masajear el pe-cho del lado afectado, en el que has tenido cáncer o linfedema. Coloca la mano encima del pecho, con las puntas de los dedos hacia la axila. Masajea suavemente con movimien-tos C en la parte superior del pecho, hacia la axila. Repítelo cinco veces.

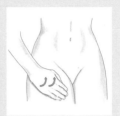

Paso 14

Masajea el pecho afectado por debajo de la línea del sujetador. Pon la palma de la otra mano debajo del pecho, con las puntas de los dedos señalando hacia el lateral del torso. Suavemente, como una onda, masajea con movimientos C hacia el lateral del torso. Continúa masajeando el fluido por el lateral del torso hacia los ganglios linfáticos ingui-nales en la parte superior del muslo. Repítelo tres veces.

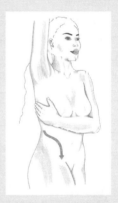

Paso 15

Estimula los ganglios linfáticos axilares de la axila afectada como en el paso 10.

Paso 16

Coloca la mano del lado afectado encima de la caja torácica de ese lado, con las yemas de los dedos en los surcos entre las costillas. Al inhalar, expande el aire hacia las costillas. Al exhalar, masajea suavemente con movimien-

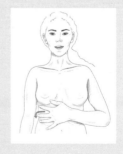

tos C hacia arriba, con las manos en los espacios blandos entre las costillas. A veces esta zona está sensible. Pasa unos instantes en este paso. Es una zona poderosa que protege tus órganos vitales. Disuelve y elimina la tensión sin usar la fuerza. Este paso es más cómodo hacerlo en una posición reclinada. Repítelo cinco veces.

Paso 17

Repite el paso 13: Masajea encima de la parte superior del pecho afectado hacia la axila en el lado contrario.

Paso 18

Con la mano, amasa con cuidado el pecho afectado alrededor de toda la circunferencia, apartando el líquido del pezón, irradiando hacia fuera, como los rayos de sol. Parte del líquido de la cara medial del pecho se drenará a los ganglios linfáticos del esternón, mientras que el fluido del lateral del pecho se redirige por la anastomosis hacia los ganglios linfáticos inguinales. Quédate un rato aquí para conocer el tejido mamario. Si notas una parte más hinchada o sensible, 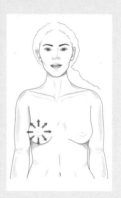 o si das con un pequeño quiste, no presiones; céntrate en suavizar la zona que lo rodea. Crea un ambiente relajante y agradable. Imagina un bonito campo de lavanda o de amapolas en un día soleado con una suave brisa. No vas a maltratar las flores. Al contrario, relájate en este paisaje y permite que se te relaje el pecho con cada caricia delicada y agradable.

NOTA: Consulta a tu médico siempre que detectes un bultito extraño.

Paso 19

Repite el paso 13: Masajea encima de la parte superior del pecho afectado hacia la axila contraria.

Paso 20

Repite el paso 14: Masajea el pecho afectado por debajo de la línea del sujetador hacia los ganglios linfáticos inguinales en la parte superior del muslo.

Paso 21

Repite el paso 10: Estimula los ganglios linfáticos axilares de la axila afectada. Repítelo cinco veces.

Paso 22

Da unos ligeros golpecitos en el esternón, en los ganglios intercostales. Ahí es donde están localizados los ganglios linfáticos de la cadena mamaria, así como el timo, en el que se desarrollan las células T que luchan contra el cáncer. Mientras das los golpecitos, imagina el timo como una rosa floreciendo.

Paso 23

Repite el paso 11: Despeja la anastomosis axilar-inguinal o «cataratas del Niágara».

Paso 24

Repite el paso 8: Despeja la anastomosis axilar-axilar que cruza el pecho.

Paso 25

Repite el paso 3: Estimula los ganglios linfáticos axilares de la axila no afectada.

Paso 26

Repite el paso 2: Estimula la zona linfática del cuello camisero.

Paso 27

Repite el paso 1: Estimula los ganglios linfáticos supraclaviculares derechos e izquierdos en la base del cuello.

NOTA: Si tienes linfedema, consulta con un terapeuta de linfedema certificado antes de empezar un nuevo régimen de ejercicios.

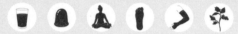

Precauciones para tener en cuenta con el linfedema, especialmente en cuanto al frío y al calor

Tal vez hayas oído que la terapia que alterna frío y calor es buena para el sistema inmunitario. Aunque algunos estudios demuestren esta hipótesis, si corres el riesgo de desarrollar linfedema o ya lo tienes, deberías tener cuidado. Durante décadas, la comunidad médica linfática ha aconsejado evitar exponerte a temperaturas extremas, puesto que pueden provocar daños en los tejidos por quemadura o congelación. Un estudio ginecológico en supervivientes de cáncer demostró que las piernas pueden correr más riesgo que los brazos durante la exposición al calor. Siempre digo a mis clientas que la regla general de la terapia del frío y el calor es limitar el tiempo de exposición hasta saber la respuesta de la parte de tu cuerpo en peligro. Si notas aunque sea un ligero cambio, como hinchazón, en la parte de tu cuerpo en peligro, para inmediatamente, ¡o no lo hagas! Hay riesgo de que dañes el tejido y empeores el linfedema si la exposición al frío o al calor es extrema o dura demasiado. Por desgracia, esto incluye la sauna, el jacuzzi y la termoterapia, que suben la temperatura del cuerpo.

Secuencia de piernas para el linfedema

Si corres el riesgo de desarrollar linfedema por cáncer en la zona abdominal, en la región del colon o en los órganos reproductores; si te han extirpado ganglios linfáticos en el abdomen o en la ingle; si te han dado radioterapia en la parte inferior del cuerpo, añade otro paso a la secuencia «Miembros doloridos: Piernas» de la página 249. (Se llama «redirigir» el líquido linfático a otro grupo de ganglios linfáticos conocido como colectores colaterales, de los que he hablado en el capítulo 1).

Imagina que estás conduciendo por una autopista y han cerrado tu salida o hay un embotellamiento por el tráfico. Ante este inconveniente, no te queda más remedio que tomar otra salida. Estos desvíos también existen en tu cuerpo: el líquido linfático puede redirigirse a otro grupo de ganglios linfáticos. Nos referimos a esto como «estimular la anastomosis» o abrir otro camino para drenar el líquido linfático.

Además, si tienes linfedema de piernas y varices, te recomiendo que preguntes a tu médico si te aconseja un tratamiento para las varices. Esta afección suele manejarse con medias de compresión y, a veces, tratar las varices ayuda a reducir la carga de líquido linfático en los tejidos y mejora el linfedema.

NOTA: Si tienes linfedema, corres el riesgo de desarrollar linfedema como resultado del tratamiento contra el cáncer, o si tienes lipedema o filariasis e hinchazón en las piernas en mayor o menor grado, por favor, consulta a un terapeuta de linfedema certificado. Esta secuencia debería revisarla tu médico o tu terapeuta antes de empezar a practicar el autocuidado. Encontrarás una guía de terapeutas en el apartado Recursos.

Cómo redirigir las dos anastomosis

Inguinal-axilar: Masajea desde los ganglios linfáticos inguinales en la parte superior del muslo de la pierna afectada subiendo por la cadera y el lateral del torso hacia los ganglios linfáticos axilares en la axila del mismo lado. Por ejemplo, si tienes la pierna derecha hinchada, masajea desde los ganglios linfáticos inguinales pasando por el lado derecho de la cintura hasta la axila derecha. Luego estimula los ganglios linfáticos axilares de esa axila.

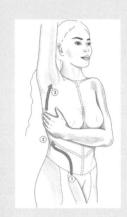

Inguinal-inguinal: Masajea desde los ganglios linfáticos inguinales en la parte afectada hacia los ganglios linfáticos inguinales en la parte no afectada. Por ejemplo, si tienes la pierna derecha hinchada, masajea desde el pliegue del muslo derecho por encima del abdomen hasta el pliegue del muslo izquierdo. Luego estimula los ganglios linfáticos inguinales del lado no afectado.

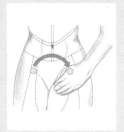

En cuanto hayas abierto el drenaje del lado no afectado y despejado el camino para recibir el exceso de líquido, realiza la secuencia «Miembros doloridos: Piernas» de la página 249.

NOTA: Si tienes linfedema, por favor, consulta a un terapeuta de linfedema certificado, antes de empezar un nuevo régimen de ejercicios.

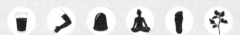

Cuidados paliativos

Las caricias durante el cuidado al final de la vida es uno de los mejores regalos que puedes hacerle a un ser querido, aparte de la presencia física y el amor, por supuesto. Me han llamado para que trabaje con muchas personas en sus últimos días, y lo que he observado es que los miembros de la familia están desesperados por aliviar el dolor para que la transición de su familiar sea lo más tranquilizadora y reconfortante posible. Si tienes la suerte de contar con un equipo de cuidados paliativos, puede ayudar mucho, puesto que por lo general tienen muy buena formación en los altibajos físicos y emocionales por los que pasa el cuerpo al aproximarse la muerte.

En páginas anteriores he escrito sobre cuando mi madre falleció a mis trece años. Aquella pérdida devastadora fue una lección de realidad a la que todos nos tenemos que enfrentar tarde o temprano. He pensado mucho en cómo vivir con toda la libertad posible en mi cuerpo y mi mente para, cuando llegue mi hora, tener las herramientas para dejarme ir. Sé que nadie quiere sufrir. Ni tampoco queremos ver sufrir a las personas que queremos.

El masaje linfático es una forma maravillosa de tocar a alguien. Es muy suave y enriquecedora. Se trata simplemente de dar amor con tus caricias. A veces la persona que se va no quiere que la toquen, así que no lo hagas sin preguntárselo. Que se cumpla su voluntad.

Cógele de las manos o de los pies. Si están de lado, puedes deslizar suavemente las manos por la espalda. No hace falta que sigas un protocolo ni tienes que preocuparte por mover el líquido linfático a unos ganglios linfáticos concretos. Como has practicado el automasaje, deberías sentirte cómoda con una caricia suave. Escucha a la persona. Sigue tu intuición. Confía en que sabrás dónde colocar la mano. Incluso unos pocos minutos de masaje pueden aliviar el dolor y mover la energía.

Creo que uno de los actos más desinteresados que puedes hacer es asistir a un funeral. ¿Por qué es desinteresado? Porque la persona no sabe que estás ahí. Y por lo que he visto y he experimentado, uno de los actos más bonitos que puedes hacer es sentarte al lado de la persona que está muriéndose y ofrecerle tu presencia, tu amor, tu amistad y posiblemente tus caricias.

TERCERA PARTE

Remedios holísticos linfáticos

5

Rutinas de cuidados personales para aumentar el flujo linfático

Hay cinco pilares de la buena salud linfática. En el capítulo anterior, nos hemos centrado en el primer pilar, mi especialidad, el drenaje linfático. Pero hay otros cuatro pilares —la dieta y la hidratación, el cuidado de la piel y el cuidado del cuerpo, la compresión y el ejercicio— también muy importantes para la salud linfática. Si prestamos atención a cada uno de estos pilares, mejoraremos los resultados del automasaje. Cuando mis clientes aprenden que ciertos aspectos de su vida tienen un impacto en adónde van a parar en el continuo de la salud linfática, les entran ganas de hacer cambios para mantener unos resultados óptimos. Ya seas una experta en rituales de bienestar o este concepto sea nuevo para ti, tengo la esperanza de que la información en este capítulo te ayude a unir los puntos entre el bienestar físico y el bienestar emocional. Encontrarás remedios que acompañan perfectamente a tus rituales de autocuidado linfático. Fortalecerán tu inmunidad, mejorarán tu digestión y el aspecto de tu piel, y te ayudarán a conseguir «el fluir interno y el resplandor externo» que es sinónimo de una buena salud linfática.

PILAR 1: DRENAJE LINFÁTICO

El masaje linfático no solo ayuda a tu sistema inmunitario, sino que mantiene en buen funcionamiento el sistema de limpieza intrínseco. Espero que ya hayas probado unas cuantas secuencias de automasaje linfático. Con un simple automasaje linfático acompañado de respiraciones profundas un par de veces por semana aumentarás la circulación linfática, que puede reducir la inflamación, mejorar la digestión, darte más energía y eliminar las toxinas acumuladas en el cuerpo. Si continúas practicando esta técnica de cuidado personal, te sentirás bien por dentro y por fuera.

PILAR 2: DIETA E HIDRATACIÓN

Elegir una dieta saludable está bajo tu control, pero como sabes, la mayoría de nosotros no seguimos una dieta saludable el cien por cien del tiempo. A menudo ni siquiera somos conscientes de los productos químicos dañinos, como pesticidas y herbicidas, antibióticos u hormonas que le dan al ganado y terminan en nuestras comidas.

Aquí es donde entra el autocuidado linfático. Elegir lo que comes es una de las decisiones más sencillas y efectivas que puedes tomar que tendrá un impacto a largo plazo al reducir la inflamación crónica y ayudar a tu cuerpo con las propiedades de los alimentos para combatir el cáncer.

Una nueva investigación sugiere que los planes dietéticos específicos pueden ayudar a manejar los trastornos linfáticos como el linfedema y el lipedema, así como cualquier exceso de peso corporal que pueda sobrecargar el sistema linfático. Estos estudios son prometedores para cualquiera que pretenda reducir los síntomas derivados de la estasis linfática. Uno de estos planes de alimentación es la dieta keto, en la que comes grandes cantidades de grasa, moderas las proteínas e ingieres poca cantidad de hidratos de carbono para que tu cuerpo queme la grasa como su principal fuente de energía. Así pones a tu cuerpo en un estado metabólico llamado cetosis, que baja los niveles de azúcar en la sangre y convierte la grasa en cetonas en el hígado; esto, a su vez, proporciona energía al cerebro y te ayuda a perder peso. Otro plan de alimentación es la dieta del tipo sanguíneo. Al seguirla, algunos de mis clientes han perdido peso, bajado la presión sanguínea, disminuido la congestión de la mucosa, aliviado la artritis y mejorado la apnea del sueño y la digestión. La premisa es que las personas con distintos tipos de sangre procesan la comida de manera diferente, así que hay alimentos en cada grupo alimentario categorizados como «beneficiosos», «neutrales» o «a evitar» para cada grupo sanguíneo.

Nuevas investigaciones en la comunidad médica linfática han demostrado que cuanto más reduces los ácidos grasos saturados de cadena larga (que se encuentran en la grasa láctea, el aceite de coco, el aceite de palma y otros aceites vegetales como el de cacahuete, colza y alazor), mejor es para el sistema linfático. Este tipo de grasa casi puede duplicar el volumen de quilo que se produce en el intestino, y añadir otros dos litros de líquido diarios a tu sistema linfático ¡definitivamente ralentizaría muchísimo el transporte de la linfa! Los ácidos grasos de la cadena media y corta (que se encuentran en alimentos ricos en fibra como la fruta, las verduras, las legumbres, algunos frutos secos, semillas y cereales integrales) se procesan de manera diferente y entran en el torrente sanguíneo de forma directa mediante los capilares en el intestino delgado. Esto reduce la cantidad de líquido extra que necesita el sistema linfático para un funcionamiento óptimo.

Señalo estos conceptos porque, como profesional del sistema linfático, siempre digo a mis clientes que, para maximizar su salud linfática, es beneficioso encontrar un plan de alimentación saludable y sostenible. Al hacerlo, mantendrás los mejores resultados con tus rutinas de automasaje. Ya sabes que todos los sistemas del cuerpo están interconectados y cuando cuidas una zona, tiene efecto en todas partes.

Qué comer

Empieza ingiriendo más alimentos integrales y pocos procesados; más carbohidratos complejos como verduras, legumbres y fruta, y menos carbohidratos simples como pastas y dulces. Lo más probable es que ya lo sepas, pero vale la pena repetirlo porque es fácil caer en viejos hábitos por comodidad, y, antes de darte cuenta, estás preguntándote por qué notas el estómago inflamado y te despiertas congestionado por la mañana. ¡El flujo linfático puede ralentizarse por lo que le metes al cuerpo!

Esta lista no es ni mucho menos exhaustiva, pero sí muestra algunos de los componentes, sobre todo los antiinflamatorios que se encuentran en los alimentos integrales, que reparten nutrientes beneficiosos y estimulan la microcirculación. Intenta añadir a tu dieta habitual tantos de estos alimentos como te sea posible.

- **Frutas y verduras crudas.** Contienen enzimas y antioxidantes que ayudan a tu cuerpo a descomponer las toxinas para eliminarlas con más eficiencia.
- **Fruta roja y lila.** Todos los frutos del bosque (no olvides los arándanos rojos, que estimulan la función metabólica

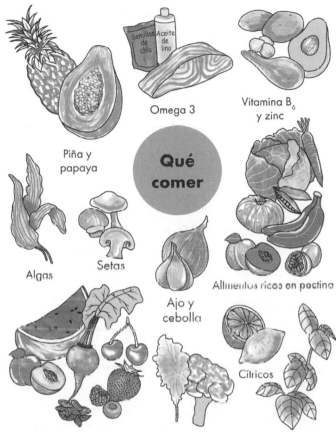

Omega 3

Vitamina B$_6$
y zinc

Piña y
papaya

Qué comer

Algas

Setas

Alimentos ricos en pectina

Ajo y
cebolla

Cítricos

Fruta roja y lila   Verduras de hoja verde   Enzimas digestivas

para descomponer el exceso de grasa), la remolacha, las cerezas, las bayas de Goji, las ciruelas, la col lombarda y la sandía contienen poderosos antioxidantes y vitaminas C y K, y la mayoría son ricas en selenio.

- **Verduras de hoja verde.** Las verduras verde oscuras contienen el nutriente clorofila, con propiedades limpiadoras y efectos beneficiosos en el flujo de la sangre y la linfa.

Entre ellas se encuentran el brócoli, la col rizada, las espinacas, las hojas de diente de león, las hojas de mostaza, el germen de trigo y el grelo.

- **Algas.** Las algas marinas contienen fibra y estupendos minerales que contribuyen a la pérdida de peso y a tener una buena salud. Son ricas en vitaminas A, B, C y E, y hierro, y una buena fuente de yodo que ayuda a la función tiroidea.
- **Piña y papaya.** Contienen bromelina, un poderoso antiinflamatorio que facilita la digestión.
- **Cítricos.** Las naranjas, los pomelos, las mandarinas, los limones y las limas contienen enzimas y vitamina C que facilitan la digestión y son buenas para el hígado. En concreto, la parte interna blanca de la cáscara contiene diosmina, una sustancia química vegetal que aumenta la microcirculación linfática y mejora la salud de las venas. La diosmina también se conoce como una flebotónica, un agente terapéutico utilizado para mejorar la función de los vasos sanguíneos.
- **Champiñones.** Son potentes antioxidantes, puesto que tienen selenio, que previene el daño celular, así como algunas vitaminas B y vitamina C. Son buenos para ayudar al sistema inmunitario, la digestión, el crecimiento saludable y la renovación celular, y para evitar el daño en las células y los tejidos.
- **Alimentos ricos en vitamina B$_6$.** Ayudan a combatir la inflamación y a aumentar los glóbulos blancos y los linfocitos T. Puedes obtener esta vitamina de los plátanos, el salmón, el pavo, el atún, las patatas, los garbanzos, los aguacates y las avellanas.
- **Alimentos ricos en ácidos grasos omega 3 y omega 6,** como pescados grasos y aceites grasos (caballa, salmón,

sardinas, arenques) y semillas (chía, lino) ayudan a reducir la inflamación y a eliminar de tu cuerpo desechos liposolubles. También influyen positivamente en la función de las células B (un tipo de glóbulos blancos) del sistema inmunitario.

- **Pectina.** Es un tipo de almidón llamado polisacárido, que se encuentra en las paredes celulares de frutas y verduras. Tiene propiedades antiinflamatorias que nutren el microbioma, reparan el revestimiento del intestino, ayudan a solucionar las deposiciones blandas, reducen el colesterol «malo» (LDL) y se adhiere al mercurio para ayudar a los riñones a procesarlo más rápido. La pectina se halla en los cítricos, los plátanos, los frutos del bosque, el maracuyá, los melocotones y los tomates, así como en verduras como la remolacha, la col, las zanahorias, las judías verdes, las chirivías y los guisantes.

- **Ajos y cebollas.** Contienen componentes con potentes beneficios medicinales para la sangre y el sistema inmunitario. Llevan siglos utilizándose por sus propiedades antibióticas y antivirales, por lo que son muy útiles cuando estás resfriado o tienes un virus. Se ha demostrado que ayudan al corazón, la presión sanguínea, el colesterol y la osteoartritis. Las cebollas tienen propiedades antifúngicas y contienen componentes que previenen el cáncer. Son ricas en quercetina (un antioxidante flavonoide), un antiinflamatorio que combate los radicales libres y ha sido eficaz en el tratamiento de pacientes con COVID. Aunque el ajo estimula el sistema linfático, ten cuidado de no consumir demasiado, ya que provoca malestar estomacal en algunas personas si no se usa con moderación.

- **Enzimas digestivas.** Puesto que la mayoría de tu sistema inmunitario está en el intestino, si tu digestión es lenta, a tu cuerpo le costará eliminar los residuos. Las enzimas digestivas pueden ayudar a tu cuerpo a descomponer la comida más rápido y eliminar las toxinas estancadas que pueden estar acumulándose en el intestino. Algunos buenos ejemplos son la raíz de regaliz, el hinojo, raíz de bardana, albahaca, jengibre, diente de león, menta, canela y probióticos.

- **Té verde.** ¡Tiene muchos beneficios! Es un antioxidante potente que previene el daño celular y combate el cáncer. Es rico en polifenoles, conocidos por reducir la inflamación y ayudar al corazón al aumentar el nivel de antioxidantes en la sangre. Mejora el riego sanguíneo y se usa normalmente en el drenaje linfático para ayudar a perder peso, puesto que acelera el metabolismo. La cafeína, que es parte del té verde, es un ingrediente principal del aceite anticelulítico. Los componentes de la catequina en el té verde protegen las neuronas en el cerebro.

- **Zinc.** Es un elemento inestimable para el mantenimiento del sistema inmunitario. La carne roja, algún tipo de marisco, las aves de corral, las judías, los frutos secos y los cereales integrales proporcionan zinc, pero las personas vegetarianas puede que necesiten un suplemento. Si tu cuerpo tiene falta de zinc, eres más susceptible a ponerte enfermo, puesto que se ha demostrado que el zinc reduce los marcadores de inflamación en el cuerpo. Por esta razón, los investigadores médicos han sugerido añadir un suplemento de zinc a tu arsenal en la lucha contra el virus de la COVID-19.

Alimentos que hay que evitar

Todos los alimentos de esta lista provocan inflamación en el cuerpo. Suelen ser altos en calorías, afectan negativamente a tus niveles de azúcar en sangre y son bajos en fibra, lo que lleva al estreñimiento y a otros problemas inflamatorios del intestino. Dicho de otra manera, ¡deberían evitarse lo máximo posible!

- **Toda la comida procesada, incluida la bollería.** Estos artículos suelen tener mucho azúcar, grasas trans, y/o grasas hidrogenadas (que pueden aumentar el riesgo de desarrollar una enfermedad cardiaca o un ataque al corazón, puesto que suben los niveles de colesterol LDL, el malo, que lleva a un estrechamiento y endurecimiento de las arterias), sodio y productos químicos como los conservantes. No son alimentos integrales que el cuerpo humano sea capaz de digerir eficazmente.
- **La carne, sobre todo la carne roja.** Contiene altos niveles de grasa saturada así como unas toxinas bacterianas llamadas endotoxinas. Las paredes celulares, lipopolisacáridos, de estas endotoxinas se liberan en el torrente sanguíneo, estimulando el sistema inmunitario y provocan una reacción inflamatoria. Pueden dañar la pared intestinal, activando moléculas que pueden provocar problemas inflamatorios como la enfermedad de Crohn y la colitis ulcerosa. Si vas a comer carne de vez en cuando, elige carne de pasto o carne ecológica siempre que sea posible porque es rica en hierro hemínico, selenio, zinc, vitamina A, ácido linoleico (con propiedades antiinflamatorias), y si es ecológica no contendrá los peligrosos antibióticos que contiene la carne comercial.

- **Productos lácteos con leche de vaca.** El principal culpable aquí son los altos niveles de grasas saturadas, que provocan los mismos problemas descritos en la carne. Además, muchos adultos no digieren bien la lactosa, el azúcar que se encuentra de forma natural en los productos lácteos. Si ese es el caso, experimentan hinchazón, gases y malestar digestivo. A las vacas de explotación comercial suelen inyectarles hormonas, que pueden terminar en la leche.

- **Azúcar.** Deberías reducir el consumo de azúcar blanco siempre que sea posible. No solo no tiene ningún valor nutricional, sino que cualquier exceso que no metabolices de inmediato se convierte en grasa. Aunque también deberías limitar la ingesta de azúcares naturales si tienes linfedema u otros trastornos linfáticos, si quieres añadir dulzor a veces a la comida, los azúcares naturales como el sirope de arce y la miel sí tienen micronutrientes beneficiosos que el azúcar refinado, pobre en nutrientes, no tiene.

- **Gluten.** Es una proteína inflamatoria que se encuentra en el trigo, la cebada y el centeno y está presente normalmente en el pan, los productos de grano, los productos horneados y los cereales. Para algunas personas, el gluten altera las bacterias y el funcionamiento del intestino y daña el revestimiento del intestino delgado. Cuando esto sucede, el cuerpo tiene menos capacidad de absorber los nutrientes principales. Esto es muy importante para los celiacos, los que tienen trastornos autoinmunes, diabetes, el síndrome del intestino irritable (SII) y otros problemas gastrointestinales.

- **Sal.** Según la Asociación del Corazón Estadounidense, los adultos necesitan solo 1.500 miligramos al día, pero la media de adultos estadounidenses consume más del doble. El exceso de sodio te hace retener agua, lo que lleva a la hinchazón y un desequilibrio potencial en el microbioma del intestino, y es crucial reducir su consumo si tienes un trastorno linfático.

¡MANTENTE HIDRATADA!

 Como mencioné en el capítulo 3, una causa común de la congestión linfática es la deshidratación. La linfa es aproximadamente un noventa y cinco por ciento agua. Aumentar la cantidad de agua que bebes te ayudará a poner en circulación las células inmunitarias, a nutrir tu vasculatura linfática y a eliminar toxinas. Beber la mitad de tu peso corporal de agua potable y depurada mantiene tu sistema linfático hidratado y fluyendo correctamente. Siempre elige agua potable filtrada, si es posible alcalina. Si no tienes acceso a agua alcalina, añade zumo de limón al agua (cuando se metaboliza, es alto en alcalinidad). Recomiendo empezar la mañana bebiendo un vaso de agua caliente con un chorrito de limón. Sigue bebiendo mucha agua durante el día, sobre todo si estás practicando el automasaje linfático. El agua te ayudará a eliminar los desechos de los tejidos y a aumentar los beneficios de tus rutinas de autocuidado linfático.

Hierbas antiinflamatorias

Ciertas hierbas son conocidas por sus propiedades antiinflamatorias y su capacidad para estimular el sistema inmunitario. Consulta con tu médico, con un naturópata certificado, un herbolario o un especialista en ayurveda o medicina china antes de tomar cualquiera de estas hierbas, y nunca te autodiagnostiques.

HIERBAS ANTIINFLAMATORIAS

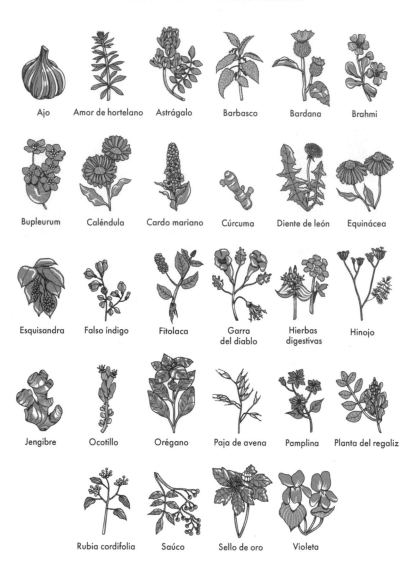

Ajo   Amor de hortelano   Astrágalo   Barbasco   Bardana   Brahmi

Bupleurum   Caléndula   Cardo mariano   Cúrcuma   Diente de león   Equinácea

Esquisandra   Falso índigo   Fitolaca   Garra del diablo   Hierbas digestivas   Hinojo

Jengibre   Ocotillo   Orégano   Paja de avena   Pamplina   Planta del regaliz

Rubia cordifolia   Saúco   Sello de oro   Violeta

PILAR 3: CUIDADO DE LA PIEL Y CUIDADO DEL CUERPO

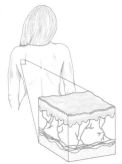

Cuidar de forma adecuada la piel es primordial para una buena salud linfática. La piel es el órgano linfático más grande, constantemente está absorbiendo contaminantes transportados por el aire y sirve como línea de defensa esencial contra invasores. La mayoría de los capilares y los vasos linfáticos residen justo debajo de su superficie, donde absorben sustancias químicas dañinas y las filtran a través del sistema linfático. Cuando la piel está seca o agrietada, las bacterias pueden entrar y propagar una infección llamada celulitis, en la que la linfa está estancada. Si notas la piel tirante, puede que esté deshidratada. Al beber más líquidos, nutrirás y bañarás tus células y ayudarás a mantener un flujo de la linfa óptimo.

Productos imprescindibles para el cuidado de la piel no tóxicos y naturales

Aproximadamente el sesenta por ciento de lo que te pones en la piel es absorbido hacia el sistema linfático. Por eso es importante elegir productos para el cuidado de la piel, así como productos para la limpieza del hogar (que pueden entrar en contacto con tus manos y tus pulmones), que sean no contaminantes y seguros.

Busca productos naturales y no tóxicos hechos con los menos ingredientes posibles. Para el cuidado de la piel, recomiendo elegir productos con un pH bajo, próximo al manto ácido de la piel, que la ayudará a mantenerse lisa y a evitar que se seque. Al usar productos hidratantes con un equilibrio del pH de 5 o inferior protegerás la piel contra microbios nocivos, bacterias y contaminantes mientras que te seguirá proporcionando hidratación. El aceite orgánico de argán, por ejemplo, es un hidratante efectivo que rara vez causa irritación o toxicidad. La manteca de karité orgánica es otra elección excelente y, de hecho, se utiliza como ingrediente base de muchos productos caros del cuidado de la piel.

Lee las etiquetas con detenimiento y sé consciente de lo que te aplicas, sobre todo con productos para niños. Si vas a usar sustancias químicas e ingredientes sintéticos, ¡infórmate de lo que son! Algunos de los ingredientes químicos que se utilizan en protectores solares, como la oxibenzona, se consideraron en su momento una protección milagrosa contra las quemaduras solares, pero los científicos han descubierto que son alteradores endocrinos y posiblemente cancerígenos, y se han prohibido en muchos países. Ciertos conservantes, como los parabenos, se han relacionado con determinados cánceres, puesto que son alteradores endocrinos que imitan a los estrógenos. La Unión Europea ha prohibido o ha reducido más de 1.400 sustancias químicas en los productos de cuidado personal; en contraposición, Estados Unidos prohíbe solo 49 sustancias químicas. ¡El gobierno federal estadounidense no ha actualizado la lista desde 1938! Esta triste verdad explica por qué las sustancias químicas tóxicas como el formaldehído todavía se permite que se cuelen en artículos de belleza comunes como la laca de uñas, los alisadores de pelo y el rímel. Páginas web como la de Enviromental Working Group (www.ewg.org) facilitan bases de datos gratis que valoran miles de productos de cuidado personal para poder tomar decisiones con la información necesaria y saber qué usar. Te recomiendo encarecidamente que anotes lo que tienes en tu botiquín y en las estanterías del lavabo y que hagas los ajustes pertinentes. ¡Tu sistema linfático te lo agradecerá!

Los beneficios de darse un baño

Ponerse a remojo en la bañera durante un buen rato es una forma estupenda de relajarse a la vez que se estimula el sistema linfático. Suelo recomendarles a mis clientas un baño con sales de Epsom después de una sesión de masaje linfático, puesto que aumentará los efectos terapéuticos del drenaje de toxinas. Además, darse un baño estimula el sistema nervioso parasimpático, lo que reajusta el cuerpo tras los efectos dañinos del estrés.

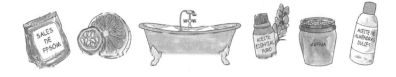

Hay muchos productos que mejoran el baño, desde aceites hasta geles pasando por sales y bombas de baño. Si quieres añadir algo especial a tu baño, por favor, ten cuidado y lee las etiquetas. Recomiendo las sales de Epsom a casi todo el mundo, puesto que contienen un componente de sulfitos y magnesio que elimina las toxinas y los metales pesados de tu cuerpo a través de un proceso llamado osmosis inversa. Al bañarte con sales de Epsom, puedes reducir la inflamación y mejorar la circulación y la digestión, y es muy fácil de hacer. El aceite de almendras dulces, la caléndula y la avena son ingredientes magníficos para calmar la piel. Y si te gustan los baños perfumados, añade unas gotitas de aceite puro esencial. Encontrarás distintos aceites con diferentes propiedades terapéuticas: el de lavanda, el de rosa y el de manzanilla son especialmente buenos para relajarse; el de limón, el de menta y el de romero ayudan con la congestión; yo recurro al de salvia esclarea y al de ylang-ylang cuando quiero mimarme y darme un lujo. Cuando tengo tiempo, corto unas rodajas de pepino y pomelo y también las echo en el agua.

Llena la bañera con agua caliente, vierte dos tazas colmadas de sales de Epsom en la bañera y deja que se disuelvan. Tal vez tengas que deslizarte un poco para que el agua llegue a los ganglios linfáticos del cuello. Siéntate de vez en cuando para darle a la cabeza un descanso del calor. Báñate al menos durante veinte minutos para recibir todo el valor terapéutico y asegúrate de beber mucha agua durante y después del baño. El baño de pies con sales de Epsom es una maravilla y se sabe que aumenta la circulación de la linfa. Llena un cubo o un barreño grande con agua caliente, añade una taza de sales de Epsom, mete los pies y disfruta.

NOTA: No uses sales de Epsom si eres diabética, puesto que pueden secar la piel y complicar los problemas de pies existentes. Si tienes linfedema, pon agua a temperatura corporal en vez de caliente.

Recetas para el baño

Si quieres llevar el ritual del baño al siguiente nivel, aquí tienes un par de recetas sencillas para que hagas tú misma que aportarán valor terapéutico y ¡te harán sentir de maravilla!

Baño desintoxicante. Prepara una mezcla desintoxicante con dos tazas de sales de Epsom, media taza de vinagre de manzana, un cuarto de taza de bicarbonato de sodio (con propiedades que pueden eliminar bacterias, olores y acidez, y calman las irritaciones de la piel que conllevan picor, hinchazón y candidiasis) y cualquier hierba de tu elección (recomiendo manzanilla y caléndula). El ácido del vinagre de manzana se unirá a las toxinas para ayudar a sacarlas de tu cuerpo, y el potasio descompondrá la mucosidad y limpiará los ganglios linfáticos. Llena la bañera con agua caliente y añade la mezcla desintoxicante. Métete al menos de quince a veinte minutos. Después aclárate dándote una ducha. Este baño es especialmente beneficioso para la recuperación de lesiones deportivas, el dolor de músculos y la desintoxicación.

Baño para despejar los pulmones. Llena la bañera con agua caliente, vierte dos tazas de sales de Epsom y añade unas gotitas de aceite esencial de eucalipto. (Si tienes unas hojas frescas de eucalipto a mano, puedes echarlas a la bañera). Métete al menos durante veinte minutos. El eucalipto es famoso por aliviar los problemas respiratorios superiores y se utiliza como ingrediente sin receta para los masajes en el pecho. Si tienes congestión nasal o quieres eliminar la mucosidad, puedes colgar unas hojas frescas de eucalipto en la ducha y llenar de vapor la habitación antes de bañarte. Así sus propiedades medicinales impregnarán el ambiente.

Mascarillas faciales caseras

La hinchazón en la cara puede ser una señal de congestión linfática. Además de la secuencia «Piel resplandeciente» en la página 160, una mascarilla ayudará a reducir las rojeces y la tensión que está restringiendo el flujo linfático. Las mascarillas de arcilla son famosas por reducir la inflamación y hacer que recuperes el brillo vital de tu piel, y se pueden usar en cualquier parte del cuerpo. La arcilla del mar Muerto, de lava, piedra pómez y bentonita contienen un surtido de minerales por el que los esteticistas las usan para limpiar y devolver el microbioma a la cara.

Mascarilla de arcilla facial. Pon un poco de arcilla bentonita pura en un cuenco. Añade dos cucharaditas rasas de vinagre de manzana y suficiente agua para formar una pasta sin grumos. Aplícala en la piel y déjala reposar veinte minutos. Notarás que la piel se tensa al secarse. ¡Es normal! Usa agua caliente y un paño suave para retirar la mascarilla.

NOTA: El vinagre de manzana puede que te caliente la piel. Si eres alérgica, no te lo apliques en la cara. Si no estás segura de si eres alérgica, puedes probarlo primero en la mano.

Mascarilla facial para una piel resplandeciente. Mezcla una yema de huevo batida (o medio aguacate machacado), una cucharada grande de miel y una cucharada de cacao (es optativo añadir una pizca o la cuarta parte de una cucharada de canela o cúrcuma). La miel tiene unas propiedades maravillosas antibacterianas y antivirales que harán brillar tu piel. También va genial para las cicatrices y ayuda a acelerar la reparación de las células de la piel. La yema y el aguacate son hidratantes efectivos. El cacao es antioxidante. La canela puede reducir las manchas y las marcas del acné. El ingrediente activo de la cúrcuma es la curcumina, que tiene propiedades antioxidantes para proteger la piel contra el daño de los radicales libres. Aplícala en la cara uniformemente. Déjala durante quince o veinte minutos y luego retírala. ¡Te sorprenderá lo limpia que notas la piel y lo mucho que resplandece!

NOTA: La canela puede calentarte la piel. Si eres alérgica, no te la apliques en la cara. Si no estás segura de si eres alérgica, puedes probarla primero en la mano.

Cepillado en seco

El cepillado en seco es una manera estupenda de eliminar las células muertas de la epidermis, mejorar el aspecto de la piel (incluida la celulitis) y estimular la renovación de las células. Es una forma suave y vigorizante de activar el sistema nervioso y mejorar tu energía, la función inmunitaria y el flujo de la linfa.

Cuando las células muertas se quedan en la superficie de la piel, los poros pueden obstruirse. Puesto que los poros son una de las maneras principales por las que se desintoxica la piel (a través del sudor), los lugares obstruidos

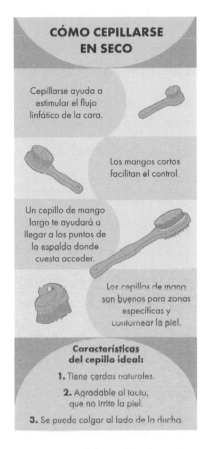

CÓMO CEPILLARSE EN SECO

Cepillarse ayuda a estimular el flujo linfático de la cara.

Los mangos cortos facilitan el control.

Un cepillo de mango largo te ayudará a llegar a los puntos de la espalda donde cuesta acceder.

Los cepillos de mano son buenos para zonas específicas y contornear la piel.

Características del cepillo ideal:

1. Tiene cerdas naturales.
2. Agradable al tacto, que no irrite la piel.
3. Se puede colgar al lado de la ducha.

son una carga adicional para órganos como el hígado y los riñones, y pueden minar su correcto funcionamiento. El cepillado en seco desatasca los poros y mejora la circulación sanguínea, promoviendo el proceso de desintoxicación natural del cuerpo, que mejora la digestión. Recomiendo cepillar con pinceladas largas y suaves (no en círculos) para activar los vasos linfáticos. Evita cepillar con demasiado fuerza para no irritar la piel.

Cómo cepillarse en seco

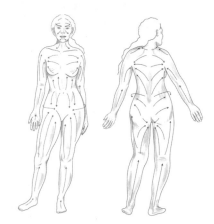

Cada vez que enseño a cepillar en seco, le muestro a la gente los linfótomos, o las zonas específicas, y hacia los correspondientes ganglios linfáticos que deben cepillar para optimizar los resultados. Masajea primero los grupos de ganglios linfáticos, así estimularás el efecto de vacío de la circulación linfática. Recomiendo el cepillado en seco de dos a cinco veces a la semana. Dúchate después del cepillado en seco para eliminar las células muertas. Puedes lavar el cepillo de vez en cuando con agua caliente y jabón y luego dejarlo secar. Cambia el cepillo al cabo de un año.

NOTA: Si tienes la piel demasiado sensible para el cepillado en seco, puedes usar unos guantes garshana de seda, que se encuentran fácilmente por internet. Los cepillos también están disponibles en la red, en la mayoría de las tiendas naturistas.

Cómo cepillar en seco el cuerpo

Una buena regla general es cepillar hacia el corazón, pero aquí tienes una manera más específica para estimular el sistema linfático masajeando los ganglios linfáticos y cepillando hacia ellos. Trabaja de proximal a distal.

Paso 1

Estimula los ganglios linfáticos supraclaviculares derechos e izquierdos en la base
del cuello justo encima de la clavícula. Presiona con las yemas hacia abajo, hacia los
huecos encima de la clavícula. Masajea
con movimientos J mientras presionas con
suavidad hacia abajo y hacia fuera, hacia
los hombros. Repítelo diez veces.

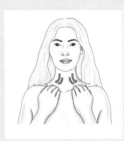

Paso 2

Estimula los ganglios linfáticos axilares en
la axila. Coloca la mano en el interior de la
axila, con el dedo índice apoyado suavemente en el surco de la axila. Pulsa hacia
arriba, hacia la axila. Repítelo diez veces.

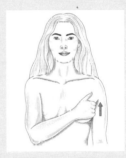

Paso 3

Repite el paso 2 en la otra axila.

Paso 4

Cepilla en seco la parte interior y exterior
del brazo, desde la mano hasta las axilas y
los ganglios linfáticos axilares. Repítelo en
el otro brazo.

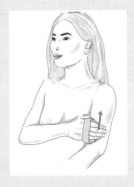

Paso 5

Cepilla en seco el pecho derecho hacia la axila derecha y luego el pecho izquierdo hacia la axila izquierda. A continuación, cepilla en seco desde el esternón y el centro del pecho hacia el corazón.

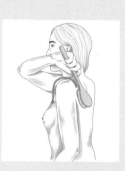

Paso 6

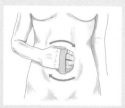

Cepilla en seco el abdomen en círculos en el sentido de las agujas del reloj, la dirección en la que funciona el colon. Así estimularás la digestión.

Paso 7

Cepilla en seco hacia el centro del pecho, por el conducto torácico hacia el abdomen.

Paso 8

Si tienes un cepillo de mango largo con el que llegues a la espalda, cepilla la parte posterior del torso hacia la parte delantera del cuerpo. El líquido linfático de la parte trasera se drena hacia la parte delantera, hacia la zona del corazón.

Paso 9

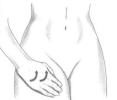

Estimula los ganglios linfáticos inguinales en la parte superior del muslo: Coloca la mano en la parte superior del interior del muslo. Masajea hacia arriba con movimientos C, hacia el pliegue del muslo. Repítelo cinco veces. Repítelo en el otro muslo.

Paso 10

Cepilla en seco desde la rodilla derecha hacia los ganglios linfáticos inguinales en la parte superior del muslo. Cepilla en seco por encima y por debajo de la rodilla, y sobre ella, hacia el pliegue del muslo. Cepilla la parte inferior de la pierna hacia

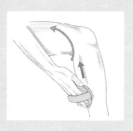

el muslo. Cepilla la parte posterior de las pantorrillas hacia la parte delantera de la pierna. Cepilla desde el pie hasta la rodilla. Repítelo con la pierna izquierda.

Paso 11

Repite el paso 6: Cepilla en seco el abdomen en círculos en el sentido de las agujas del reloj.

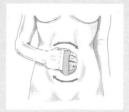

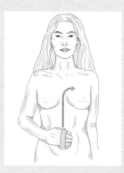

Paso 12

Repite el paso 5: Cepilla en seco hacia el centro del pecho.

Paso 13

Vuelve a cepillar en seco el abdomen y sube hacia la mitad del cuerpo, hacia el corazón

Cómo cepillarse en seco la cara

Recomiendo utilizar otro cepillo más suave para la cara.

Paso 1

Estimula los ganglios linfáticos en la base del cuello con las yemas de los dedos.

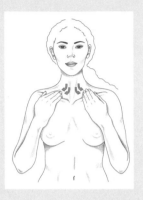

Paso 2

Cepilla en seco desde las orejas bajando por el cuello hacia los ganglios linfáticos en la clavícula a ambos lados. Repítelo diez veces.

Paso 3

Cepilla en seco la cara desde la barbilla hasta las orejas. Repítelo diez veces.

Paso 4

Cepilla en seco desde las mejillas hasta las orejas. Repítelo diez veces.

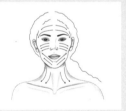

Paso 5

Cepilla en seco desde el puente de la nariz hacia la frente y desde la frente hacia las sienes. Repítelo diez veces.

Paso 6

Cepilla en seco sobre las orejas bajando por el cuello. Repítelo diez veces.

Paso 7

Repite el paso 1: Estimula los ganglios linfáticos en la base del cuello con las yemas de los dedos.

NOTA: No cepilles sobre heridas abiertas ni la piel irritada.

Gua sha y el rodillo de jade

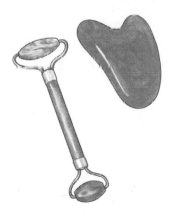

Usar una piedra *gua sha* o un rodillo de jade para quitar la hinchazón, las líneas de expresión y las arrugas del rostro con el paso de los años es cada vez más popular en la industria de la belleza. Si has visto un vídeo de cómo hacerlo, habrás oído decir a la persona que muevas el rodillo por el cuello hacia la cara. ¡Pero ya sabes que esa es la dirección contraria al drenaje linfático! El motivo por el que los esteticistas te dicen que muevas el líquido hacia la cara es para llevar la sangre y los nutrientes al rostro, puesto que el sistema circulatorio mueve la sangre desde el centro del cuerpo hacia la periferia.

La linfa es distinta. Se mueve desde la periferia hacia el corazón. Para drenar el estancamiento en tu rostro, intenta primero bajar la piedra *gua sha* o el rodillo de jade por el cuello. (Es el mismo principio el desagüe de la bañera que leíste en «Los principios del automasaje» en el capítulo 3). Recomiendo masajear los ganglios linfáticos derechos e izquierdos de la clavícula con las yemas de los dedos antes de utilizar el rodillo o la piedra, para preparar tu circulación linfática. Mejorarás muchísimo los resultados.

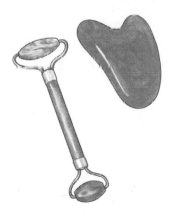

CUIDA TAMBIÉN TUS UÑAS

Todo el mundo quiere darse el gusto de una manicura de vez en cuando, pero pintarte las uñas no es siempre el ritual de cuidado personal más saludable. Muchos esmaltes de uñas comerciales contienen la toxina formaldehído, un conservante reconocido por el Instituto Nacional de Cáncer como un cancerígeno potencial, uno tan peligroso que está prohibido en Europa. El formaldehído no solo provoca uñas quebradizas, que las deja más susceptibles a que se pelen o se rompan, sino que puede irritarte la piel y en algunos casos causar alergia. Las manicuras de gel también suponen un problema, porque la mayoría de las lámparas de curado que se utilizan para secar el gel emiten luz ultravioleta A, conocida por provocar un tipo de daño celular que provoca envejecimiento y aumenta el riesgo de cáncer de piel. Si vas a usar esmalte de uñas, te sugiero que busques una marca no tóxica. Hay muchas disponibles hoy en día. Si tienes un problema linfático como el linfedema, tendrás que tomar precauciones extra cuando visites un salón de manicura y evitar compartir utensilios con otros clientes. Aunque puede que sea mejor dejar en manos de un profesional el cuidado de tus uñas, sobre todo las de los pies, deberías actuar con prudencia cuando cortes las cutículas, para evitar heridas en las que puedan entrar bacterias. Si tienes o corres el riesgo de desarrollar linfedema de piernas, quizá sea mejor que te corte las uñas de los pies un podólogo para evitar infecciones fúngicas y para mantener una higiene adecuada de los pies. Si tienes o corres el riesgo de desarrollar linfedema de brazos, es preferible que lleves tus propios utensilios al salón de manicura y evites cortar las cutículas. También es mejor ablandar los padrastros con un buen hidratante de cutículas, en vez de cortarlos, y mantener una buena higiene de manos.

Ventosaterapia

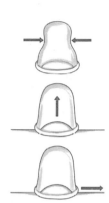

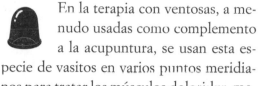 En la terapia con ventosas, a menudo usadas como complemento a la acupuntura, se usan esta especie de vasitos en varios puntos meridianos para tratar los músculos doloridos, mejorar el flujo de la sangre y favorecer la relajación.

La ventosaterapia linfática utiliza un concepto similar, pero difiere en que moverás las ventosas continuamente por el cuerpo en vez de dejarlas en la piel en un sitio durante mucho tiempo. La ventosaterapia linfática no dejará un círculo morado en la piel como la terapia con ventosas tradicional. Aunque esos morados están bien para la acupuntura, evitaremos este efecto en el autocuidado linfático, ya que puede provocar más inflamación en la zona y crear potencialmente un efecto adverso en la linfa.

Durante la ventosaterapia linfática, mueve las ventosas de forma superficial por el patrón de drenaje corporal hacia los ganglios linfáticos. Las ventosas levantan el exceso de líquido que está justo debajo de la piel para crear una succión o efecto de vacío en tus tejidos. Este procedimiento contribuye a crear la cintura y el contorno de muslos que ves en las revistas de belleza porque reduce la inflamación.

Puedes comprar las ventosas en internet y usarlas en casa. Hay diferentes tamaños de ventosas para aplicarlas en el cuerpo y en la cara.

Cómo realizar la ventosaterapia linfática

Paso 1
Estimula los ganglios linfáticos que drenan la región en la que trabajarás. Por ejemplo, si vas a ponerte las ventosas en las piernas, masajea los ganglios linfáticos inguinales en el pliegue de la parte superior del muslo. Si vas a usarlas en la cara, estimula los ganglios linfáticos cerca de la clavícula. Hacer respiración diafragmática profunda estimulará el flujo de la linfa desde las extremidades inferiores.

Paso 2
Aplica un poco de aceite o loción en la piel.

Paso 3
Si tienes una ventosa de goma, apriétala para sacar el aire antes de colocarla en la piel. En cuanto esté encima de la piel, suéltala. Tirará suavemente de la piel y creará una sensación de levantamiento o succión. Déjala ahí dos segundos, luego deslízala en línea recta hacia los ganglios linfáticos más próximos. Repítelo diez veces por línea.

Paso 4
Trabaja por zonas. Por ejemplo, coloca la ventosa en la parte interior del muslo diez veces, luego ponla en el centro de la pierna diez veces, y después en la parte exterior del muslo. Que sean movimientos largos y fluidos, llevando la piel hacia arriba con cuidado. Asegúrate de apretar la ventosa cada vez antes de colocarla sobre la piel para conseguir un estiramiento óptimo de la piel y evitar el deslizamiento. Trabaja de proximal a distal, es decir, trabaja la parte superior del muslo antes de trabajar la parte inferior de la pierna. Si quieres concentrarte en una determinada zona (una que tenga celulitis, por ejemplo), no dudes en pasar ahí más minutos usando movimientos más cortos y más pequeños.

Si estás usando una ventosa en la cara, hazlo por líneas de la barbilla a la oreja, de las mejillas a la oreja, de la frente a las orejas, y desde las orejas hasta el cuello, a los ganglios linfáticos derechos e izquierdos en la base del cuello, cerca de la clavícula.

Paso 5
Para terminar, estimula otra vez los ganglios linfáticos con las manos.

Reflexología

La reflexología es una práctica antigua que usa un sistema de transmisión de energía aplicando presión en zonas determinadas de los pies, las manos o las orejas para despejar bloqueos y recuperar la vitalidad en el cuerpo. Échale un vistazo al mapa de reflexología que tienes en la página siguiente, donde se muestra la localización de todos tus órganos y los correspondientes puntos de presión. También te muestra dónde se encuentran los puntos para estimular el sistema linfático.

Estudié esta modalidad por primera vez a principios de los años noventa en una escuela de masajes y me pareció magia. Al masajear puntos determinados en los pies, puedes aliviar la tensión, el dolor y el estrés, eliminar las toxinas estancadas, mejorar la digestión, calmar la ansiedad y mejorar el humor.

Esperamos mucho de nuestros pies. Soportan nuestro peso todo el día y no les prestamos mucha atención salvo para pintarnos las uñas alguna vez. Se suele experimentar dolor en algunas zonas del pie. Usa más presión que durante la típica secuencia de automasaje para deshacer cualquier nudo que encuentres. Empieza despacio y ve trabajando la presión poco a poco. Esta secuencia está diseñada para estimular el sistema linfático, especialmente dirigida a los puntos reflejos linfáticos y digestivos del cuerpo.

Puntos de estimulación en reflexología

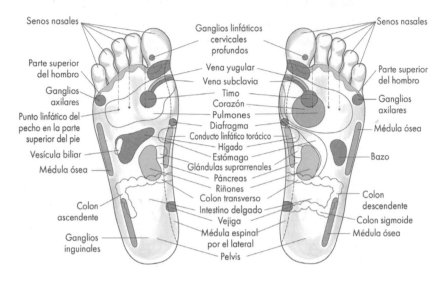

Senos nasales
Parte superior del hombro
Ganglios axilares
Punto linfático del pecho en la parte superior del pie
Vesícula biliar
Médula ósea
Colon ascendente
Ganglios inguinales

Ganglios linfáticos cervicales profundos
Vena yugular
Vena subclavia
Timo
Corazón
Pulmones
Diafragma
Conducto linfático torácico
Hígado
Estómago
Glándulas suprarrenales
Páncreas
Riñones
Colon transverso
Intestino delgado
Vejiga
Médula espinal por el lateral
Pelvis

Senos nasales
Parte superior del hombro
Ganglios axilares
Médula ósea
Bazo
Colon descendente
Colon sigmoide
Médula ósea

Cómo hacer reflexología

En cuanto entiendas el mapa de reflexología, podrás empezar.

Paso 1

Asegúrate de tener las manos y los pies bien limpios.

Paso 2

Siéntate cómoda. Pasa la mano derecha por la parte superior del pie derecho, desde la base de los dedos hacia la parte superior del tobillo. Estas son zonas reflejas para la linfa. Repítelo diez veces.

Paso 3

Coloca las palmas de las manos a cada lado del tobillo derecho. Flexiona el pie y luego estíralo mientras masajeas el fluido desde el tobillo hacia la pierna. Este es el punto reflejo para el área genital.

Suele ser la primera zona que se hincha cuando viajas en avión. Masajea suavemente con movimientos C encima del líquido acumulado mientras flexionas y estiras el pie. Repítelo diez veces.

Paso 4

Coloca la palma de la mano debajo del empeine. Rota el pie en ambas direcciones mientras masajeas el centro de la parte inferior del pie. Así calentarás los puntos reflejos de los órganos digestivos. Repítelo diez veces.

Paso 5

La parte superior del pie entre el dedo gordo y el segundo dedo es un magnífico punto reflejo linfático para tus pechos. Con los dedos de las manos, masajea desde la membrana interdigital hasta la parte superior del tobillo, presionando lentamente hacia dentro y hacia arriba. Fíjate si notas algún dolor o tensión en esta zona. Quédate un rato masajeándola con delicadeza, con movimientos C, hasta que el dolor disminuya. Repítelo al menos diez veces. Luego masajea la parte superior del pie desde la membrana interdigital hasta el tobillo. Repítelo diez veces.

Paso 6

Mirando el mapa de reflexología, masajea los puntos que te queden del pie para que circule la linfa.

- Masajea el punto del colon en ambos pies para estimular la digestión: el colon ascendente, el transverso, el descendente y el sigmoide, y los puntos del intestino delgado para favorecer la eliminación. Así estimularás la cisterna del quilo y el conducto torácico.
- Masajea los puntos del bazo y los riñones.
- Masajea los puntos del diafragma para abrir los pulmones.
- Masajea el interior de los pies. Son puntos para la médula espinal,

lo que ayudará a aliviar la tensión e inducir la respuesta de descansar y digerir del sistema nervioso parasimpático.

• Masajea otra vez los puntos del brazo, de los ganglios axilares y del pecho.

Paso 7
Repítelo con el otro pie.

NOTA: Si estás embarazada, no presiones el punto del ovario ni el dedo gordo. Consulta con tu médico antes de realizar un autotratamiento de reflexología. Si tienes linfedema, trabaja con mucha suavidad.

CREA TU PROPIO REGISTRO DE REFLEXOLOGÍA

Si quieres tener un registro de tus puntos sensibles, lo único que tienes que hacer es coger una hoja en blanco y dibujar el contorno de tus pies en ella. Marca el pie izquierdo y añade la fecha. Al masajearte el pie, dibuja una X en el papel allí donde te duela.

Cuando hago esto, a veces hay tantos puntos sensibles que no puedo recordarlos todos, así que me alegra tenerlos anotados. Este mapa te servirá como guía para explorar otras secuencias de automasaje linfático del capítulo 4 para conseguir una limpieza extra. Durante cualquier trabajo corporal, quizá experimentes varias emociones, recuerdos de que debes cuidar tu paisaje interior.

Compresas de aceite de ricino

Las cataplasmas herbales, sobre todo con aceite de ricino, llevan utilizándose siglos para curar. Los antiguos egipcios las aplicaban por vía tópica ya en el año 1500 a.C., y los médicos europeos recomendaban las compresas de aceite de ricino en el siglo XVII.

El aceite de ricino (*Ricinus communis*) proviene del ricino, natural de la India, África y el Mediterráneo. Tiene un alto contenido en el saludable ácido ricinoleico, con una estructura química similar a las prostaglandinas de nuestro cuerpo que reducen la inflamación. Se usa desde hace mucho tiempo como laxante, para curar heridas y como estimulante inmunitario.

El uso de compresas de aceite de ricino se popularizó de nuevo en el siglo XX tras un estudio doble ciego realizado por Harvey Grady, que escribió en el *Journal of Naturopathic Medicine* que el uso de compresas de aceite de ricino mejoraba la función inmunitaria. Muchos médicos reconocen ahora la eficacia de las compresas de aceite de ricino para muchos problemas distintos. Las propiedades antiinflamatorias y antimicrobianas del aceite de ricino han demostrado proporcionar los siguientes beneficios:

- Mejora la circulación linfática.
- Equilibra el ácido estomacal al estimular el hígado, la vesícula biliar y las secreciones pancreáticas.
- Reduce el estreñimiento al estimular la peristalsis de los órganos gastrointestinales y urinarios, reducir la hinchazón y aliviar el dolor de vientre.
- Evita los problemas de la piel, los dolores de cabeza, los síntomas del síndrome premenstrual, así como los quistes en el pecho o los ovarios.

- Aumenta las células T del sistema inmunitario.
- Regula el metabolismo y cura los tejidos y los órganos como el hígado, la vesícula biliar, el útero y otros órganos del aparato reproductor.
- Estimula la respuesta de descansar y digerir parasimpática.

Cómo hacer una compresa de aceite de ricino

Necesitarás un metro de algodón doblado o franela de lana (preferiblemente sin teñir ni blanquear), una lámina de plástico cortada un poco más grande que la franela para que coja cualquier goteo, aceite de ricino, una manta eléctrica o una bolsa de agua caliente, y un recipiente para guardarlo todo después de usarlo.

Paso 1

Precalienta la manta eléctrica o la bolsa de agua caliente. Coloca la franela encima de la lámina de plástico en el lavabo o en el fregadero de la cocina (por si gotea) y empapa la franela en aceite de ricino.

Paso 2

Túmbate en un sitio cómodo y pon la compresa de aceite de ricino en la parte superior de la manta eléctrica o en la bolsa de agua caliente. Aplícala sobre la piel con tela encima del abdomen, sobre el hígado, la vesícula biliar o el pecho.

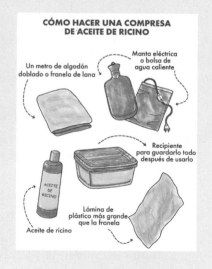

CÓMO HACER UNA COMPRESA DE ACEITE DE RICINO

Un metro de algodón doblado o franela de lana

Manta eléctrica o bolsa de agua caliente

Recipiente para guardarlo todo después de usarlo

Aceite de ricino

Lámina de plástico más grande que la franela

Paso 3

Deja la compresa encima durante cuarenta y cinco minutos o una hora.

Paso 4

Límpiate la piel con agua caliente en la que habrás disuelto unas cucharaditas de bicarbonato de sodio (su alcalinidad neutralizará las toxinas ácidas que se han extraído de tu cuerpo). Apaga la manta eléctrica o vacía la bolsa de agua caliente y guarda la compresa de aceite de ricino en un recipiente en la nevera.

Puedes probar a usar las compresas de aceite de ricino tres veces a la semana durante tres semanas, con una semana de descanso. También se recomienda tres días sí y tres días no. Utiliza otra compresa si has estado enferma o después de varios meses usándola regularmente.

NOTA: Solo para aplicación tópica. No ingerir. Algunas tiendas naturistas venden compresas de aceite de ricino e incluso puedes encontrar un portacompresas de aceite de ricino que viene con dos cintas de velcro que sujetan la franela al abdomen, junto con una bolsa para mantener la manta eléctrica en su sitio y no tener que usar plástico.

Mantas y esterillas térmicas, saunas, láseres de infrarrojos y fototerapia

Mantas y esterillas térmicas de infrarrojos

Las esterillas térmicas de infrarrojos usan luz infrarroja lejana, calor y cristales para desintoxicar de forma natural, aliviar el dolor y estimular el sistema inmunitario. Estas esterillas miden lo mismo que una de yoga, pero llevan cristales incrustados para conducir el calor. La NASA ha identificado la luz infrarroja lejana como el tipo de onda luminosa más segura y beneficiosa que existe. De hecho, esta tecnología la desarrolló originalmente la NASA para calentar sin ningún percance las estaciones espaciales y los vehículos espaciales.

Una esterilla de infrarrojos se diferencia de una manta eléctrica porque no contiene un serpentín calentador que pueda dañarte la piel. Llevan un campo electromagnético (CEM) de protección incorporado. Esta tecnología combina rayos infrarrojos de profunda penetración junto a iones negativos que transfieren calor radiante uniformemente por el cuerpo hasta el nivel molecular. Las esterillas de infrarrojos proporcionan alivio al dolor de manera natural y una profunda relajación. No solo se usan para desintoxicar, sino para relajar los músculos, reducir el dolor y la rigidez, y mejorar la circulación. Si te cuesta dormir, te animo a invertir en una esterilla de infrarrojos. Su precio es alto, pero muchos de mis clientes me dicen que la inversión vale la pena, puesto que alivia la tensión muscular en quince minutos y les ayuda a dormir mejor. Los clientes que la han usado dicen que ha representado todo un cambio y no pueden vivir sin ella.

Si te preocupa que el calor esté contraindicado para tu problema, puedes configurar la esterilla para que no te suba la temperatura del cuerpo. ¡Me encanta usarla, pero los modelos avanzados son caros! Muchos balnearios y otros negocios ofrecen saunas y esterillas de infrarrojos entre sus servicios para que puedas experimentar esta modalidad por una cuota mínima.

Saunas de infrarrojos

En muchas culturas hay rituales de sudor. Sudar ayuda al cuerpo a deshacerse de toxinas, lo que mejorará tu digestión así como tu complexión. Algunos gimnasios y salones de belleza tienen saunas de infrarrojos, que se parecen a las saunas normales de calor seco, pero utilizan una luz de infrarrojos lejana invisible, puesto que tiene mucho menos energía (de 15 micrómetros a 2 milímetros) que la luz visible (de 400 a 750 nanómetros), pero una gran cantidad de beneficios.

La luz infrarroja lejana penetra en la superficie de la piel a nivel celular, lo que puede bajarte la temperatura de la sangre, darte resplandor a la piel y ayudarte a perder peso, porque al parecer puedes llegar a quemar hasta seiscientas calorías en solo treinta minutos de sauna de infrarrojos. Este tipo de saunas ayudan a desintoxicarte, a aliviar el dolor y a producir colágeno y glóbulos blancos. Y como necesitan estar bien ventiladas para permitir que el aire viciado salga de la sauna, las de infrarrojos son mucho más cómodas para estar sentada durante periodos de tiempo más largos que en una sauna convencional. No te costará respirar ni te recalentarás demasiado como puede ocurrir en una sauna convencional.

Láseres infrarrojos

Los láseres personales, con la misma tecnología de infrarrojos, están introduciéndose en la comunidad linfática y la FDA los ha autorizado para las personas con linfedema con el fin de que reduzcan la inflamación e hinchazón. Los láseres crean una reacción fotoquímica a nivel celular que penetra en el tejido e influye en el proceso metabólico celular, lo que estimula tanto el flujo sanguíneo como el linfático. El láser se usa para ayudar a curar heridas en la piel, lesiones deportivas, dolor muscular y esguinces de ligamentos.

NOTA: Si corres el riesgo de desarrollar linfedema o acumulación linfática, consulta con tu terapeuta para ver si los láseres y las saunas son seguras para tu afección.

Fototerapia

Los que se preocupan por la salud linfática cada vez tienen más interés en la fototerapia. Es una tecnología no invasiva que usa señales eléctricas y fotones de carga negativa en corrientes bajas para estimular la liberación de proteínas agregadas y otros agentes aglutinantes que provocan hinchazón y obstrucción en los grupos de células. La fototerapia usa longitudes de onda específicas para corregir la carga electromagnética desequilibrada de las células. Se dice que libera los líquidos acumulados y permite así que se muevan por las vías linfáticas con más facilidad.

La teoría detrás de esta terapia es que las interacciones proteicas linfáticas son principalmente eléctricas. Quizá hayas oído hablar de una terapia con luz de colores llamada cromoterapia, que tiene siete colores en su espectro. Algunos balnearios ofrecen esta tecnología para un tratamiento facial, pues las máscaras de luz roja, lila o azul se usan para limpiar el microbioma del rostro y reducir las bacterias que causan el acné. Muchas empresas utilizan esta tecnología como herramienta de autocuidado para ayudar a revertir la inflamación en el cuerpo. Los demás colores del espectro proporcionan distintos beneficios que trabajan en diferentes puntos de energía para equilibrar el cuerpo —el verde es calmante, el amarillo alivia la inflamación y el naranja revitaliza la piel apagada— y restauran la salud mental y física, no solo la de la cara sino la de todo el cuerpo.

Al saber lo que hacer ahora con el mecanismo palpitante de los linfangios, este concepto tiene cierto sentido. Los investigadores estudian los beneficios terapéuticos de la fototerapia para curar heridas, paliar desequilibrios neurodegenerativos, reducir la inflamación, curar lesiones musculares y tratar otras afecciones para probar su eficacia.

NOTA: Si tienes linfedema, por favor, consulta a un terapeuta de linfedema certificado para ver si este tratamiento es para ti. No lo recomiendo como sustituto de un drenaje linfático manual o un terapeuta certificado.

Meditación: un hilo conductor de todos los pilares

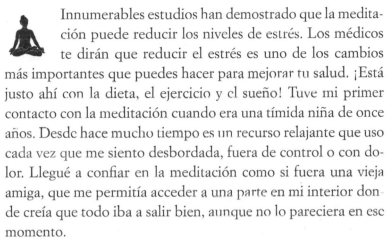 Innumerables estudios han demostrado que la meditación puede reducir los niveles de estrés. Los médicos te dirán que reducir el estrés es uno de los cambios más importantes que puedes hacer para mejorar tu salud. ¡Está justo ahí con la dieta, el ejercicio y el sueño! Tuve mi primer contacto con la meditación cuando era una tímida niña de once años. Desde hace mucho tiempo es un recurso relajante que uso cada vez que me siento desbordada, fuera de control o con dolor. Llegué a confiar en la meditación como si fuera una vieja amiga, que me permitía acceder a una parte en mi interior donde creía que todo iba a salir bien, aunque no lo pareciera en ese momento.

Con el paso de los años, he estudiado muchas formas de meditación, en centros zen o en retiros de silencio Vipassana, y cada experiencia me ha dado herramientas para permanecer tranquila a pesar de las aguas turbias en mi cabeza. La meditación pone en funcionamiento el sistema nervioso parasimpático, lo que favorece la curación. Cuando meditas, pasas de una respiración superficial torácica a una respiración profunda diafragmática, lo que mejora la circulación de la linfa. Desarrollar una manera de relajar la mente, los nervios y tus emociones reducirá el estrés y mejorará tu salud a largo plazo. Si has asistido a algún curso para trabajar la respiración o esto te ha llamado la atención, ¡los beneficios son infinitos! No solo mejorará tu sueño y tu estado de humor, sino que está comprobado que la respiración profunda estimula el flujo linfático. Por eso desarrollé la secuencia «Respiración diafragmática profunda» (página 147) para acompañar las secuencias «Abrir el corazón y los pulmones» y «Masaje abdominal» en las páginas 202 y 153.

Cómo hacer una meditación sencilla/visualización creativa

Aprendí esta técnica cuando era niña y mi madre estaba luchando contra el cáncer. Uno de los amigos de nuestra familia era profesor de meditación del método Silva y vino a casa unas cuantas veces para enseñarnos a meditar o «pasar al nivel», como él lo llamaba. Su técnica era bastante simple, como verás abajo. Primero se aseguraba de que estuviéramos sentados cómodos (también está bien si te tumbas). Luego nos decía que contáramos hacia atrás y recitáramos unas cuantas palabras calmantes. A continuación, nos hacía visualizar un espacio de sanación en nuestra mente. Nos decía que eligiéramos un lugar en la naturaleza —u otro sitio en el que nos sintiéramos a salvo y felices— y nos enseñó a envolver ese lugar de símbolos, imágenes y objetos relajantes que nos hicieran sentir en el hogar de nuestros sueños. Cada sesión duraba unos quince minutos, pero me sentía como si viajara a lo más profundo de mi ser, a un lugar dentro de mí que era puro.

Hasta que no fui mucho más mayor no me di cuenta de que esa meditación se había diseñado para meternos en un estado más profundo de consciencia y crear un espacio único que nos sirviera de refugio seguro en nuestra mente. Ahora, al cabo de más de tres décadas, todavía visito ese mismo lugar cuando necesito algo de consuelo. No creo que apreciara el valor de aprender a acceder a la parte más profunda de mí misma hasta ser mucho mayor. El hecho de que me enseñaran a hacerlo tan pronto me dio fuerza interior y la capacidad de acceder a mi intuición. He meditado en camas de hospital en urgencias, he rezado por la salud de un ser querido y he visitado mi santuario imaginario cuando me he sentido decaída o fuera de control. Siempre me ha hecho sentir con los pies en la tierra y serena.

He estado «pasando el nivel» al mismo sitio en mi mente desde que era joven. Es un espacio rico en poderes curativos sagrados y protección. El espacio que creas para ti misma es tuyo. No tienes por qué contárselo a nadie. Creo que nunca he compartido los detalles del mío con nadie, salvo con mi hermano, porque nos lo contábamos todo cuando éramos jóvenes. La secuencia que verás a continuación te enseñará a cultivar tu trocito de cielo que conservarás para siempre.

Si sientes ansiedad, puedes usar esta meditación mientras practicas una secuencia de automasaje y te mandas a ti misma amor incondicional. Espero que crees un centro de curación al que puedas acceder sin importar dónde te encuentres.

Paso 1
Empieza sentándote o tumbándote donde estés cómoda.

Paso 2
Cierra los ojos.

Paso 3
Respira varias veces profundamente.

Paso 4
Relaja los músculos de la cara, la mandíbula y la garganta.

Paso 5
Empieza contando hacia atrás desde diez. Cuando llegues a nueve, repítete mentalmente a ti misma: «Profundizas cada vez más a un nivel más sano de tu mente». Ocho, siete: «Cada vez profundizas más». Seis, cinco: «Profundizas cada vez más a un nivel más sano de tu mente». Cuatro, tres: «Cada vez profundizas más». Dos, uno.

Paso 6

Al llegar a uno, imagina que estás en la parte superior de unas escaleras empinadas. Las escaleras pueden estar allá donde tú quieras, en un campo de lavanda, en la cumbre de una montaña cubierta de nieve o en una duna que lleva a una playa. Ya me entiendes. Baja los peldaños mientras te dices a ti misma: «Cada vez profundizo más, a un nivel más sano de mi mente».

Paso 7

Visualiza tu espacio de curación ideal, el santuario de tus sueños. Entra... ¿Qué colores ves? ¿Qué sonidos oyes? ¿Qué imágenes aparecen? ¿Hay ventanas que dan a la selva o a las montañas? ¿Estás en un desierto con cactus en flor? ¿Hay cuadros en las paredes... fotografías de tus seres queridos? ¿Hay arcos de adobe como en Nuevo México? ¿El techo es en forma de A como las granjas modernas? ¿Es una cabaña de troncos o una casa de cristal junto al mar? Quizá brille el sol y sople una ligera brisa. Quizá veas caer la lluvia o esté nevando, a lo mejor hay luna llena y lucen las estrellas en el cielo.

Llena los detalles que te rodean con sentimientos de felicidad. Entretente un rato con esos detalles y crea el despacho mágico de tus sueños. Quizá sea tu jardín trasero o un lugar de vacaciones de ensueño que has visto en una revista. Tómate tiempo con los detalles. Este será tu sitio para siempre, así que hazlo magnífico. ¿Cómo entras en tu despacho? ¿Por un jardín secreto, por un tobogán acuático, por un tiovivo, por una tirolina?

Paso 8

En cuanto llegues a tu santuario de curación, imagínate a ti misma o a alguien a quien quieras enviarle energía sanativa. Cuando era más joven, visualizaba las células sanas multiplicándose en el cuerpo de mi madre y destruyendo las cancerígenas. Más tarde, cuando me encontré en un hospital con una mordedura de perro grave, visualicé mi incisión curándose desde dentro hacia fuera y que la medicación que me daban me protegía de cualquier posible infección sistémica. También le envié curación a mi tío cuando estaba en la última etapa de su vida, para que tuviera una transición fácil, sin dolor. Ya busques tranquilidad antes de hablar en público en una actividad o desees repartir luz y oraciones a tus seres queridos, tu santuario de curación es un lugar seguro, que te ofrece apoyo, para visualizar tus sueños.

Paso 9
Cuando estés preparada para salir de tu despacho, cuenta de uno a tres, diciendo: «Uno, cuando despierte, me sentiré mejor que antes. Dos, estaré bien despierta, en perfecto estado de salud, y me sentiré mejor que antes. Tres, cada vez mejor».

PILAR 4: COMPRESIÓN

La compresión es demasiado familiar para los pacientes de linfedema. Sin embargo, en la década pasada, las prendas de compresión aumentaron su tecnología y se han desarrollado nuevas opciones para ayudar a recuperarse de lesiones deportivas, tratar el edema moderado (hinchazón) y perder peso. Hasta las usan mujeres embarazadas cuando viajan en avión.

Los vendajes y prendas de compresión son muy útiles para el flujo de la linfa y son un pilar de la terapia descongestiva compleja (TDC) para mitigar el linfedema. Muchas personas se benefician al llevar medias de compresión para recuperarse de una torcedura o tras una cirugía electiva. También son muy útiles si por trabajo tienes que estar todo el día de pie. Las medias de compresión van muy bien si viajas en avión, sobre todo si eres mayor, no puedes moverte o corres el riesgo de desarrollar coágulos de sangre.

Algunas prendas de compresión contienen material antimi-
crobiano y algunas mallas cuentan con microperlas que masajean y aportan una estimulación extra para la linfa, ya sea para
cuando estés trabajando o hayas salido a hacer recados. Las
prendas de grado médico utilizan un material llamado inelástico
para que no te corten la circulación, lo que permite a los músculos contraerse y relajarse —moverse contigo y descansar contigo—, el movimiento necesario para impulsar la linfa. Si te
hinchas con el calor o debido al linfedema, eres el candidato
ideal para leer sobre medias o mangas de compresión de grado
médico.

Las bombas de compresión neumática se usan con frecuencia en TDC para tratar el linfedema. Se identifican por las múltiples cámaras que tienen inflables, una tras otra, para estimular el
flujo de la linfa en la dirección adecuada, de distal a proximal.
Trabaja con un terapeuta de linfedema para asegurarte de que la
usas correctamente y para saber cuál se adecua mejor a ti, además de cerciorarte de que tienes la documentación correspondiente para que te lo cubra tu seguro, porque es caro. Hay otro
tipo de bomba, a la que se suele llamar bomba de terapia de
compresión. Parece un saco de dormir donde metes las piernas
y el abdomen o los brazos y el pecho. Estos aparatos, que en un
principio se desarrollaron para ayudar a los pacientes de linfedema, están abriéndose camino en el mundo del bienestar por sus
beneficios antiinflamatorios y el incremento del rendimiento
deportivo. Este tipo de bombas proporcionan suaves impulsos
al cuerpo que imitan la propulsión linfática. Aunque son caros,
tal vez puedes encontrarlas en un balneario o en un centro de
bienestar cercano y probarlas.

Vendaje neuromuscular o cinta kinesiológica

El vendaje muscular es un método de rehabilitación para ayudar a reducir la hinchazón y acelerar el flujo de la linfa cuando una zona se ha inflamado. La cinta kinesiológica da apoyo y estabilidad a los músculos y las articulaciones mientras que permite amplitud de movimiento. Usar la cinta en direcciones concretas puede mejorar el drenaje linfático porque levanta la piel de forma microscópica. El levantamiento y estiramiento de la piel (similar al que se da en los movimientos del automasaje) permite que el líquido intersticial fluya más fácilmente. Aplicar la cinta en Y, I y X puede estimular la circulación, reducir el dolor y restablecer el equilibrio.

Te recomiendo trabajar con un fisioterapeuta, un terapeuta ocupacional o un profesional del sistema linfático para aprender esta técnica.

PILAR 5: EJERCICIO

Todos conocemos la importancia de hacer ejercicio para nuestro sistema cardiovascular. Ahora sabes que el sistema linfático es tu segundo sistema circulatorio. La linfa depende del movimiento muscular para mover el líquido linfático y las toxinas, por eso hacer ejercicio con regularidad es una manera natural de limpiar la linfa. Cuanto más muevas el cuerpo, mayor será la respuesta intrínseca de las contracciones musculares en el sistema linfático.

Los siguientes ejercicios son especialmente útiles para acompañar la práctica del automasaje linfático.

Bicicleta

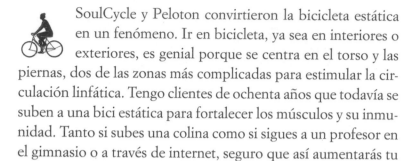 SoulCycle y Peloton convirtieron la bicicleta estática en un fenómeno. Ir en bicicleta, ya sea en interiores o exteriores, es genial porque se centra en el torso y las piernas, dos de las zonas más complicadas para estimular la circulación linfática. Tengo clientes de ochenta años que todavía se suben a una bici estática para fortalecer los músculos y su inmunidad. Tanto si subes una colina como si sigues a un profesor en el gimnasio o a través de internet, seguro que así aumentarás tu circulación linfática.

Bailar

Bailar da alegría y es una actividad magnífica para liberar estrés. Cuando bailas, usas el cuerpo entero —las extremidades, el abdomen y hasta la cara— y moverás la linfa. Cuando estiras los brazos por encima de la cabeza, abres los ganglios linfáticos axilares bajo la axila. Cuando saltas al ritmo de la música, la linfa fluye por los pechos, y por las piernas circula líquido hacia el corazón. Cuando bailas, cantas y te ríes, estimulas las contracciones diafragmáticas que mejoran la actividad de los pulmones y la digestión.

En mi consulta he descubierto que cuando mis clientes se embarcan en un autocuidado linfático regular, también atienden su mundo emocional e incorporan así más alegría y amor a su vida. Creo que bailar y reírse son las formas más rápidas de inyectar un poco (¡o mucha!) de alegría y amor a todo tu ser. Además, se libera la hormona oxitocina cuando estás socializando, ¡lo que es un incentivo más para ir a bailar!

Pilates

El inventor del método Pilates, Joseph Pilates, en un principio lo llamó «controlología». Creía que cultivando la fuerza con precisión anatómica, podías recuperar la salud del cuerpo. Sus ejercicios usan el poder de la respiración con todos los grupos musculares, sobre todo con el torso, para activar todos los sistemas y todas las células. Lo desarrolló con el fin de mejorar la fuerza física, la flexibilidad y la postura, y para aumentar la conciencia mental.

Durante los últimos cinco años, mi consulta privada ha estado en un estudio de Pilates. Muchos de mis clientes trabajan con mis colegas para ayudar a disminuir la inflamación de manera segura, y he visto los resultados con mis propios ojos. Aunque hay ejercicios específicos para aumentar el flujo linfático, como en yoga, hacer una clase completa de Pilates contribuirá a eliminar las toxinas estancadas acumuladas en tus tejidos.

Trampolín o cama elástica

Saltar en una cama elástica es fantástico para el sistema linfático porque sirve de bomba contra la gravedad para impulsar la linfa hacia arriba, hacia el corazón, lo que ayuda a eliminar toxinas y bacterias. Es uno de mis ejercicios preferidos para una buena salud linfática.

Cuando saltas en una cama elástica, tu cuerpo siempre está trabajando para mantener el equilibrio, lo que te activa el tronco y ayuda a tu alineamiento, puesto que casi todos los músculos de tu cuerpo están implicados. Quemarás más calorías y mejorarás las conexiones neuronales del cerebro al tiempo que le das a la linfa el empuje que necesita para esa estimulación inmunitaria. Puesto que no hay impacto, la cama elástica es mucho mejor para las articulaciones que correr, sobre todo sobre pavimento, y puede prevenir la pérdida de densidad ósea. Como al nadar, notarás que aumenta tu capacidad pulmonar. Solo hace falta que saltes durante cinco o diez minutos para tener efectos duraderos en la función cardiovascular y el fortalecimiento de tus músculos. Es una forma divertida de quemar grasa y aumentar la energía. ¡Hasta a los niños les encanta!

Si no tienes espacio para un trampolín o una cama elástica, la comba también va muy bien para mover la linfa.

Nadar

Todos los que trabajamos con el sistema linfático estamos de acuerdo en que nadar es uno de los mejores ejercicios porque la presión del agua actúa como un comprensor para crear la perfecta bomba para los vasos linfáticos. El agua es ochocientas veces más densa que el aire. Esa compresión estimula los linfagiones que provocan la respuesta angiomotriz, sobre la que leíste en el capítulo 1, para bombear la linfa por el cuerpo. La natación no solo quema calorías de forma eficiente, sino que también trabaja todos tus grupos musculares principales —los brazos, las piernas, los glúteos y el tronco— a la vez. Nadar ayuda a estimular la circulación, a eliminar toxinas y disminuir la inflamación al tiempo que no hay impacto en las articulaciones, lo que hace que sea un buen ejercicio de baja intensidad para después de una lesión. Como la cama elástica, la natación incrementa la capacidad pulmonar y puede aumentar la densidad ósea. Si puedes nadar en el mar o en una piscina de agua salada, es incluso mejor. La sal hace que flotes más y no hay tantas toxinas como en una piscina con cloro.

Mis clientes siempre dicen que su inflamación disminuye

drásticamente cuando nadan con regularidad. Muchas piscinas municipales ofrecen clases de ejercicios acuáticos y existen programas digitales descargables de aquarunning (con auriculares sumergibles) que puedes ver mientras nadas.

Taichí y qigong

A menudo descrita como «meditación en movimiento», el taichí es una antigua práctica de mente y cuerpo, basada en las artes marciales, para calmar y centrar la mente mientras se fortalece el cuerpo. Los movimientos fluidos conectan el cuerpo con la respiración. Mi profesor de masajes me enseñó a usar esta práctica como herramienta para mantener el cuerpo equilibrado y alineado mientras ejercía una profesión que requería esfuerzo físico. Como es de bajo impacto, el taichí puede hacerse a cualquier edad. Ha sido muy beneficioso para pacientes de cáncer durante los agotadores tratamientos porque ayuda a aliviar el estrés y la ansiedad.

Mi profesor también nos enseñó chi kung o qigong, cuya traducción es «cultivo de la energía vital» o «dominio de tu energía». Los movimientos son lentos y específicos para dirigir la curación (tanto tuya como de otros) mediante la respiración y el movimiento controlado. El realizar una o las dos prácticas será beneficioso, puesto que son una manera suave y maravillosa de conectar con tu yo interior sanador.

Plataformas vibratorias

Puede que hayas visto en tu gimnasio plataformas vibratorias de varios tamaños y distintas características: algunas oscilan, otras giran, otras se mueven arriba y abajo, y otras tienen una combinación de movimientos. Se combinan con el ejercicio. La investigación ha demostrado que son beneficiosas en ralentizar la acumulación de grasa, aumentar el metabolismo y aliviar la fatiga. Oxigenan los músculos y ayudan a mejorar el equilibrio. Las plataformas vibratorias son una herramienta de bajo impacto segura para los pacientes con linfedema cuando se utilizan a baja velocidad y por eso los terapeutas certificados de linfedema las usamos en sus tratamientos y las recomendaos en nuestra comunidad.

Cuando utilizas una plataforma vibratoria, estimulas el flujo de la sangre y la circulación linfática porque aumenta el bombeo de los vasos linfáticos. Es una manera segura de aumentar la densidad ósea sin el riesgo de una lesión musculoesquelética provocada por el ejercicio de alto impacto. Se suelen usar en contextos deportivos para incrementar la serotonina y por sus beneficios neurológicos.

Caminar

Caminar siempre será una de las maneras más fáciles de llevar el movimiento a tu vida. Siempre que das un paseo, oxigenas los pulmones, bombeas el sistema linfático y llevas alegría, conectividad, creatividad y perspectiva a tu vida.

Caminar es una forma suave de mover la linfa sin afectar a las articulaciones. Ahora que sabes que el drenaje principal de la linfa está situado en las bisagras del cuerpo, piensa en la ergonomía de lo que ocurre cuando caminas. Balanceas los brazos, que estimulan los ganglios bajo las axilas, impulsas linfa al usar las piernas, y el cuello va de un lado a otro para disfrutar de las vistas.

Se puede caminar a cualquier edad. He tenido clientes con tratamientos contra el cáncer que solo tienen energía para dar una vuelta a la manzana. Les digo que es fantástico, porque así estimulan la circulación linfática y a la vez mejoran su inmunidad.

CAMINAR PARA UNA BUENA SALUD LINFÁTICA

Una vez tuve una clienta de ochenta y seis años cuyos tobillos se le habían inflado de repente. Después de hacerle algunas preguntas sobre cuándo se había dado cuenta de la aparición de aquellos síntomas, me dijo que su perro había muerto hacía poco, así que había dejado de salir a caminar tres veces al día. Le dije que al envejecer, las paredes de nuestras venas pueden colapsarse y que cueste más que la linfa suba por el cuerpo. El simple acto de caminar menos había contribuido al estancamiento de linfa en esta mujer. En cuanto le di un par de consejos sencillos de automasaje linfático y retomó sus paseos, la hinchazón bajó.

Entrenamiento con pesas

Es un hecho fisiológico que las contracciones del músculo liso, que suceden cuando te entrenas con pesas, bombean el líquido linfático. Los investigadores han observado que beneficia a personas con linfedema, lipedema y celulitis porque reduce las células adiposas y drena el exceso de líquido linfático de esa zona. Hace mucho tiempo, cuando empecé a trabajar como terapeuta de linfedema, las directrices para las personas con riesgo de desarrollar linfedema eran que no debían levantar más de dos kilos. Esa recomendación ha cambiado en las últimas décadas. Las nuevas investigaciones demuestran que el entrenamiento con pesas no aumenta necesariamente el volumen de líquido en las extremidades, lo que significa que tiene resultados positivos.

Empezar despacio es la clave para no sobrecargar el cuerpo con una acumulación de ácido úrico o una inflamación. Las cintas de resistencia y TheraBands son una manera estupenda de bajo impacto para aumentar la densidad ósea con resistencia sin miedo a crear una lesión por esfuerzo repetitivo. Si corres riesgo de desarrollar linfedema, te sugiero trabajar con un terapeuta de linfedema que desarrolle un programa seguro para ti.

Yoga

He enseñado yoga durante más de veinte años y llevo treinta practicándolo. Es una de mis formas preferidas de ejercicio para el sistema linfático porque utiliza la red muscular entera, lo que aumenta el bombeo linfático por los vasos de una sola dirección. También hay posturas específicas para el movimiento linfático; las invertidas, por ejemplo, estimulan el flujo de la linfa de vuelta al corazón, y las torsiones mueven la linfa por el abdomen. La respiración pranayama es parecida a la secuencia «Respiración diafragmática profunda» de la página 147, que contribuye a mejorar la capacidad pulmonar y la digestión. Aunque ¡todas las secuencias de yoga harán que fluya tu linfa!

Hay muchas maneras de modificar tu práctica de yoga para que te ayude con ciertos problemas de salud, con el proceso de envejecimiento y tu estado mental. Suelo decir que el drenaje linfático es similar al yoga. Muchas personas al principio lo prueban por los beneficios estéticos, pero continúan haciéndolo porque transforma su salud y mejora su bienestar de muchas otras formas.

Para concluir...

Los ríos de la linfa que fluyen sin cesar son increíblemente poderosos por su capacidad de limpiar el cuerpo de toxinas y residuos, y promueven un sistema inmunitario sano. Lo que siempre me ha entusiasmado sobre la salud linfática es cómo no deja de ofrecer a la gente nuevas maneras de conectar consigo misma y sus emociones de forma significativa. Cuando notes los cambios en tu energía y tu humor, y la libertad y ligereza en tus extremidades, ese es el espacio de fluidez que habrás cultivado y al que tendrás acceso en todo momento y en cualquier lugar.

Espero que continúes usando este libro como un mapa para conseguir una salud óptima y la armonía en tu mente, cuerpo y espíritu. Ha sido un placer compartir estos ingredientes para una buena salud linfática, para que tu viaje al bienestar sea alegre y animado.

En la salud linfática siempre,

LISA

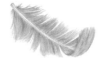

Recursos

CÓMO ENCONTRAR UN TRATAMIENTO DE DRENAJE
LINFÁTICO QUE ENCAJE CON TUS OBJETIVOS

Si tienes linfedema debido a tu genética o por un motivo secundario como el tratamiento de cáncer, una operación u otro problema que te ponga en riesgo de desarrollar una enfermedad linfática, trabaja con un terapeuta certificado de linfedema.

- Busca a un terapeuta certificado de linfedema o una terapia descongestiva compleja (CDT). La CDT es el patrón de oro para las personas con linfedema.
- Solo los terapeutas de drenaje linfático manual (DLM) certificados pueden usar estas siglas.
- Cirujanos de linfedema: El campo de la cirugía para los pacientes de linfedema se ha transformado en la última década. Muchos cirujanos trabajan con terapeutas de linfedema y son un buen recurso para ayudar a contemplar tus opciones. Puedes buscar a uno en la página web de LE&RN que aparece a continuación.

ESTAS ORGANIZACIONES SIN ÁNIMO DE LUCRO
RECOMIENDAN TERAPEUTAS Y CDT EN SU PÁGINA WEB

International Lymphoedema Framework https://www.lympho.org

Lymphatic Education & Resource Network (LE&RN) https://lymphaticnetwork.org

Lymphology Association of North America (LANA) https://www.clt-lana.org

National Lymphedema Network (NLN) https://lymphnet.org

ESTAS ESCUELAS CERTIFICAN EN TERAPIA DE LINFEDEMA
Y TIENEN REDES DE TERAPEUTAS RECOMENDADOS

Academy of Lymphatic Studies https://www.acols.com

Casley-Smith International (C-SI) http://www.casleysmithinternational.org/

Chikly Health Institute https://chiklyinstitute.com

Dr. Vodder School International https://vodderschool.com

Foeldi College https://www.foeldicollege.com

Klose Training & Consulting https://klosetraining.com

Norton School of Lymphatic Therapy https://www.nortonschool.com

CÓMO ENCONTRAR PRENDAS DE COMPRESIÓN A MEDIDA

Si necesitas prendas de compresión de grado médico, vendas o una bomba neumática, trabaja con un terapeuta certificado de linfedema o con una persona con certificación para hacer prendas de compresión a medida. La mayoría de las escuelas mencionadas anteriormente que certifican a terapeutas de linfedema tienen recursos para ayudarte a encontrar prendas de compresión.

Algunas empresas disponen de prendas que no están hechas a medida que puedes comprar en internet. O puedes pedir una prenda personalizada si estas no sirven para la extremidad o la parte del cuerpo que necesitas. Tu terapeuta de linfedema puede ayudarte a encontrar una diseñada especialmente para tus necesidades.

NOTA: Una manga o un guante que no se adapte adecuadamente puede empeorar el linfedema al ejercer demasiada o poca presión en ciertas zonas de tu extremidad, lo que provocaría que el líquido retrocediera y empeorase tu problema. Además de los terapeutas, algunas empresas de suministros médicos tienen personal certificado que te tomarán medidas del brazo, de la mano, de las piernas o de otras partes para seleccionar la mejor prenda para ti.

Estas empresas venden prendas de compresión de grado médico:

Amoena https://www.amoena.com/us-en
JoviPak https://jovipak.com/upper-body/bellissc.htm
Jobst USA https://www.jobst-usa.com
Juzo http://www.juzousa.com
LympheDIVAs https://lymphedivas.com
Medi USA https://www.mediusa.com
Solaris http://solarismed.com

Glosario de términos linfáticos

Anastomosis: La conexión entre los vasos linfáticos que se usan en el masaje linfático para mover el líquido desde una parte del cuerpo congestionada hasta una zona que funciona bien. Por ejemplo, la anastomosis interaxilar mueve líquido de un lado a otro del pecho.

Atlas de la linfa: Un mapa de drenaje del sistema linfático del cuerpo.

Capa linfática superficial: La capa inicial de vasculatura linfática bajo la piel que lleva la linfa desde el intersticio antes de que vaya a capas de troncos más profundas en el cuerpo.

Capacidad de transporte: La cantidad máxima de linfa que el sistema linfático puede soportar y transportar en un periodo de tiempo, determinada por la capacidad de llenar con líquido los linfagiones y su frecuencia de contracciones para impulsar la linfa. En un sistema saludable, es aproximadamente diez veces superior a la carga linfática.

Capilares linfáticos: Células endoteliales superpuestas; son similares a los capilares sanguíneos salvo porque son permeables, lo que permite que entre el líquido linfático.

Carga linfática: Sustancias en la linfa que elimina el sistema linfático, como residuos metabólicos, desechos celulares, proteínas, hormonas, vitaminas liposolubles y células inmunitarias.

Cisterna del quilo: Una bolsa que absorbe la grasa del intestino delgado y que le da a la linfa su color blanco lechoso. El inicio del conducto torácico.

Colectores linfáticos: También conocidos como vasos linfáticos. Recogen y transportan la linfa.

Conducto torácico: El vaso linfático más largo del cuerpo. Empieza en el abdomen y recorre el centro del cuerpo, devolviendo el líquido linfático al torrente sanguíneo cerca del cuello en la vena subclavia izquierda.

Continuo de la salud linfática: Se refiere a un método mediante el cual estimas tu salud linfática usando los síntomas de la congestión de la linfa y otras morbilidades asociadas que desempeñan un papel en cómo el sistema linfático funciona e influye en una enfermedad.

Drenaje linfático: Técnica manual de masaje del tejido blando centrada en mover el líquido linfático por el sistema linfático.

Drenajes linfáticos: Otro nombre para los ganglios linfáticos.

Edema: Una hinchazón caracterizada por niveles bajos de proteína en sangre.

Factor de seguridad: La función de seguridad que responde a un aumento de la carga linfática aumentando su capacidad de transportar linfa.

Ganglios linfáticos: Estaciones de filtrado en el cuerpo que almacenan glóbulos blancos, y filtran impurezas y patógenos del líquido intersticial.

Ganglios linfáticos axilares: Los ganglios linfáticos de las axilas que drenan la mayoría del brazo, el pecho y la parte superior del torso.

Ganglios linfáticos cubitales: También llamados ganglios linfáticos epitrocleares. Están situados en el pliegue del codo y drenan parte del líquido linfático de la parte inferior del brazo, de la mano y los dedos.

Ganglios linfáticos inguinales: El grupo de ganglios linfáticos situados en la parte superior del muslo, en el pliegue, que drena el líquido linfático de las piernas y las zonas superficiales del bajo vientre y la cavidad pélvica.

Ganglios linfáticos lumbares: Estos ganglios linfáticos, situados entre el diafragma y la pelvis, drenan los órganos pélvicos y la pared abdominal.

Ganglios linfáticos mamarios: La cadena de ganglios linfáticos internos cerca del esternón y los intercostales (los músculos de las costillas) que drena una parte de los pechos.

Ganglios linfáticos mesentéricos: Los ganglios linfáticos situados en el abdomen que drenan el tracto gastrointestinal. Son parte del GALT (tejido linfoide asociado al intestino).

Ganglios linfáticos poplíteos: Los ganglios linfáticos situados detrás de las rodillas.

Ganglios linfáticos supraclaviculares: Los ganglios linfáticos en la base del cuello encima de la clavícula.

LE&RN (Lymphatic Education & Research Network): Organización sin ánimo de lucro con una excelente fuente de información en internet sobre linfedema y otros problemas relacionados con la linfa.

Líneas divisorias: Los límites que separan las regiones linfáticas de los linfótomos.

Linfadenopatía: Cualquier enfermedad en los ganglios linfáticos.

Linfagiones: Vasos linfáticos recolectores que hay entre dos válvulas en forma de corazón.

Linfedema: Afección que consiste en la acumulación en los tejidos de líquido linfático rico en proteína, y que provoca una hinchazón crónica.

Linfocitos: Glóbulos blancos creados en los órganos linfoides que luchan contra infecciones, bacterias y patógenos.

Linfótomos: Las zonas del cuerpo que drenan el líquido linfático hacia los ganglios linfáticos regionales.

Lipedema: Un problema genético provocado por unos depósitos de grasa irregulares en el cuerpo, que puede bloquear los vasos linfáticos.

Líquido intersticial: El líquido en el espacio entre las células.

Líquido linfático/linfa: Agua, glóbulos blancos, desechos celulares, exceso de proteína, patógenos y grasa que el sistema linfático absorbe del espacio intersticial.

Macrófagos: Glóbulos blancos que combaten infecciones y patógenos.

Órganos linfoides: Pequeñas masas de tejido linfático que contienen glóbulos blancos para defenderse contra las enfermedades en zonas donde las bacterias tienden a acumularse. Son la médula ósea, las amígdalas y los adenoides, el timo, el MALT, el GALT, el bazo, el apéndice, las placas de Peyer y el tracto urinario.

Precolectores linfáticos: Mueven la linfa a unos vasos linfáticos mayores. Están orientados a absorber líquido. Contienen células musculares lisas y válvulas para absorber y regular el flujo de la linfa en una dirección.

Prendas de compresión: Prendas para las extremidades y otras partes del cuerpo que usan compresión graduada para reducir la hinchazón y estimular el flujo de la linfa.

Quilíferos: Los quilíferos se unen para formar vasos linfáticos mayores que transportan el quilo hasta el conducto torácico, donde se vierte al torrente sanguíneo.

Quilo: Productos de líquido adiposo caracterizados por un color blanco lechoso que se crean después de digerir grasas en la dieta. El quilo se absorbe en los vasos linfáticos del intestino delgado. Se caracteriza por un color blanco lechoso turbio.

Red linfática más profunda: Regiones más profundas del cuerpo como el tronco y los conductos que son responsables de devolver la linfa filtrada a la circulación sanguínea en la unión de la vena yugular interna y la vena subclavia.

Reserva funcional: La relación entre la carga linfática y la capacidad de transporte que permite al sistema linfático responder ante un aumento de volumen de linfa al aumentar su capacidad del transporte.

Sistema glinfático: La red de vasos linfáticos del cerebro que elimina los desechos usando líquido cerebroespinal.

Tejido linfoide asociado a mucosas (MALT): Incluye las membranas mucosas de la piel, ojos, nariz y boca, nasofaringe, amígdalas, glándulas salivares, tiroides, pechos, pulmones, tracto respiratorio, y urinario y gastrointestinal.

Tejido linfoide asociado al intestino (GALT): Consiste en placas de Peyer, folículos linfoides aislados y ganglios linfáticos mesentéricos.

Terapia descongestiva compleja (TDC): El tratamiento médicamente aprobado para linfedema, desarrollado por los doctores Michael y Ethel Földi. El tratamiento incluye el drenaje linfático manual (DLM), vendas y prendas de compresión, ejercicio, cuidado de la piel y de las uñas, y cuidado personal.

Troncos linfáticos: Regiones más profundas de la red linfática que reciben el líquido linfático de los órganos, las extremidades y las zonas que actúan como conexión final entre los ganglios linfáticos regionales y el conducto torácico.

Vasos linfáticos aferentes: Vasos que llevan el líquido hacia los ganglios linfáticos que contienen células presentadoras de antígenos, efector y linfocitos T de memoria y linfocitos T reguladores.

Vasos linfáticos eferentes: Vasos que sacan el líquido de los ganglios linfáticos una vez se ha filtrado/limpiado.

Venas subclavias: Los ganglios linfáticos derechos e izquierdos en la base del cuello que forman la unión con la vena yugular interna para devolver la linfa al sistema venoso.

Volumen de la linfa temporal: La cantidad de linfa que puede transportarse en una unidad de tiempo. Es menor cuando el cuerpo está descansando y mayor durante la actividad (equivale a la capacidad de transporte, que normalmente es un diez por ciento de la cantidad máxima posible).

Agradecimientos

Agradezco su generosidad, su apoyo y su compromiso a muchas personas, sin las que esta información se habría quedado en la tradición oral.

Ante todo, están mis clientes, todos y cada uno de ellos. Gracias por vuestra fe y confianza, y por compartir vuestro viaje a la salud conmigo.

A mi ángel de la guarda, el mejor agente de todos, Dado Derviskadic, ¡has hecho realidad este sueño de libro! Me siento muy honrada y estoy sumamente agradecida por tu inquebrantable confianza en mí, por tu visión, tu guía láser y tu consejo espiritual. Me animaste a compartir mi trabajo de forma tan positiva y concisa como fuera posible para conseguir el máximo potencial de curación en todo el mundo. Siempre te estaré agradecida por esta oportunidad y por tu irresistible encanto y perspicacia.

Gracias a Karen Moline, mi cocscritora campeona, animadora, gurú organizativa y maestra de la palabra. Soy más que afortunada por haber colaborado contigo. Trabajaste sin descanso y me ayudaste enseguida a crear esta bestia. Tu enfoque claro y tu profunda inversión fueron una brújula entre las tormentas de la estructura de las frases. Valoro tu fe, compromiso con la excelencia, precioso ingenio y mano experta. Gracias desde el fondo de mi corazón por tu dedicación respecto a este proyecto y respecto a mí personalmente. Ha sido un honor hacer este libro contigo y apreciaré siempre tu participación.

Emma Lyddon, ¡una ilustradora extraordinaria! Eres una artista con muchísimo talento. Ni en mis sueños más locos habría imaginado una mejor compañera para crear las imágenes de los preciosos ríos de linfa. Eres telepática e imaginativa. Trabajaste cada pequeño detalle de forma impecable (¡y te quedaste sin dormir demasiados días seguidos!). Cogiste mis garabatos infantiles en pósits y convertiste las visiones en mi cabeza en tesoros artísticos. Estoy entusiasmada por que el mundo vea tu talento, lleno de belleza y magia. Gracias por embellecer estas páginas con tu elegancia.

Julie Will, ahora sé por qué se refieren a ti como la Reina de la Edición. Eres una genia editorial. Sumamente perspicaz y perfeccionista. Gracias por asegurarte de que el poder y la ciencia de la linfa ya no sean esquivos, sino accesibles al lector. No podría haber conseguido esto sin tu magistral orientación. Te estoy muy agradecida.

Emma Kupor, muchísimas gracias de todo corazón por tus reveladoras correcciones. Tienes un gran talento y los lectores tienen que agradecerte a ti (y a Julie) el hacer esta experiencia tan transparente.

Bonni Leon-Berman, gracias por mover montañas y ayudar a tejer este libro. Tu ingenio creativo queda claro en cada página. He tenido mucha suerte por que estuvieras en este equipo de Harper Wave. Muchísimas gracias también a Karen Rinaldi (líder visionaria), a Brian Perrin (experto en marketing), Yelena Nisbit (gran hechicera de relaciones públicas), Laura Cole (experta en redes) y Lynn Anderson (una correctora de ensueño), por trabajar duro para sacar la mejor versión de este libro y hacerlo llegar a tantos lectores como fuera posible.

A Matt, mi querido marido, lleno de integridad y ternura.

Escuchaste cada detalle una y otra vez con paciencia, inversión, entusiasmo y orgullo. Casarme y crear una familia contigo seguro que es nuestro gran acto de genialidad. Y también le doy las gracias a nuestros maravillosos hijos, Isaac y Eddie. Vuestra curiosidad, humor, cariño y amor es la materia de la que están hechos los sueños. Tengo mucha suerte de ser vuestra madre. Hacer juntos galletas con trocitos de chocolate fue lo que me impulsó para llegar a la línea de meta. Los tres sois unas personas magníficas y me dais un montón de ánimos. Doy las gracias por vosotros todos los días. Os quiero muchísimo.

A mi hermano, Steve, a mi cuñada Robin, a mi sobrina Jamie y a mi sobrino Ethan: Nunca está de más decir que gané la lotería con estos hermanos y familia. Steve, has estado ahí durante los momentos más duros, pero también en los más bonitos de mi vida. Me ayudaste a allanar el camino hacia un futuro del que mamá habría estado orgullosa. Estaría perdidísima en una cuneta con guacamole sin todo lo que me has cuidado.

A mi padre, mi Poppi. Después de la muerte de mamá, fuiste el padre sensible que necesitaba. Me enseñaste a crear límites y a valorarme a mí misma. Me inculcaste el sentido de la aventura y la pasión por viajar, y me recordaste una y otra vez que era capaz de cualquier cosa que me propusiera. Gracias por apoyarme siempre lo mejor que pudiste. Eres un toro. Y estamos empatados...

A mi madre, Edie, que estaba adelantada a su tiempo. Dejo un rastro de digno empoderamiento en su vida y también en su muerte. Con ese brillo en los ojos al reír, un fuerte sentido de la autoestima y la compasión, su espíritu sigue siendo una luz guía en mi interior, y su huella es más poderosa ahora que nunca.

A mi querida familia que tanto me ha apoyado. Soy lo que soy por vosotros. A mi preciosa hermana Renee Levitt, mi divertido hermano Michael Levitt y a su familia, Gloria, Sheila, Priscila y

Matthew. ¡Os quiero mucho a todos, de verdad! A mi estupenda familia política Adele y Bruce Gainsley, y a Jessie, Ben y Joaquín Rivera. ¡Mi familia, te amo mucho! Al tío Eddie, la tía Sylvia, el tío Jules, Kristine, Eileen, el tío Norm, la tía Lois, la tía Rheva, el tío Gary, el tío Hank y Carol. A mi prima especial Ronna Evans, que me introdujo en el mundo espiritual. Y al montón de primos que tengo que siempre se guía por el corazón.

A los mejores amigos que podría tener una chica. Todos habéis contribuido a la existencia de este libro de formas innumerables con vuestra risa, la gran colección de vinos, las dolmas caseras y el chocolate, las aventuras internacionales, el trabajo por la justicia social, los talleres linfáticos que habéis acogido, los imprescindibles consejos y la profunda amistad. Bust (Jen), Mikey y Daniella Lippman, Hilary Webb, Kat Jarvis y Ross MacKenzie, Rebecca Starr, Libby Marsh, Rhonda, Todd, Drea, Ezra y Ari Buchman, Megan y David Dobkin, Tiffany Siart y Jango Sircus, Rochelle Rose y Tim Merrill, Jefferey MacIntyre y Haigaz Farajian, Wendy y Jon Mantell.

Gracias por estos ángeles que tanto me han ayudado: Ashlee Margolis, Larry David, Freida Pinto, Jenni Kayne, Selma Blair, Candace Nelson, Susanna Felleman, Kimberly y Michael Muller, Laura Ziskin, Julia Barry, el doctor Gottfried Konecny, Rachel Frankenthal, Rory Green, Rachel Krupa, John y Dana Kibler, Seane Corn, Allison Oswald, Pam Daughlin y Jess Zanotti.

A Evelyn, la primera en apoyar mi carrera como terapéutica linfática antes de que nadie supiera qué significaba eso.

A Patricia Wiltse, mi primera profesora linfática, cuyas manos de oro y compromiso con la integridad del linaje del drenaje linfático me enseñaron a amar mi linfa y la base de la ciencia sobre la que se construye. Pat me enseñó la aceptación incondicional y cómo permitir que la energía fluya por mis manos como catalizadoras para la autosanación.

A mis colegas linfáticos y pioneros —Maureen McBeth, Steve Norton, Joachim Zuther, Gunter Klose, William Rippicci, The Lymphatic Education & Research Network (LE&RN), el doctor Stanley Rockson, Kathy Bates, el doctor Ketan Patel, The National Lymphedema Network (NLN), los doctores Emil y Estrid Vodder, y los profesores Michael y Ethel Foeldi—, tenéis el máximo nivel de conocimiento linfático. El mundo tiene suerte de teneros.

Al doctor H. J. A. Gochette, DC, y Carol White, MN, NP, del New Millennium Institute of Wellness. Gracias por cuidar tan maravillosamente de mí y de mi familia, tanto física como espiritual y holísticamente con su alquimia.

Y, por último, ¡muchísimas gracias a todos los que habéis escogido este libro y habéis sentido curiosidad por los poderes de la linfa!